Neye

Hände in Top-Form:
schmerzfrei, beweglich & kraftvoll

Liebe Leserin, lieber Leser,

wenn es um die eigene Gesundheit geht, darf man nichts dem Zufall überlassen. »Für eine bessere Medizin und mehr Gesundheit im Leben«: So lautet das Qualitätsversprechen der Marke Thieme. Ärztlich Tätige, Pflegekräfte, Physiotherapeuten oder Hebammen – sie alle verlassen sich darauf, dass sie von Thieme, dem führenden Anbieter von medizinischen Fachinformationen und Services, die entscheidenden Informationen zur richtigen Zeit am richtigen Ort bekommen. So können sie die Menschen, die sich ihnen anvertrauen, bestmöglich unterstützen. Auch Sie können sich auf die TRIAS Ratgeber mit dem Thieme Qualitätssiegel verlassen! Diese Informationsangebote helfen Ihnen dabei, die richtigen Entscheidungen zu treffen, wenn es um Ihre Gesundheit geht, selbst daran mitzuwirken, gesund zu werden, sich gesund zu erhalten oder das Fortschreiten einer Erkrankung zu vermeiden. Mit einem TRIAS Titel aus dem Hause Thieme überlassen Sie Ihre Gesundheit nicht dem Zufall!

Ihr TRIAS Team

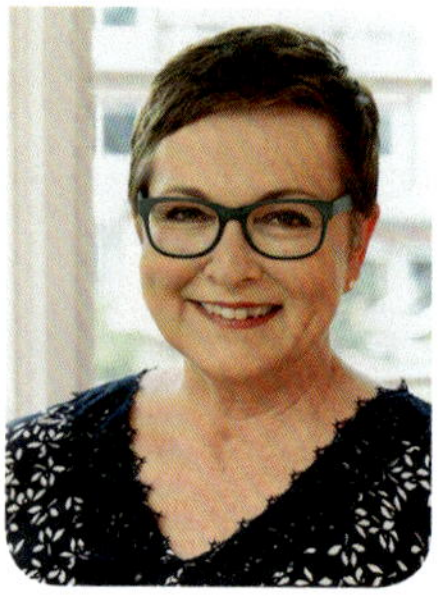

Daniela Neye arbeitet als Physiotherapeutin mit eigener Praxis in Berlin. Sie ist seit über 25 Jahren auf Handverletzungen und -erkrankungen spezialisiert. Im Rahmen ihrer langjährigen Mitgliedschaft und Vorstandsarbeit in der Deutschen Arbeitsgemeinschaft für Handtherapie e. V. (DAHTH) hält sie Vorträge auf Fachkonferenzen und ist Autorin diverser Artikel in Fachzeitschriften.

Daniela Neye

Hände in Top-Form: schmerzfrei, beweglich & kraftvoll

Die besten Übungen und Tipps der Handspezialistin bei Schmerzen, Arthrose, Sehnenscheiden-Entzündung & Co

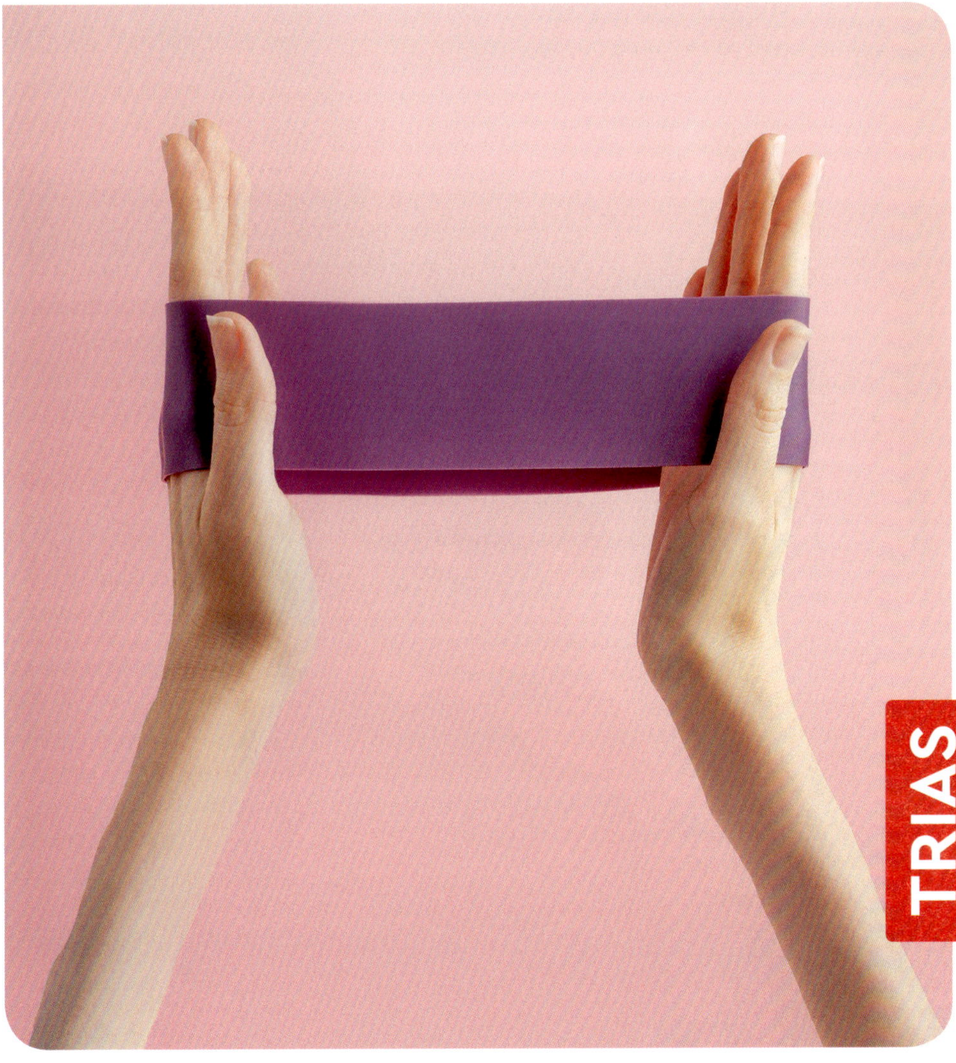

TRIAS

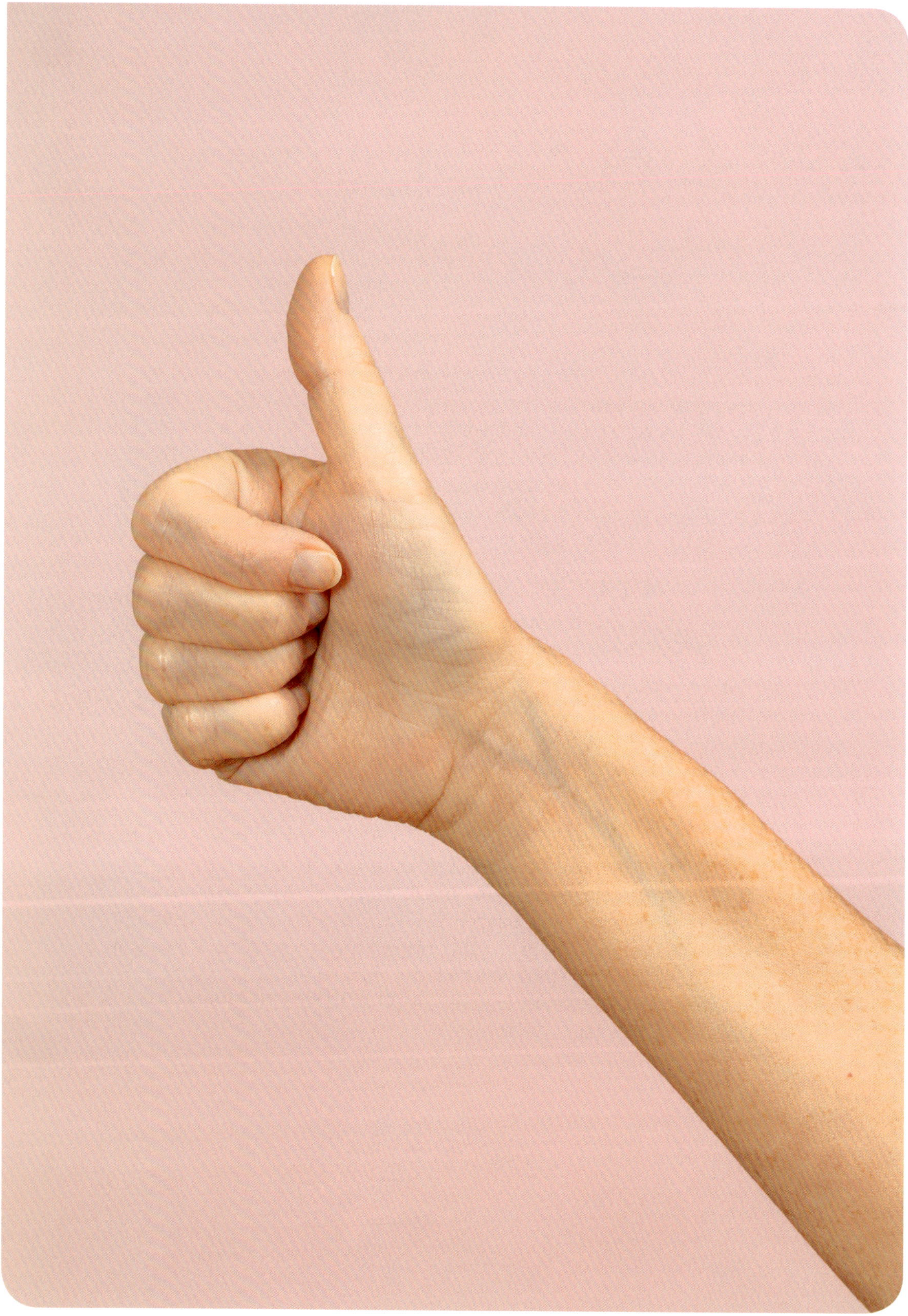

Liebe Leserinnen und Leser,

die Hände des Menschen sind außerordentlich faszinierend: Sie können schwere Gewichte heben, fest zupacken oder ganz präzise den Stift übers Papier führen. Wir können mit ihnen stricken, das Auto lenken, streicheln, eine Faust ballen oder blitzschnell über die Tasten eines Klaviers fliegen. Sie öffnen schwere Türen, fühlen Temperaturen und ertasten allerkleinste Strukturen – unsere Hände sind ein Präzisionsinstrument und von früh bis spät für uns im Einsatz. Kein anderer Körperteil ist so beweglich, sensibel, geschickt und gleichzeitig so belastbar – ein einzigartiges Wunderwerk!

Durch die permanente Beanspruchung sind unsere Hände aber auch anfällig für Schmerzen, Verletzungen und durch den altersbedingten Verschleiß auch für Arthrose. Bereits kleinste Erkrankungen oder Verletzungen der Hand können ohne die richtige Behandlung zu gravierenden Funktionsstörungen führen. Handbeschwerden sind keine Kleinigkeit. Wenn unsere wichtigsten Werkzeuge nicht mehr schmerzfrei funktionieren, schränken sie unseren Alltag maßgeblich ein und müssen professionell behandelt werden.

Erfahren Sie mehr über die Ursachen vieler Handerkrankungen und deren Behandlung. Die Therapie dieses komplizierten Systems setzt exakte anatomische Kenntnisse, ein gutes Behandlungskonzept und viel Erfahrung voraus. Ich zeige Ihnen wirksame Übungen, die sich in meiner jahrzehntelangen Tätigkeit als Handtherapeutin bewährt haben. Sie sind sowohl zur Vorbeugung als auch zur Linderung Ihrer Beschwerden geeignet und werden dabei helfen, dass Ihre Hände wieder kraftvoll zupacken können. Bevor es im praktischen Übungsteil genau darum gehen wird, darf ich Ihnen aber erst einmal das Wunderwerk vorstellen.

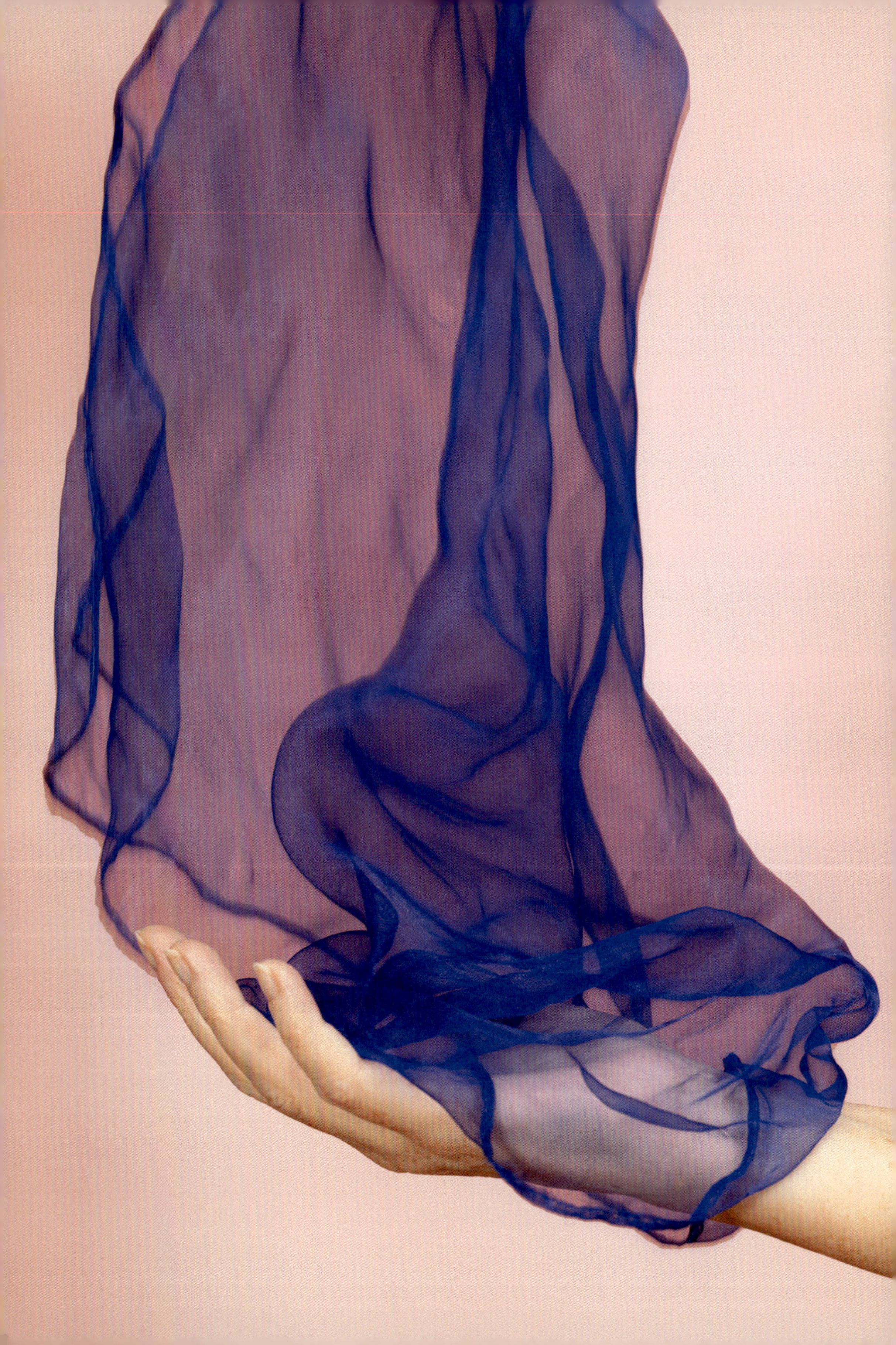

Was Ihre Hände leisten

Mit unseren Händen ertasten und begreifen wir die Welt. Sie dienen uns das ganze Leben und dabei wissen wir so wenig über sie. Werfen Sie einen Blick auf Ihre Hände, Sie werden staunen!

Das Allroundgenie

Unsere Hände vollbringen täglich wahre Höchstleistungen. Doch wie schaffen sie das nur? Lernen Sie Ihre Hände besser kennen.

In jeder menschlichen Hand stecken 3 Hauptnerven, 27 Knochen, 36 Gelenke und 33 Muskeln, zudem zahlreiche straffe Bänder und Sehnen. Beide Hände beherbergen also ein Viertel aller Knochen des menschlichen Körpers, und das auf engstem Raum! Werfen Sie einen Blick auf Ihre Hände und schenken Sie ihnen kurz etwas Aufmerksamkeit: Ballen Sie die Faust, bis Sie Ihre Muskeln bis in den Unterarm spüren, spreizen Sie die Finger, bis Sie die Spannung in der Handfläche wahrnehmen, und tippen Sie anschließend mit der Spitze des Daumens auf die Fingerspitze des kleinen Fingers, kreisen Sie mit lockeren Händen im Handgelenk und beobachten Sie dabei Ihren Unterarm. Sie werden bemerken, dass er sich mitbewegt. Das Handgelenk und der Unterarm bilden eine funktionelle Einheit. Schließen Sie die Augen und berühren Sie Ihren Tisch, Ihren Pullover, eine Wand, eine Buchseite – ist es nicht fantastisch, wie in Millisekunden unsere Nerven in den Fingerkuppen höchst exakte Informationen an das Gehirn senden, ob die Fläche glatt, rau, weich oder hart ist? Damit die Hand funktioniert, müssen viele

Wichtig zu wissen

Der Knorpel ist nicht an das Blutkreislaufsystem angeschlossen und kann daher nicht über das Blut ernährt werden. Er hat also keine eigenen Blutgefäße, die ihn versorgen. Vielmehr wird er durch die Gelenkflüssigkeit ernährt, die in jedem Gelenk vorhanden ist.
Bewegung ist die Grundlage für die Versorgung des Knorpels: Wie bei einem Schwamm wird die Flüssigkeit unter Belastung aus dem Knorpel herausgepresst und unter Entlastung wieder in den Knorpel hineingesogen. Diese Pumpbewegung hält den Knorpel gesund und sichert seine Ernährung. Bewegungsmangel behindert also die Versorgung des Knorpels und gilt als bedeutender Auslöser von Arthrose.

Strukturen zusammenarbeiten und die sehen wir uns nun etwas genauer an.

Knochen und Gelenke

Die 27 Knochen der Hand bilden das Gerüst der Hand und sind durch Gelenke beweglich miteinander verbunden. Aufgebaut sind die Knochen zu 70 % aus mineralischen Anteilen und festen, bindegewebigen Strukturen (Kollagen). Außen sind sie von der Knochenhaut überzogen, dem Periost. Es enthält Blutgefäße, die in das Innere des Knochens vordringen und ihn mit lebensnotwendigen Stoffen versorgen.

Durch ihren inneren Aufbau sind Knochen stabil und gleichzeitig so elastisch, dass sie Druck, Zug und sogar leichter Biegung und Drehung standhalten. Fast alle Knochen sind durch Gelenke, Sehnen, Bänder und Muskeln zu einem beweglichen Skelett miteinander verbunden. Der Knochen ist äußerst anpassungsfähig: Er reagiert auf seine Belastung und wird entsprechend ständig umgebaut und erneuert. Auch Muskeltraining fördert die Stärkung des Knochens. Studien belegen eindeutig eine höhere Knochendichte bei Menschen, die regelmäßig trainieren, im Vergleich zu Menschen, die keinen Sport treiben.[1] Auf Bewegungslosigkeit und Schonung folgt unweigerlich der Abbau von Knochensubstanz. Der Knochen passt sich somit den Anforderungen an und wird stets nur so stabil wie nötig gehalten. Er reagiert also flexibel auf alles, was ihm widerfährt: Wird er viel benutzt, wird er aufgebaut; wird er wenig benutzt, wird er abgebaut.

Anatomie der Hand.

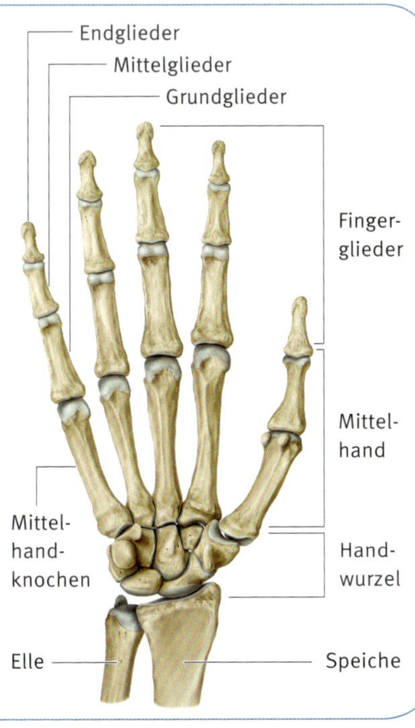

nach: Schünke M, Schulte E, Schumacher U. PROMETHEUSLernAtlas, Grafiken: Voll M, und Wesker K; Thieme; 2018

Das gesunde Gelenk.

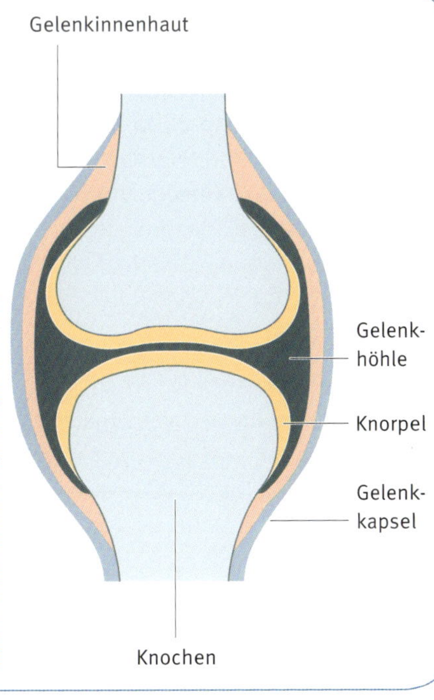

Gupta H. Schmerzfrei durch Yoga. Stuttgart: TRIAS, 2022

In den Gelenken ist der Knochen mit Knorpel überzogen. Dieser ist äußerst wichtig, dient er doch als Stoßdämpfer und Schutz des Knochens. Zudem ermöglicht die spiegelglatte Oberfläche des Knorpels das reibungsfreie Gleiten der Gelenkflächen, unterstützt von einer zähflüssigen Schmierschicht, der Gelenkflüssigkeit (Synovialflüssigkeit). Alle Strukturen des Gelenks sind von einer schützenden Gelenkkapsel umgeben, die diese Gelenkflüssigkeit produziert.

Die Hand wird in 3 Bereiche unterteilt: die Finger, die Mittelhand und die Handwurzel. Werfen wir auch auf diese »Unterteile« einen Blick.

Finger

Die fünf Finger bilden den beweglichen Teil der Hand. Zeige-, Mittel, Ring- und Kleinfinger bestehen jeweils aus drei kleinen Röhrenknochen: den Fingergliedern. Sie besitzen je drei Gelenke: das Grund-, Mittel- und Endgelenk. Bei den Mittel- und Endgelenken handelt sich um Scharniergelenke mit straffer Gelenkkapsel, sie können sich daher nur beugen und strecken. Die Grundgelenke des 2. bis 5. Fingers, umgangssprachlich auch als Fingerknöchel bezeichnet, sind die Verbindungen zwischen den Fingergrundgliedern und den Mittelhandknochen. Es sind Kugelgelenke, die sich beugen, strecken, abspreizen und ein wenig rotieren können.

Knotige Finger

Als Folge einer Arthrose entstehen häufig Knötchen an den Endgelenken der Finger – sie sind harmlos, aber manchmal schmerzhaft. Besonders häufig davon betroffen sind Frauen nach den Wechseljahren. Ziel der Handtherapie ist es, die Gelenke lange beweglich und schmerzfrei zu halten.

Eine Besonderheit stellt der Daumen dar, da er nur zwei Glieder hat. Er ist sehr beweglich, der kräftigste aller Finger und lässt sich in alle Richtungen bewegen. Als einziger Finger kann er quer über die Handfläche geklappt werden. Diese Fähigkeit, den anderen vier Fingern gegenüberzustehen, ermöglicht erst die Greifbewegungen der Hand. Nur so können wir zupacken, schreiben oder diese Seite umblättern.

Am Ende jedes Fingers befindet sich unsere Fingerkuppe mit etwas Einzigartigem: Das Linienmuster eines jeden Fingers gibt es auf der Welt nur einmal und identifiziert uns besser als jede DNA.

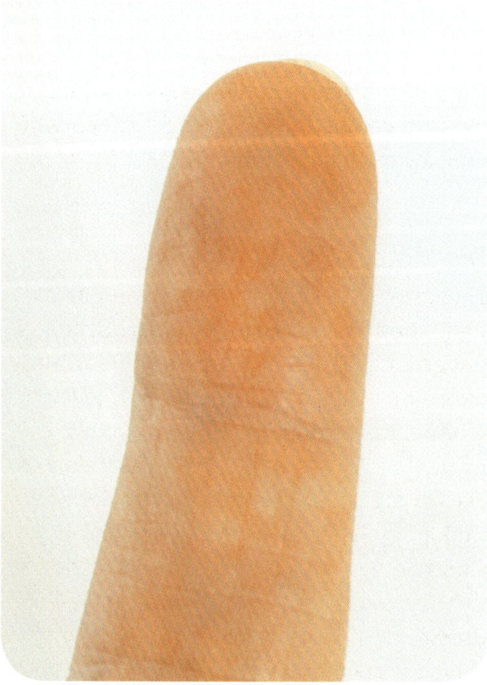

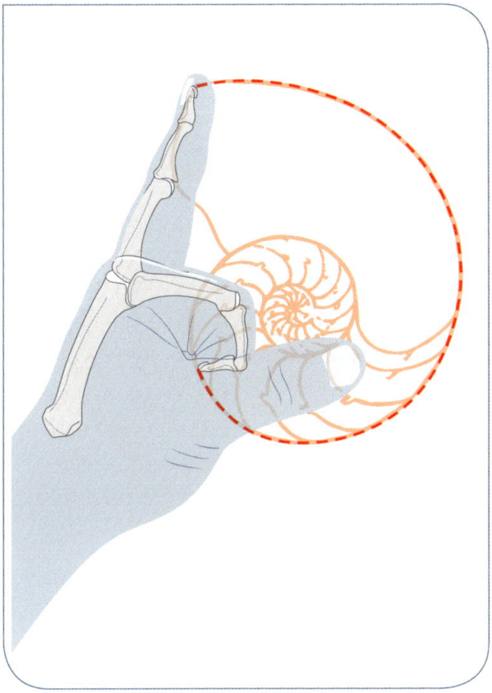

◆ Die Form, die bei maximaler Streckung bis maximaler Beugung eines Fingers entsteht, ähnelt dem Gehäuse einer Nautilusschnecke.

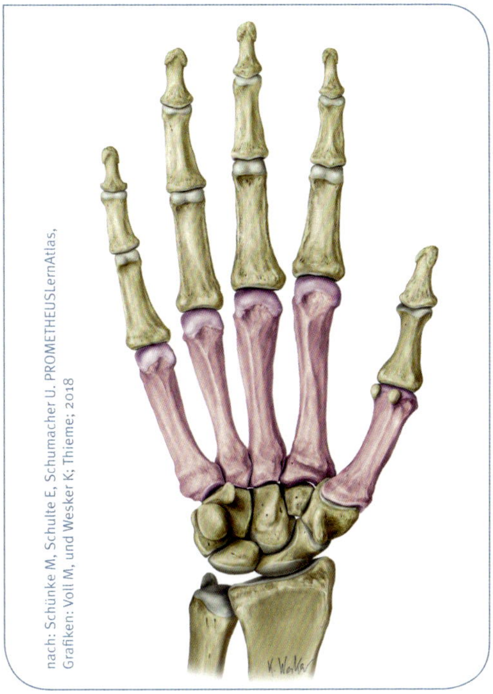

nach: Schünke M, Schulte E, Schumacher U. PROMETHEUSLernAtlas, Grafiken: Voll M, und Wesker K; Thieme; 2018

◆ Die Mittelhandknochen.

Die Gelenkkapseln der Fingergelenke sorgen zusammen mit den Bändern und Sehnen für eine ausreichende Stabilität.

Die Mittelhand

Sie besteht aus fünf langgestreckten Mittelhandknochen, die Sie auf dem Handrücken gut ertasten können und die strahlenförmig zusammenlaufen. Diese anatomische Form gibt der Mittelhand höchste Flexibilität. Die Mittelhandknochen bilden eine stabile Brücke für die hochsensiblen Nerven, Sehnen und Blutgefäße, die die Hand durchziehen. Gleichzeitig ist dieser Bereich sehr verletzlich, denn die wichtigen Strukturen liegen direkt unter der Haut und sind von wenig schützendem Muskel- und Fettgewebe bedeckt. Nur die Handfläche ist durch eine robuste Sehnenplatte geschützt, die einen kraftvollen Griff erlaubt.

Brüche der Mittelhand

Brüche der Mittelhandknochen sind häufig und entstehen meist durch Sturz auf die Hand oder ein starkes Anpralltrauma, z. B. bei einem Faustschlag gegen die Wand. Betroffen sind vor allem junge Männer. Zur Behandlung reicht häufig eine mehrwöchige Ruhigstellung. Ist der Bruch allerdings verdreht, verschoben oder befindet er sich in Gelenknähe, muss operiert werden, um Fehlstellungen zu vermeiden.

Die Handwurzel

Die 8 Handwurzelknochen sind mit straffen Bändern untereinander verbunden. Sie befinden sich in zwei Reihen zu je vier Knochen und werden als körpernahe (proximale) und körperferne (distale) Handwurzelknochen bezeichnet. Sie haben schöne Namen, die von ihrer Form herrühren:

1. Kahnbein
2. Mondbein
3. Dreieckbein
4. Erbsenbein
5. großes Vieleckbein
6. kleines Vieleckbein
7. Kopfbein
8. Hakenbein

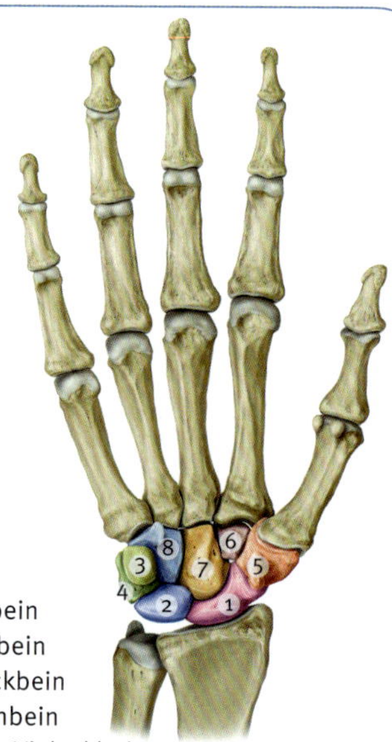

Die Handwurzelknochen.

Auf der Innenseite eines kräftigen, quer verlaufenden Bandes ist eine Durchtrittsstelle für Sehnen und Nerven, die vom Unterarm in die Hand ziehen.

Den nachfolgenden Merksatz mussten unzählige Studierende der Medizin lernen, um sich die Reihenfolge der Handwurzelknochen einzuprägen – nun können Sie es auch!

Wichtig!

Unter den Handwurzelknochen nehmen die Knochen Kahnbein und Mondbein eine zentrale Rolle ein. Die Bandverbindung zwischen diesen beiden Knochen – das SL-Band – hält die beiden Handwurzelknochen eng beieinander. Zusammen mit der Speiche sind sie für eine reibungslose Beweglichkeit des Handgelenks sehr wichtig. Ein Riss dieses Bandes – zum Beispiel nach einem Sturz – bewirkt ein Auseinanderweichen der beiden Knochen. Die daraus resultierende Fehlstellung bewirkt eine Fehlbelastung des Gelenks und lässt eine schmerzhafte Arthrose im Handgelenk entstehen. Ein gerissenes SL-Band bedeutet für das Handgelenk einen enormen Stabilitätsverlust, daher müssen anhaltende Handgelenkschmerzen nach einem Trauma immer abgeklärt werden. Frische Verletzungen können – im Gegensatz zu veralteten – bei angemessener Therapie zur Ausheilung gebracht werden, sind jedoch häufig schwer zu erkennen und werden daher oft als einfache Verstauchung verkannt.

> *Es fuhr ein Kahn im Mondenschein dreieckig um das Erbsenbein. Vieleckig groß, vieleckig klein, der Kopf, der muss beim Haken sein.*

Als Folge eines Sturzes bricht das Kahnbein am häufigsten von allen Handwurzelknochen.[2] Auf Röntgenaufnahmen sind 30 % aller frischen, nicht verschobenen Kahnbeinfrakturen nicht sichtbar, weshalb sie häufig übersehen werden.[3] Sollten Schmerzen nach einem Sturz über längere Zeit anhalten, sollte daher unbedingt zur weiteren Diagnostik eine Computertomographie durchgeführt werden.

Das Handgelenk

Es besteht aus zwei Gelenkbereichen: einem zwischen Speiche und Handwurzelknochen und einem zwischen den Handwurzelknochen und den Mittelhandknochen. Zusammen sind sie eine funktionale Einheit und ermöglichen umfangreiche Bewegungen.

Es ist eine besonders raffinierte, aber auch empfindliche Konstruktion, die von inneren und äußeren Bändern in Position gehalten wird und das Handgelenk stabilisiert. Am Übergang vom Arm zur Hand geht es besonders eng zu: Hier müssen sich Nerven und Blutgefäße den Platz mit den vielen beweglichen Strukturen teilen.

Wir haben – ähnlich wie im Knie – eine Art Meniskus im Handgelenk, den Discus triangularis. Das lateinische Wort »Discus« bedeutet »Scheibe«, »triangularis« bedeutet »dreieckig« und tatsächlich handelt es sich um eine dreieckige Knorpel-Band-Struktur,

Der Bandapparat der Hand.

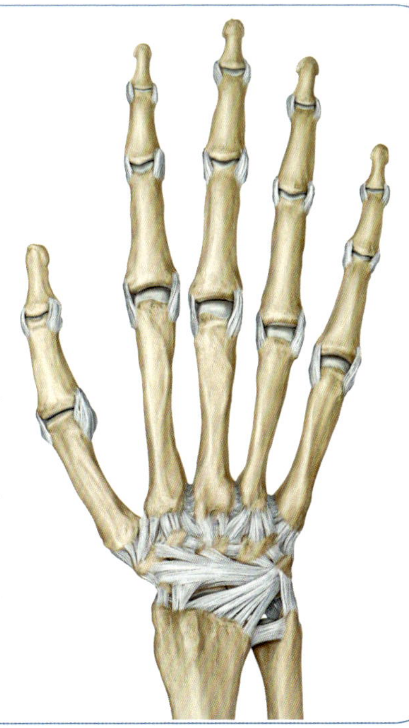

nach: Schünke M, Schulte E, Schumacher U. PROMETHEUSLernAtlas, Grafiken: Voll M, und Wesker K; Thieme; 2014

Schnitt durch das Handgelenk.

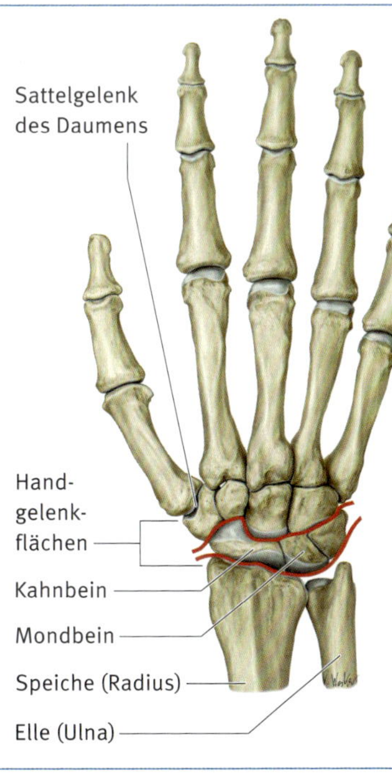

nach: Schünke M, Schulte E, Schumacher U. PROMETHEUSLernAtlas, Grafiken: Voll M, und Wesker K; Thieme; 2018

die als Druckpolster zwischen Handwurzel- und Unterarmknochen dient.

Muskeln und Sehnen

Muskeln bestehen aus Muskelfasern, die zu Muskelfaserbündeln zusammengefasst sind und von Bindegewebe umhüllt werden, den sogenannten Faszien. Darüber hinaus hat fast jeder Muskel unseres Skeletts an seinem Anfang und seinem Ende eine Sehne, über die er am Knochen befestigt ist. Die Sehnen sind also die Überträger der Kräfte, sie verbinden die Muskeln mit den Knochen. An manchen Stellen verlaufen Sehnen durch enge Tunnel aus Knochen und Bändern oder sind über Knochenvorsprünge gespannt, wie zum Beispiel im Handgelenk. An diesen Stellen sind sie von Hüllen aus Bindegewebe geschützt, den Sehnenscheiden. Diese enthalten eine Flüssigkeit, die wie eine Art Schmieröl wirkt. Dadurch können die Sehnen geschmeidig und ohne Reibung durch die Sehnenscheide hindurchgleiten.

Unsere Muskeln sind der unentbehrliche Motor unserer Hand und sorgen dafür, dass wir komplexe und feingliedrige Bewegung mit unseren Fingern ausführen können. Das Verblüffende ist allerdings: In den Fingern befindet sich kein einziger Muskel! Doch wie kommt dann eine Bewegung zustande? Dazu müssen wir die Anatomie der Hand betrachten. Dabei stellen wir fest, dass sämtliche Muskeln, die die Finger beugen und strecken, im Unterarm liegen – nur die schlanken Sehnen dieser Muskeln ziehen in die Finger. Sehnen verbinden also die Knochen der Finger mit den Muskeln am Unterarm und können so die Kraft übertragen. Muskeln und Sehnen gehören zusammen – Fachleute nennen das eine funktionelle Einheit. Wer seine Hand einmal genau betrachtet, während er seine Finger bewegt, kann die Sehnen übrigens deutlich erkennen: Am Handrücken und am Handgelenk zeichnet sich dann unter der Haut ihre Bewegung ab. Das sind die Fingerstrecker. Diese Strecksehnen des Handgelenks, der Finger und des Daumens verlaufen über dem Handgelenk in sechs getrennten »Sehnenfächern«. Sie spielen eine wesentliche Rolle bei Sehnenscheidenentzündungen, die später noch ausführlich erläutert werden.

Wissenswert

Im Gegensatz zu Muskeln und Knochen sind Sehnen schlecht durchblutet und heilen daher langsam. Ein gebrochener Knochen hat eine Heilungsdauer von 4–6 Wochen, eine genähte Sehne benötigt mindestens 12 Wochen.

Nun tasten Sie sich mal von den Sehnen am Handrücken den Unterarm hoch, während Sie die Finger weiter bewegen – genau, ziemlich weit oben Richtung Ellenbogengelenk liegen die Muskelbäuche der Fingerstrecker. Die Sehnen der Fingerbeuger verlaufen dagegen über die Handinnenfläche (Hohlhand) zu den Fingern – ein geniales System!

Nach demselben Prinzip entsteht die Bewegung unserer Finger: Ein Muskel im Unterarm zieht sich zusammen, der Zug überträgt sich auf die Sehne, die wiederum den mit ihr verbundenen Knochen bewegt. Warum aber befinden sich die für die Hand entscheidenden Muskeln im Unterarm? Vergleichen Sie doch einmal den Umfang Ihres Unterarms

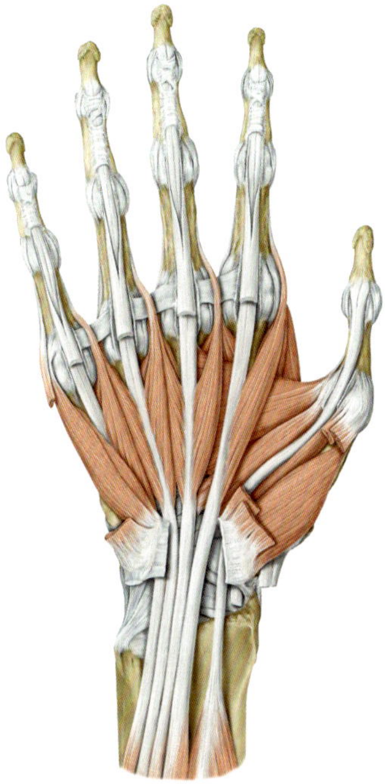

nach: Schünke M, Schulte E, Schumacher U. PROMETHEUSLernAtlas, Grafiken: Voll M, und Wesker K; Thieme; 2018

Muskeln und Sehnen in der Hand.

mit dem Ihres Handgelenks, dann kennen Sie sofort die Antwort: Die Muskelpakete des Unterarms hätten im Handgelenk einfach keinen Platz.

Es gibt auch noch viele kurze Muskeln, die unsichtbar in der Mittelhand liegen. Durch sie lassen sich die Finger aber nur spreizen und wieder zusammenführen.

Die Muskeln der Hand (und deren Sehnen) sind nahezu pausenlos im Einsatz und laufen aus diesem Grund Gefahr, überfordert zu werden. Häufig geschieht das durch ein-

Am Bizeps kann ich Ihnen dieses Zusammenspiel zwischen Muskel und Sehne besonders anschaulich verdeutlichen. Spannt sich der rote Muskelbauch an, verkürzt er und die Sehne zieht den Unterarm hoch – der Ellenbogen beugt sich.

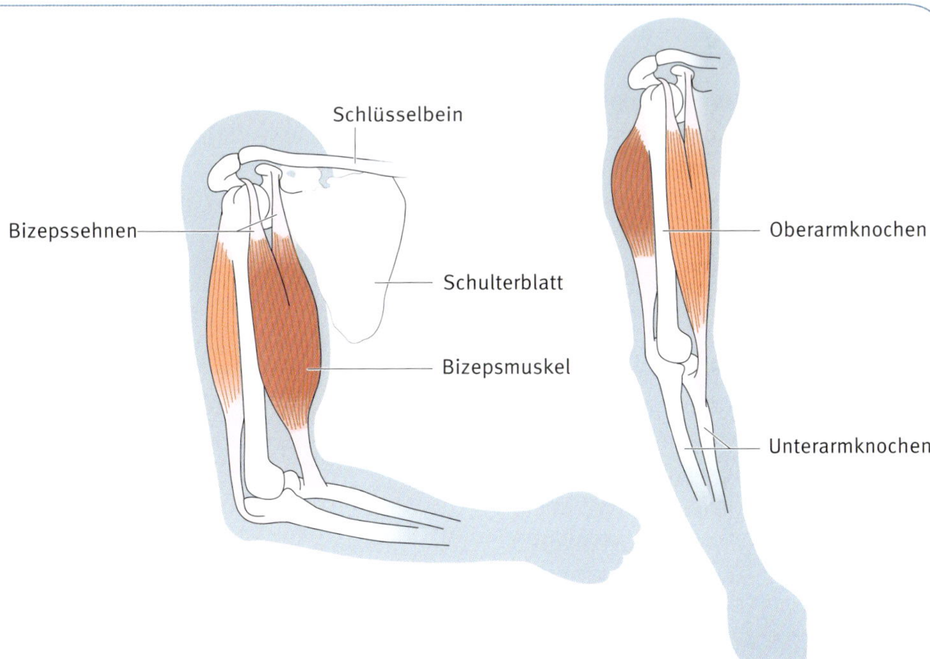

Blottner D. Skelettmuskeln und ihre typischen Bewegungsmuster. In: Müller-Wohlfahrt H, Ueblacker P, Hänsel L, Hrsg. Muskelverletzungen im Sport. 3. Aufl. Stuttgart: Thieme; 2018

Gut zu wissen

Alle Muskeln arbeiten, indem sie sich anspannen und verkürzen. Kein Muskel kann sich aus eigener Kraft wieder strecken. Das muss ein anderer Muskel erledigen. Aus diesem Grund arbeiten Muskeln immer paarweise als Gegenspieler zusammen. Zieht sich ein Muskel zusammen, indem er sich verkürzt, wird gleichzeitig der andere Muskel gestreckt. Für eine Bewegung sind daher immer zwei Gegenspieler nötig: ein Beugemuskel und ein Streckmuskel.

seitige oder übermäßige Belastungen – so können etwa wiederholte, monotone Tätigkeiten wie das ununterbrochene Tippen am Computer oder auch das Spielen eines Instruments zu einer Sehnenscheidenentzündung am Handgelenk führen.

Der sogenannte Mausarm oder auch der Tennisellenbogen gehört zu den typischen Überlastungssyndromen, die ich Ihnen später noch ausführlich erklären werde und denen man gut mit gezielten Dehn- und Lockerungsübungen begegnen kann.

Warum Muskeln trainieren?

Ich habe leider eine ernüchternde Information: Ab dem 30. Lebensjahr beginnt ganz automatisch der altersbedingte Muskelabbau, ein völlig natürlicher Prozess. In diesem Alter hat der Körper sein Maximum an Muskelmasse erreicht und baut pro Jahr bis zu 1% Muskelmasse ab. Ganz allmählich wird Muskel- in Fettgewebe umgebaut.[4] So hat ein Mensch im Alter von 70 Jahren schleichend etwa 40% an Muskelmasse verloren.

Das spüren wir nicht sofort, sondern meist erst im 5. Lebensjahrzehnt – auch in der Hand. Plötzlich lässt sich die Wasserflasche schwerer öffnen als gewohnt, der Aktenordner kann nicht mehr mit einer Hand gehalten werden oder das Türschloss erscheint schwergängiger als zuvor. Die Griffkraft lässt deutlich nach.

Das sind keine guten Nachrichten, denn wir brauchen dringend kräftige, gut funktionierende Muskeln! Sie stützen und entlasten die Gelenke, sie schützen die empfindlichen Gelenkstrukturen vor übermäßigen Zug- und Druckkräften und somit vor Verletzungen. Dieses Prinzip der stützenden Muskulatur kennen Sie bereits vom Rücken. An der Hand gilt es jedoch genauso.

Aber: Es ist nie zu spät! Sie haben es wortwörtlich in der Hand und können diesen Schwächezustand in jedem Lebensalter beeinflussen. Und dazu braucht es nicht einmal viel Zeit – etwa 10 Minuten am Tag mit speziellen Übungen für die Hand- und Armkraft reichen völlig aus. Darauf kommen wir später zurück.

Nerven der Hand

Vom Scheitel bis zur Sohle ist jeder Quadratmillimeter unseres Körpers von Nervenfasern durchzogen. Wo immer in unserem Körper etwas geschieht – die Nerven merken es sofort. Über hauchzarte Leitungen melden sie dem Gehirn selbst die sanfteste Berührung an der Hand. Alle Reize, die von außen kommen (z.B. Kälte) oder im Körper selbst entstehen (z.B. Schmerzen), werden von

Nerven registriert und in Form von elektrischen Impulsen an das Gehirn weitergeleitet.

Doch die Nerven bemerken nicht nur alles, sie übermitteln auch Befehle. Wollen wir einen Finger bewegen, kommt der Befehl aus dem Hirn und wird durch die Nerven bis in die Hand geleitet. Es gibt gefühlvermittelnde (sensible) und bewegungsauslösende (motorische) Nerven.

Was umgangssprachlich als Nerv bezeichnet wird, ist tatsächlich ein Bündel von Nervenfasern, die von einer Bindegewebshülle umgeben sind, der Markscheide. Wie bei einem Stromkabel schützt sie die innen liegenden Nervenfasern vor mechanischen Schäden und dient der schnelleren Übertragung der Nervenimpulse. Im Gegensatz zu einem Stromkabel ist Nervengewebe jedoch bis zu einem gewissen Grad dehn- und verschiebbar. Das ist auch unbedingt nötig, damit es sich den Bewegungen des Körpers anpassen kann.

Gegliedert wird das Nervensystem in einen zentralen und einen peripheren Teil. Zum zentralen Nervensystem (ZNS) zählen das Gehirn und das Rückenmark. Von hier ziehen Nervenbahnen in alle Regionen des Körpers und bilden das periphere Nervensystem – die Nerven der Hand gehören somit zu den peripheren Nerven. Im Bereich der Halswirbel entspringen sie dem Rückenmark und bilden ein großes Nervengeflecht, das man als Plexus brachialis (deutsch: Armgeflecht) bezeichnet.

Das Armgeflecht verästelt sich wie ein Baum immer weiter und endet in drei Hauptnerven, die die gesamte Hand motorisch und sensibel versorgen, also für Kraft und Gefühl zuständig sind.

Die drei Nerven heißen:

- Ellennerv (Nervus ulnaris)
- Speichennerv (Nervus radialis)
- Mittelnerv oder Mittelarmnerv (Nervus medianus)

Auf dem Weg zur Hand müssen die Nerven anatomische Engpässe durchlaufen. Entsteht an diesen Engpässen zusätzlicher Druck – beispielsweise durch knöcherne Strukturen, Muskeln, Bänder oder verdicktes Bindegewebe –, äußert sich das in typischen Symptomen wie Kribbeln und Schmerzen in der Hand. Diese Symptome treten häufig nachts im Schlaf, beim Fahrradfahren, beim Lenken des Autos oder des Motorrads auf, da das Handgelenk während dieser Tätigkeiten oft abgeknickt wird. Erfahren Nerven fortlaufend zu viel Druck, stellen sie ihre Tätigkeit als »Befehlshaber« der Muskeln ein und

Aufbau eines Nervs.

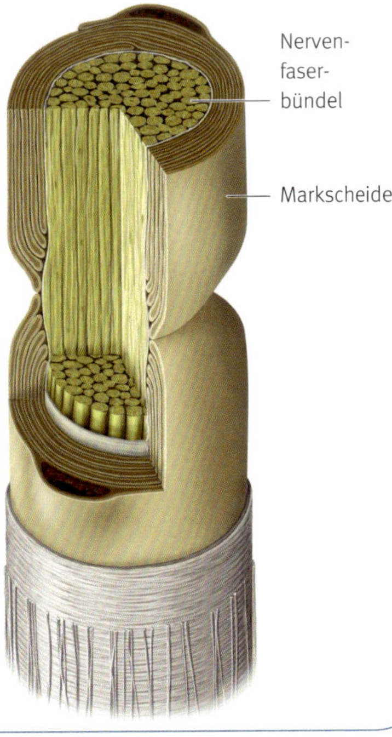

nach: Schünke M, Schulte E, Schumacher U. PROMETHEUSLernAtlas, Grafiken: Voll M, und Wesker K; Thieme; 2018

es kommt es zu einer Schwäche der Muskulatur.

Da aber sehr genau bekannt ist, welcher Nerv für die jeweilige Region der Hand zuständig ist, kann der entsprechende Nerv bei Schmerzen oder Lähmungserscheinungen genau lokalisiert werden.

Was hat das Gehirn mit der Hand zu tun?

Seit Jahrhunderten versuchen Forscher zu verstehen, wie unsere »Schaltzentrale« aussieht und wie sie funktioniert. Moderne Messverfahren wie die Elektroenzephalographie (EEG) und die funktionelle Magnet-Resonanz-Tomographie (fMRT) erlauben es heute, die Gehirnfunktionen genauer zu verstehen und das Gehirn zu kartografieren. So weiß man genau, welche Bereiche der Großhirnrinde für welche Körperregionen zuständig sind – es gibt also eine Art Landkarte in unserem Gehirn. Das Besondere an dieser Landkarte ist, dass die Größe der Hirnregionen nichts mit der Größe des entsprechenden Körperteils zu tun hat: So ist der Bereich im Hirn, der für den Rücken zuständig ist, eher klein, der für die Hand dagegen sehr groß!

Damit diese Verhältnisse veranschaulicht werden können, haben Wissenschaftler ein Modell geschaffen, das die Beziehungen verdeutlicht. Jeder, der in der Medizin arbeitet, kennt es. Darf ich vorstellen: der Homunkulus. »Homunkulus« oder lateinisch »homunculus« bedeutet »Menschlein«.

Die Proportionen des Homunkulus ergeben sich aus der jeweiligen biologischen Bedeutung: Hand und Mund zusammen nehmen

Die drei Handnerven.

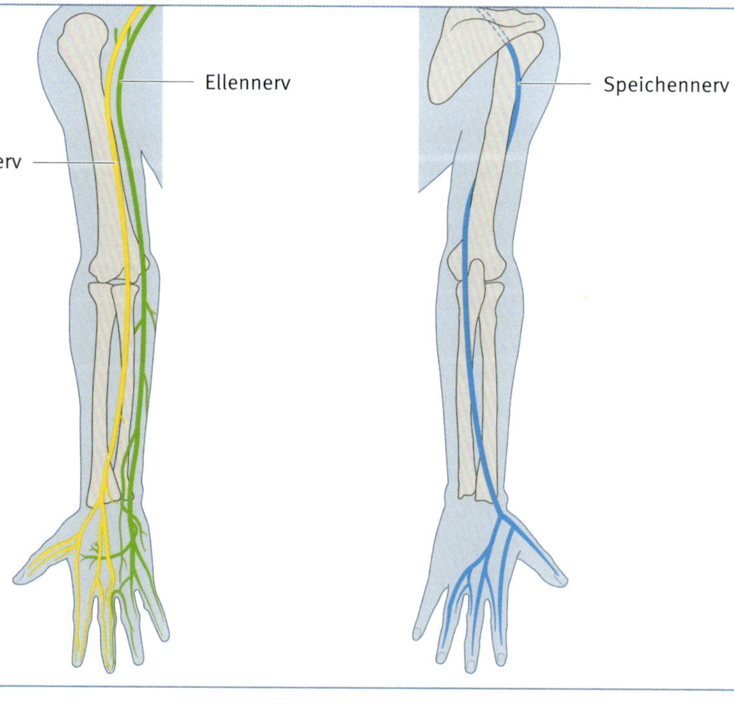

Schünke M, Schünke G. Nervengeflechte (Plexus). In: Schünke M, Faller A, Hrsg. Der Körper des Menschen. 18. Aufl. Stuttgart: Thieme; 2020

einen großen Teil des Männchens ein. Oder einfach ausgedrückt: Die Körperteile, die wichtige Sinneswahrnehmungen bereitstellen – wie unsere Hände mit ihrem für uns so wichtigen Tastsinn –, sind im Gehirn durch ein größeres Areal repräsentiert als unwichtigere Körperteile, wie beispielsweise das Knie, die Hüfte oder der Oberarm. Letztere haben für uns Menschen und unsere Existenz keine so entscheidende Rolle, wohl aber unsere Hände.

Daher sind die Hände beim Homunkulus im Gegensatz zu den »unwichtigeren« Körperteilen so riesig und dieses Größenverhältnis entspricht den Regionen im Gehirn.

Die Hände haben jedoch nicht nur ein besonders großes Versorgungsgebiet im Hirn, dieses Gebiet lässt sich auch noch trainieren und vergrößern. Diese Eigenschaft des Hirns, flexibel auf die Anforderungen zu reagieren, nennt man Neuroplastizität. Ein bekanntes Beispiel ist die Veränderung der »Kartierung« der Hirnrinde durch das Erlernen eines Instruments: Übt man viel an einem Instrument, vergrößern sich in der Hirnrinde die Bereiche, die für die Hand zuständig sind.

Umgekehrt ist das leider auch der Fall – wir kennen das alle vom Schreiben: Da wir immer seltener Briefe mit der Hand schreiben und nur noch am PC sitzen, wird die Handschrift schlechter und das handschriftliche (manuelle) Schreiben strengt uns immer mehr an. Das hat nicht nur direkt mit den Muskeln der Hand zu tun, sondern auch damit, dass sich das Gehirn verändert. Wir Handtherapeuten haben täglich mit diesem Phänomen zu tun. Ein alltägliches Beispiel:

Der Homunkulus.

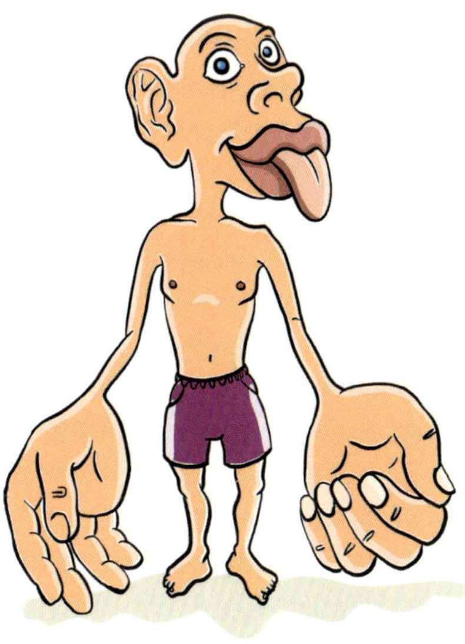

Hotz Boendermaker S. Ein Hoch auf das Menschlein – Der Homunkulus damals und heute. physiopraxis 2021; 19(07/08): 28 - 33. doi: 10.1055/a-1494-1818

Interessante Fakten

- Das gesamte Nervensystem eines Menschen wiegt ca. 2 Kilogramm[5], davon entfallen rund 1,3 Kilogramm auf das Gehirn.
- Die meisten Zellen des Nervensystems sitzen im Kopf, dicht gefolgt vom Bauch.
- Das Gehirn kennt keinen Schmerz: Obgleich alle Schmerzwahrnehmungen ans Gehirn gemeldet und dort verarbeitet werden, kann das Organ selbst keine Schmerzen empfinden.
- Unser Hirn besitzt circa 86 Milliarden Neuronen und verbraucht im Schnitt etwa 500 Kilokalorien am Tag.[6]

Hat ein Mensch vier Wochen an der rechten Hand einen Gips getragen, ist die freie linke Hand geschickter geworden – das Gehirn hat sich verändert und das Areal für die linke Hand ist größer geworden. Das Gebiet für die rechte Hand, die im Gips war, wird jedoch kleiner. So muss man nach einer wochenlagen Ruhigstellung mühsam die Geschicklichkeit wieder erarbeiten und das Hirn dazu bringen, den alten Zustand wiederherzustellen. Daher ist es so wichtig, jeden noch so kleinen Teil, der aus dem Gips schaut, auch zu bewegen.

Das menschliche Gehirn kann nachweislich bis ins hohe Alter wandlungs- und anpassungsfähig bleiben. Diese Fähigkeit zur Neuroplastizität sorgt dafür, dass Funktionen wiedererlangt werden können, die zum Beispiel durch eine Erkrankung verloren gegangen sind. Nutzen Sie das!

Haut

Die Haut ist das größte Organ des menschlichen Körpers und ein hoch spezialisiertes Sinnesorgan – sie enthält Rezeptoren für Schmerz, Druck, Kälte und Wärme (Rezeptor = das Ende einer Nervenfaser), die die Empfindungen aufnehmen und an das Gehirn weiterleiten.

Die äußere Haut besteht aus drei Schichten, ist dehnbar und elastisch, dient als schützende Hülle und bewahrt unseren Körper vor Austrocknung und Krankheitserregern. Sie speichert Wasser und Fett, bildet Vitamin D und zeigt auch unseren seelischen Zustand an. Das Aussehen verrät auf einen Blick vieles über den Gesundheitszustand, denn viele Erkrankungen zeigen sich durch eine verändertes Hautbild: Leber-, Herz-, Stoffwechsel- und Autoimmunerkrankungen zeichnen unsere Haut und diese Zeichen werden durch seelischen Stress noch verstärkt.

Als Therapeutin erhalte ich also eine Vielzahl von Informationen über Grunderkrankungen, die von der Haut sichtbar sind und deren Ursachen schmerzhafte Problematiken an den Fingergelenken entstehen lassen können: Gicht, Rheuma und Schuppenflechte äußern sich sehr häufig sowohl auf der Haut als auch in den Gelenken und müssen daher zwingend ärztlich behandelt werden.

Narben

Narbentherapie ist ein großer und wichtiger Einsatzbereich für Handtherapeut*innen, denn Verletzungen der Hand führen unvermeidlich zu Narben und diese wiederum häufig zu Störungen. Ist die Verletzung nur oberflächlich oder klein, fallen Narben kaum auf. Ist aber eine große Fläche der Haut betroffen oder reicht die Verletzung bis in tiefe Hautschichten, beispielweise nach einer Operation, können deutlich sichtbare Narben bleiben.

Eine Narbe ist Bestandteil der Wundheilung und ihre Bildung lässt sich nicht vermeiden. Der Körper bildet gewissermaßen Ersatzgewebe, jedoch können die zerstörten Hautzellen nur durch weniger elastisches Gewebe ersetzt werden. Daher weist das neue Gewebe andere Eigenschaften auf als intakte Haut: Es ist weniger geschmeidig und hat weder Haare noch Schweißdrüsen. Aus diesem Grund fühlt sich Narbengewebe anders an und sieht auch anders aus als intakte Haut. Doch stehen im Bereich der Hand nicht nur die kosmetischen, sondern vor allem auch die funktionellen Probleme im Vordergrund. Da Narbengewebe wenig elastisch ist, verursacht das häufig Probleme bei Bewegungen.

Erschwerend kommt hinzu, dass nach einer Operation nicht nur die durchtrennte Haut eine Narbe bildet, sondern auch die darunter liegenden, tieferen Gewebsschichten. Jede Gewebsschicht vernarbt und es entsteht ein regelrechter Narbenblock. Das kann – je nach Lage der Narbe – zu massiven Bewegungseinschränkungen der Finger oder des Handgelenks führen, die zwingend einer Behandlung bedürfen. Schrumpft eine Narbe und zieht sich verhärtend zusammen, sprechen wir von einer Narbenkontraktur.

Es gibt noch einen weiteren Aspekt, warum Narben therapiert werden sollten: Häufig sind Narben in der Handfläche oder an der Unterseite des Handgelenks sehr berührungsempfindlich. Das stört beim Greifen, beim Aufstützen oder beim Tragen der Uhr und führt dazu, dass Patient*innen diese Tätigkeiten unbewusst meiden. Meine Aufgabe ist es dann, diese empfindliche Narbe weniger sensibel zu machen, wir Handtherapeut*innen nennen das »Desensibilisierung«. Eine gute Narbenbehandlung verbessert das Aussehen der Narbe, beseitigt die Empfindlichkeit und sorgt dafür, dass Bewegungseinschränkungen und Spannungsgefühle behoben werden. Die Narbe muss auch weich und belastbar werden. Das erreichen wir durch professionelle Anwendungen, aber auch durch Maßnahmen, die Sie selbst durchführen können.

Damit Ihre Narbe gut verheilt, sollten Sie Folgendes beachten

Die Haut jedes Menschen ist unterschiedlich, daher variieren die Heilungsprozesse.

Fakten über die Haut[7, 8]

- Unsere Haut erneuert sich etwa alle 28 Tage.
- Die Haut eines Erwachsenen wiegt durchschnittlich 14 Kilogramm, das entspricht etwa 20 % seiner Körpermasse.
- Die meisten Tastrezeptoren befinden sich in den Fingerspitzen: etwa 150 Stück pro Quadratzentimeter!
- Jede Minute verlieren wir ca. 40.000 Hautzellen (das sind 3,5 Kilogramm pro Jahr). Etwa 800-mal in unserem Leben erneuert sich unsere Haut.
- Durch die nebeneinander verlaufenden Erhebungen an den Fingerkuppen entsteht ein Muster, das bei jedem Menschen einmalig ist. Selbst eineiige Zwillinge, die über identisches Erbmaterial verfügen, haben unterschiedliche Fingerabdrücke.
- Ein Viertel des im Körper enthaltenen Wassers ist in der Haut gespeichert.
- Ungefähr ein halber Liter Wasser wird täglich von der Haut verdunstet, ganz ohne vorausgegangene körperliche Anstrengung.

Es gibt jedoch einige Maßnahmen, die Sie beachten sollten, damit die Narbe gut verheilt:

- Meiden Sie enge, kratzende Kleidung über der Narbe, das könnte zu Reizungen führen.
- Tragen Sie ein paar Wochen keine Uhr und keinen Schmuck über der Narbe.
- Schützen Sie eine frische Narbe, die noch Fäden oder Klammern enthält, unbedingt vor Wasser und Schmutz.

Rötung von Narben

Betroffene klagen häufig über die rote Färbung der Narbe. Jede frische Narbe ist rot, das hängt mit der vermehrten Durchblutung zusammen, die ein Bestandteil des Heilungsprozesses ist. Mit zunehmender Heilung reduziert sich die Durchblutung und die Narbe wird blasser.

- Gehen Sie erst wieder ins Schwimmbad oder in die Sauna, wenn die Narbe vollständig verheilt ist und keine Krustenbildung mehr ausweist.
- Schützen Sie Ihre frische Narbe wie ein Baby vor der Sonne – die Haut der Narbe ist sehr empfindlich und würde rot werden wie nach einem Sonnenbrand. Nutzen Sie daher die nächsten Monate ein Sonnenschutzmittel mit einem hohen Schutzfaktor.
- Bewegen Sie die Hand möglichst normal, aber tragen Sie nicht schwer und überdehnen Sie die Narbe nicht, solange sie noch frisch ist.
- Rauchen Sie möglichst nicht, das verzögert nachweislich den Heilungsprozess, weil die Durchblutung gemindert ist.

Wann sollte die Narbenpflege beginnen und mit welchen Produkten?
Wenn Betroffene mit einer frisch genähten Narbe zu mir kommen, behandle ich sie entsprechend meinen Fachkenntnissen. Therapeutisches Fachpersonal ist darin geschult, die Behandlung so zu gestalten, dass die Narbe mit noch liegenden Fäden nicht im Heilungsprozess gestört wird. Laien sollten jedoch erst nach dem Fädenziehen, wenn die Wundränder vollständig geschlossen sind, mit der Behandlung beginnen.

Eine Frage, die mir häufig gestellt wird, ist, mit welchem Produkt die Narbe gepflegt werden sollte. In den ersten 1–2 Wochen ist es empfehlenswert, zu Beginn einmal bis zweimal täglich für 1–2 Minuten ein lauwarmes Handbad zu nehmen, die Narbe danach vorsichtig trocken zu tupfen und sie dann sanft mit einer dünn aufgetragenen Fettcreme oder einer Wundcreme mit dem Wirkstoff Dexpanthenol zu massieren. Bitte üben Sie dabei nicht zu viel Druck aus und benutzen Sie nicht ein Übermaß an Creme, damit die Wunde nicht aufweicht. Sollte die Narbe kleine Stellen aufweisen, an denen sie noch nicht ganz geheilt ist, lassen Sie diesen Bereich bitte aus und cremen Sie ihn nicht ein! Unser Körper hat grandiose Reparaturmechanismen und wenn Sie Wundränder, die noch nicht ganz geschlossen sind, mit Fettcremes bestreichen, werden die Wundränder aufquellen und die Heilung verzögert sich.

Ist die Haut nach 3–4 Wochen völlig verheilt und ohne Schorf, können Sie bei der Narbenmassage etwas mehr Druck ausüben. Wie stark darf der Druck sein? Stellen Sie sich vor, Sie wollen ein rohes Hühnerei mit Ihrem Daumen massieren, ohne dass es entzweibricht – ein solcher Druck ist empfehlenswert und völlig ausreichend. Wenn Sie unsicher sind, wie viel Druck das ist, probieren Sie es an einem Ei aus. Es braucht gar nicht so viel! Durch diese Narbenmassage werden die Hautdurchblutung verbessert und die Narbenheilung gefördert. Die Narbe löst sich vom Untergewebe ab und wird leicht verschiebbar und elastisch. Wenn möglich, führen Sie die Narbenmassagen 3-mal täglich 1–2 Minuten durch. Setzen Sie dabei Ihren Finger seitlich an die linke Seite der Narbe und verschieben Sie sie in die entgegengesetzte Richtung, also nach rechts. Danach setzen Sie Ihren Finger auf die andere Seite und verschieben dementsprechend die Narbe nach links. So arbeiten Sie sich über die ganze Länge der Narbe durch. Sie »rubbeln« also nicht direkt auf der Narbe, sondern daneben und schieben sie von links nach rechts. Sie können auch zusätzlich kleine Kreise neben der Narbe drehen oder sie zwischen zwei Fingerkuppen greifen und dann nach rechts und links verschieben.

Sie müssen jedoch etwas Geduld aufbringen und die Massage über einen längeren Zeitraum vornehmen. Bei manchen Betroffenen reichen ein paar Wochen, andere müssen die Narbenmassage über Monate durchführen, aber die Geduld zahlt sich aus! Sollte die Narbe über Wochen auffällig sein, können Sie spezielle Narbencremes benutzen.

Leider gibt es trotz aller Bemühungen Narben, die optisch nicht zufriedenstellend sind. Dann gilt es, die Maßnahmen zu intensivieren. Ist die Narbe wulstig und erhöht, eignen sich Silikonpflaster oder Silikonauflagen hervorragend zur Behandlung. Die Kosten dafür werden von den gesetzlichen Krankenkassen leider nicht übernommen, trotzdem lohnt sich der Erwerb. Sie sind auf den ersten Blick

Narbenkontraktur am Handgelenk.

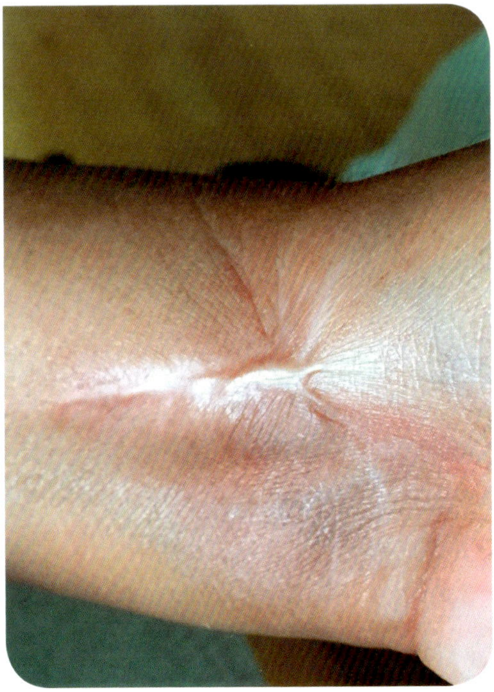

Setzen Sie Ihren Finger seitlich der Narbe und schieben Sie sie zur anderen Seite. Dann gehen Sie auf die andere Seite der Narbe und schieben dort dementsprechend. Danach arbeiten Sie sich seitlich der Narbe entlang, indem Sie kleine Kreise mit den Fingern drehen. In der Praxis führe ich das auch mit beiden Daumen gleichzeitig durch und verschiebe beide Seiten gegeneinander.

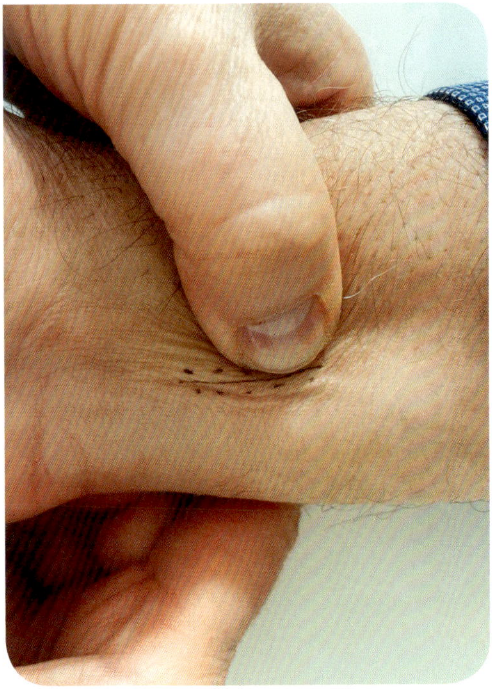

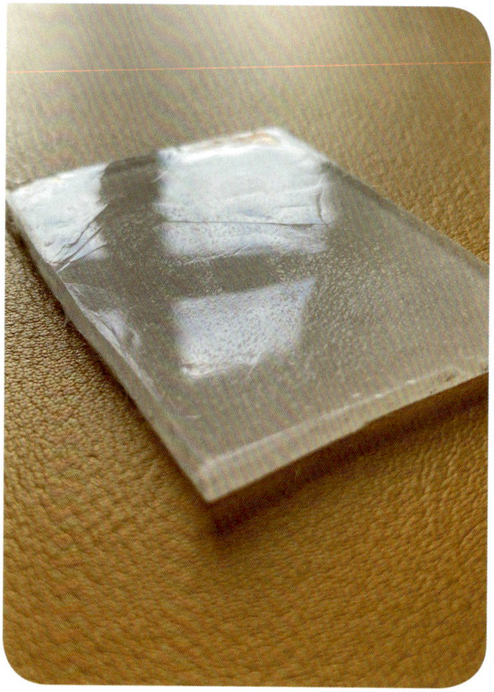

Silikonauflagen gibt es in unterschiedlichen Größen. Man kann sie entsprechend der Größe der Narbe zurechtschneiden und das Stück ist wochenlang nutzbar.

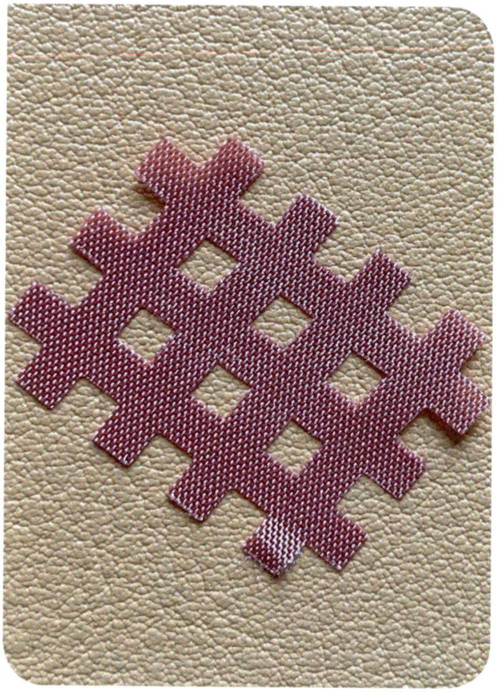

Gitterpflaster, auch Crosstapes genannt, können ebenfalls bei problematischen Narben helfen. Es gibt sie in verschiedenen Größen, aber es ist auch möglich, sie durch Zuschneiden der Narbengröße anzupassen. Betroffene berichten, dass sich Schwellungen und Verklebungen rund um die Narbe verbessern. Wissenschaftlich bewiesen ist ihre Wirksamkeit bisher nicht.

etwas teuer, aber ein einziges Stück Silikonauflage kann wochenlang zu Behandlung benutzt werden. Man klebt die Silikonauflage über Nacht auf die Narbe und nimmt sie morgens wieder ab, reinigt sie mit Wasser, lässt sie trocknen und kann sie auf diese Weise lange Zeit benutzen. Die Geduld zahlt sich aus, das habe ich bei vielen Betroffenen erlebt. Silikonauflagen können im Internet bestellt oder auch in manchen Apotheken käuflich erworben werden.

Nützliche Hilfsmittel zur Narbenmassage

Von unseren eigenen Fingern abgesehen, gibt es noch zwei wunderbare Hilfsmittel für die Narbenmassage:

- Radiergummi: Setzen Sie den Radiergummi neben die Narbe und schieben Sie ihn in die entgegengesetzte Richtung. Diesen Vorgang entlang der Narbe und auf beiden Seiten vornehmen.
- Vibrator: Ein fabelhaftes Hilfsmittel zur Narbenbehandlung. Entlang der Narbe gesetzt macht er nicht nur das verhärtete Gewebe weich, sondern wirkt auch Schwellungen entgegen. Es ist unnötig, in einem medizinischen Fachhandel nach Vibratoren zu suchen, ein handelsüblicher ist völlig ausreichend.

Wie für alle Narbenmassagen gilt: Reiben Sie nicht direkt auf der Narbe herum, denn die Haut ist kurz nach der Heilung noch empfindlich und könnte zu Blasenbildung neigen. Setzen Sie die Hilfsmittel vielmehr direkt neben der Narbe an und schieben Sie sie in die entgegengesetzte Richtung. Durch diese Techniken – entlang der gesamten Narbe ausgeführt – wird das Gewebe weich und geschmeidig.

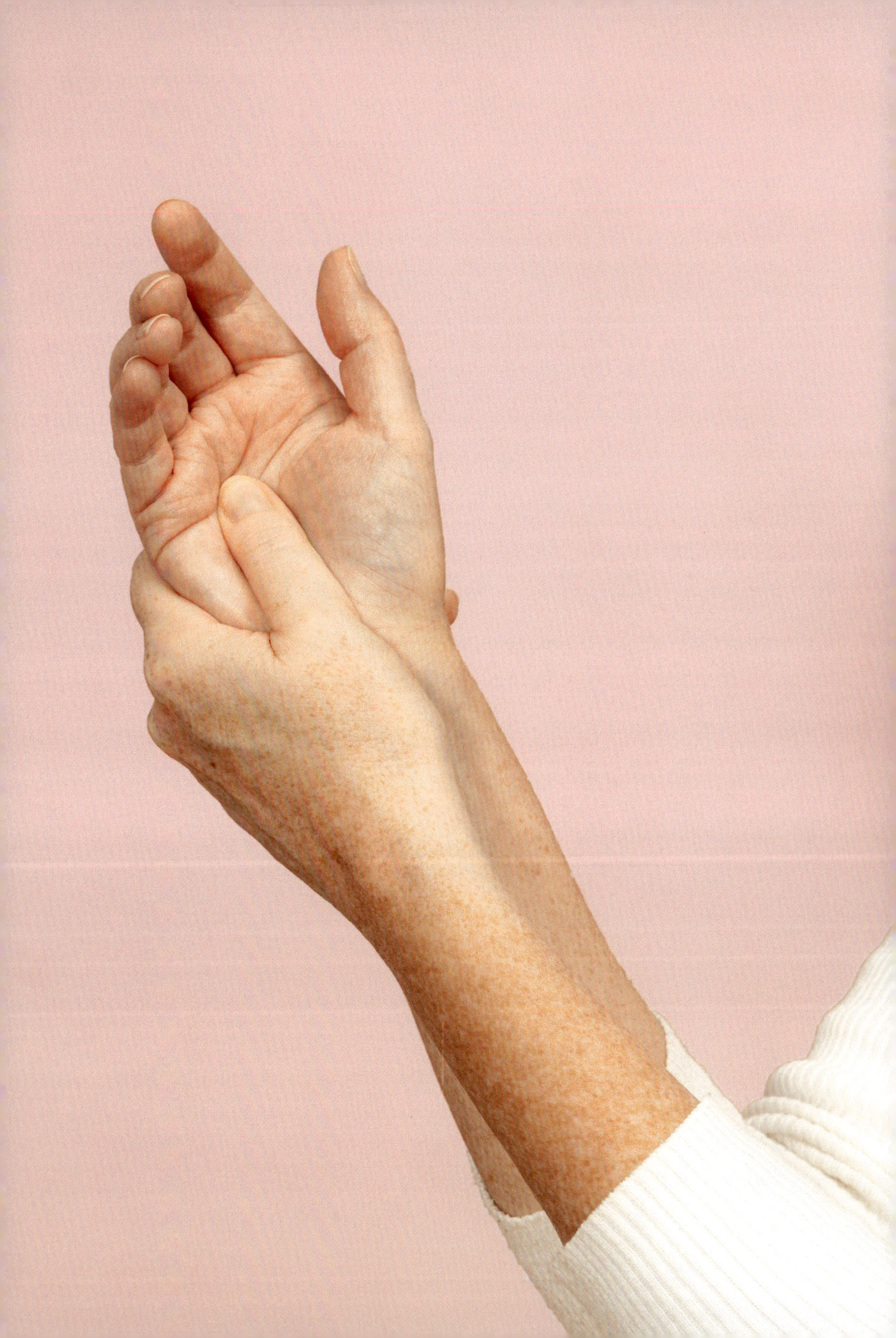

Wenn Hände schmerzen

Wenn bestimmte Bewegungen Schmerzen bereiten oder einige Tätigkeiten mit den Händen überhaupt nicht mehr ausgeführt werden können, nachts die Hände einschlafen oder ein Finger sich immer weiter krümmt, stimmt etwas nicht.

Die häufigsten Erkrankungen

Störungen an der Hand können durch verschiedene Erkrankungen ausgelöst werden. Lesen Sie hier, was Sie zu den häufigsten Handerkrankungen wissen müssen.

27 Knochen, 36 Gelenke, zahlreiche Muskeln, Sehnen und Nerven, und das alles auf engstem Raum. Jede dieser Strukturen kann betroffen sein, wenn die Hände schmerzen, da braucht es viel Erfahrung und einen genauen Blick, um die Ursache zu finden. Ist eine Arthrose im Anmarsch? Oder haben sich die Sehnen entzündet? Wo genau tut es weh? Im Daumen, in einem der anderen Finger, direkt im Handgelenk oder zieht es doch vom Unterarm in die Hand? Sitzt der Schmerz auf einem bestimmten Punkt oder zieht es eher flächig über ein größeres Gebiet? Kann man mit der schmerzenden Hand noch alle Bewegungen durchführen, wie auf der anderen Seite? Gibt es bestimmte Tätigkeiten, bei denen die Hand stark schmerzt? Schmerzt es zu bestimmten Tageszeiten besonders stark?

Diese Fragen müssen Ihnen gestellt werden, weil sie bereits einen wertvollen Hinweis auf die Diagnose geben. Nicht wenige Erkrankungen an der Hand sind sogenannte Blickdiagnosen, denn bestimmte Erkrankungen bewirken deutliche sichtbare Veränderungen: Arthrosen gehören dazu, Überbeine (Ganglien) und auch die Dupuytren'sche Kontraktur. Hierbei ist mein Lieblingssatz: Manchmal gibt es auch Läuse und Flöhe. Das heißt: Man kann durchaus mehrere Störungen auf einmal an der Hand haben. Bei Arthrosen ist es beispielsweise relativ häufig, dass mehrere Arthoseformen an einer Hand existieren. Oder dass jemand zwar eine deutlich sichtbare Arthrose an der Hand hat, aber der ebenfalls vorhandene Springfinger die Schmerzen verursacht. Sie sehen, man muss genau hinschauen und untersuchen, welche Struktur für die Schmerzen verantwortlich ist. Nur so kann eine gezielte Therapie erfolgen.

Was steckt also hinter den häufigsten Handbeschwerden und wie können sie behandelt werden?

Karpaltunnelsyndrom – wenn Finger einschlafen

Was ist ein Karpaltunnel-syndrom?

Der Karpaltunnel ist ein Kanal im Bereich der Handwurzel, der durch Knochen und Bindegewebe begrenzt wird. Er liegt an der Innenseite von Handgelenk und Handwurzel und wird von einem straffen Bindegewebsband überspannt, dem Karpalband (Retinaculum flexorum).

Dadurch bildet sich ein Raum, durch den die Beugesehnen der Finger und die lange Daumenbeugesehne gemeinsam mit dem Mittelnerv (Nervus medianus) verlaufen. Wird der Platz in diesem Tunnel zu eng, erhöht sich der Druck und der Mittelnerv wird bedrängt – ein Karpaltunnelsyndrom entsteht. Die Erkrankung gehört zu den sogenannten Nervenengpasssyndromen, von denen es einige gibt – das Karpaltunnelsyndrom ist jedoch das häufigste an der oberen Extremität und tritt meist bei Menschen zwischen 40 und 70 Jahren auf, Frauen erkranken dreimal häufiger als Männer.[9]

Was sind die typischen Symptome?

Der Mittelnerv versorgt sowohl den Daumen als auch den Zeige- und den Mittel- und einen Teil des Ringfingers mit Gefühl. Wird der Nerv bedrängt, macht sich die Erkrankung durch Beschwerden an genau diesen Fingern bemerkbar: Sie kribbeln, schlafen ein oder schmerzen – sehr häufig geschieht das nachts. Tagsüber kann ein Karpaltunnelsyndrom Missempfindungen durch bestimmte Position des Handgelenks auslösen, wie z. B. beim Telefonieren oder beim Fahrradfahren. Durch Überlastung der Hand verstärken sich die Beschwerden, z. B. bei der Gartenarbeit.

Zu Beginn der Erkrankung können Betroffene diese Phänomene noch durch das Aus-

Das Karpaltunnelsyndrom.

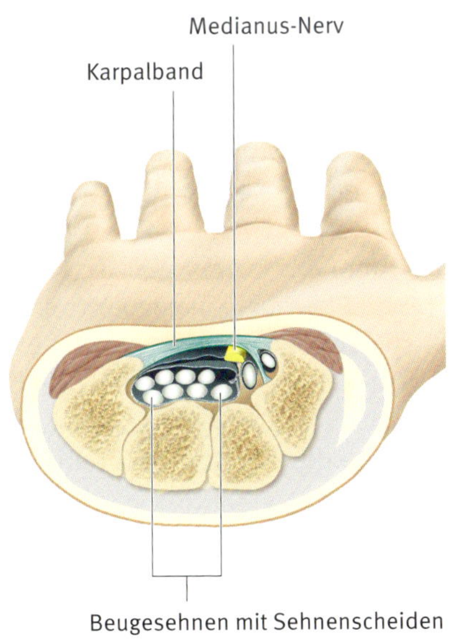

Hochschild J. Strukturen und Funktionen begreifen – Band 1: Grundlagen zur Wirbelsäule, HWS und Schädel, BWS und Brustkorb, Obere Extremität. 5. Aufl. Stuttgart: Thieme; 2019

schütteln und Bewegen der Hand beseitigen – die Symptome verschwinden nach kurzer Zeit wieder.

Schreitet die Erkrankung fort und wird der Nerv weiter bedrängt, treten die Missempfindungen an den Händen nicht mehr nur zeitweise, sondern permanent auf. Die Kraft lässt nach und es entwickeln sich Ungeschicklichkeiten der Hand bei feinmotorischen Tätigkeiten wie dem Auf- und Zuknöpfen oder beim Aufnehmen kleiner Gegenstände. In diesem Stadium wird die Erkrankung bereits durch Muskelschwund am Daumen sichtbar. Das liegt daran, dass der Mittelnerv nicht nur sensible (für das Gefühl zuständige), sondern auch motorische (für die Bewegung zuständige) Fasern führt, die ebenfalls mitgeschädigt werden können.

Das Karpaltunnelsyndrom ist grundsätzlich aber gut behandelbar und ernsthafte Folgeschäden sind bei frühzeitiger Behandlung äußerst selten.

Welche Ursachen kann ein Karpaltunnelsyndrom haben?

Eine chronische Überlastung der Hand verbunden mit Sehnenscheidenentzündungen kann durch die dabei auftretende Schwellung die Entstehung eines Karpaltunnelsyndroms begünstigen, denn jede Schwellung im Bereich des Karpaltunnels führt zu einem Platzmangel.

Hormonelle Veränderungen während der Schwangerschaft oder der Wechseljahre führen zu Wassereinlagerungen im Gewebe, die ebenfalls den Karpaltunnel beengen können. Verletzungen im Bereich des Handgelenks sowie bestimmte Erkrankungen wie Rheuma oder Diabetes mellitus erhöhen das Risiko, an einem Karpaltunnelsyndroms zu erkranken. Auch hier gilt: Alles, was vermehrt zu Wassereinlagerungen im Gewebe führt, kann den Raum im Karpaltunnel enger machen.

In den meisten Fällen findet sich aber keine krankhafte Veränderung, dann spricht man von einem Karpaltunnelsyndrom unklarer Ursache.

Wie wird die Diagnose gestellt?

Die Krankengeschichte der Betroffenen lenkt den Verdacht meist rasch auf ein Karpaltunnelsyndrom und es werden bestimmte Tests durchgeführt, um die Verdachtsdiagnose zu erhärten.

Beim Hoffmann-Tinel-Test wird über dem Karpalkanal der Medianus-Nerv beklopft. Löst dies bei den Betroffenen Schmerzen und ein elektrisierendes Gefühl aus, sprechen wir von einem positiven Hoffman-Tinel-Zeichen als Anzeichen für ein Karpaltunnelsyndrom.

Beim Phalen-Test werden die Handgelenke gebeugt und die Hände mit den Handrücken gegeneinandergedrückt, wobei die Finger nach unten zeigen. Diese Stellung wird eine Minute lang gehalten. Durch das Aneinanderlegen der Handrücken kommt es zu einem Druckanstieg im Gebiet des Mittelnervs. Verstärken sich dabei die Schmerzen, ist dies ein Indikator für ein Karpaltunnelsyndrom.

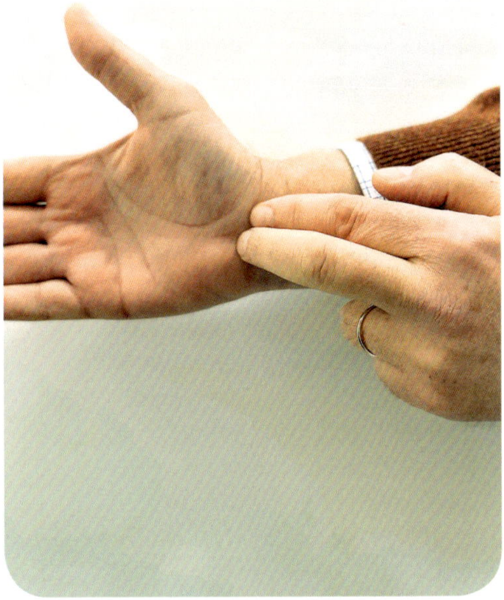

Hoffmann-Tinel-Test

Um die Diagnose zu bestätigen, kann sowohl eine Nervenleitgeschwindigkeitsmessung als auch ein hochauflösender Nervenultraschall durchgeführt werden. Durch den Nervenultraschall kann lückenlos der gesamte Nervenverlauf dargestellt werden. Ob eine Einengung des Mittelnervs vorliegt oder nicht, kann hier rasch erkannt werden. Ziel dieser Untersuchungen ist, sich ein Bild vom Ausmaß der Nervenschädigung machen zu können.

Welche Behandlungsmöglichkeiten gibt es?

Im frühen Stadium ist ein Karpaltunnelsyndrom durch konservative Maßnahmen und Handtherapie gut behandelbar.

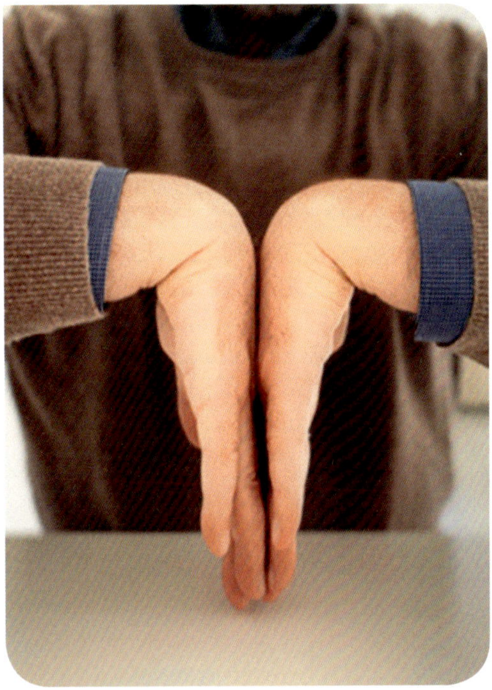

Phalen-Test

Haben Sie nur gelegentliche oder geringe Beschwerden? Wunderbar! Dann haben Sie gute Chancen, dass sich das Karpaltunnelsyndrom mit ein paar regelmäßig durchgeführten Übungen und den untenstehenden Tipps von ganz allein zurückbildet. Das Ziel der Übungen ist, alles zu beseitigen, was Druck auf den Karpaltunnel erzeugt, und damit die Belastung des Nervs zu reduzieren bzw. zu beseitigen.

Das können Sie selbst tun, um Ihre Beschwerden zu lindern:

- Kühlen Sie Ihr Handgelenk, das dämpft Entzündungen und wirkt schmerzlindernd. Wählen Sie dabei milde Kälteanwendungen wie Quarkumschläge oder kalte Wickel oder bewegen Sie Ihre Hand in einem kühlen Linsenbad (2–3 Packungen braune Linsen in eine Schüssel füllen und im Kühlschrank kühl werden lassen, anschließen die Hand darin sanft bewegen) – braune Linsen speichern die Kälte besser als die kleinen roten und sie sind angenehmer auf der Haut.

- Vermeiden Sie einseitig belastende Tätigkeiten ohne Pausen (übermäßige Gartenarbeit, Stricken, lange Arbeit am PC).
- Vermeiden Sie ein Abknicken im Handgelenk.
- Bürsten Sie mehrmals täglich Ihren Arm von der Hand bis hoch zur Ellenbeuge – das reduziert Lymphstauungen und fördert die Durchblutung. Haben Sie keine Scheu, die Handfläche ruhig etwas fester zu bürsten, auch der Unterarm benötigt ein bisschen Druck. Nur der Handrücken sollte wegen der empfindlichen Haut nicht zu sehr strapaziert werden.
- Tragen Sie nachts eine Lagerungsschiene – sie dient der Ruhigstellung des Handgelenks, damit der Nerv sich erholen kann. Lagerungsschienen können verordnet werden und werden von den Krankenkassen bezahlt.
- Führen Sie täglich mindestens 5 der folgenden Übungen durch: Übung 1 (Seite 112), Übung 4 (Seite 115), Übung 6 (Seite 117), Übung 11 (Seite 122), Übung 13 (Seite 125), Übung 14 (Seite 126), Übung 16 (Seite 129), Übung 19 (Seite 133), Übung 26 (Seite 140), Übung 27 (Seite 142), Übung 28 (Seite 144) und Übung 29 (Seite 145).

Karpaltunnelsyndrom: Physiotherapie oder Operation?

Spanische Forscher untersuchten in einer 2017 veröffentlichten Studie die Unterschiede der Wirksamkeit von Physiotherapie und Operation bei einem mindestens seit 12 Monaten bestehenden Karpaltunnelsyndrom.
50 Betroffene erhielten Physiotherapie und 50 Betroffene wurden operiert.
Die Forscher fanden heraus, dass die physiotherapeutische Behandlungstechnik Manuelle Therapie die Schmerzen genauso wirksam reduziert und die Funktion der Hand genauso verbessert wie eine Operation.
Fazit: Physiotherapie kann bei Karpaltunnelsyndrom genauso helfen wie ein chirurgischer Eingriff.
Quelle: The Effectiveness of Manual Therapy Versus Surgery on Self-reported Function, Cervical Range of Motion, and Pinch Grip Force in Carpal Tunnel Syndrome: A Randomized Clinical Trial. J Orthop Sports Phys Ther. März 2017; 47(3): 151–161.

Als Unterstützung ist es sinnvoll, sich zusätzlich in einer handtherapeutisch orientierten Praxis behandeln zu lassen. Speziell ausgebildete Physio- oder Ergotherapeuten wenden dann folgende Behandlungen an:

- Mobilisation des Handgelenks mit Aufdehnung des Karpalkanals[10]
- Faszientechniken zur Herabsetzung der erhöhten Spannung der Unterarmbeugemuskulatur, damit der Nerv in seinem Verlauf nicht zusätzlich gequetscht wird
- Nervenmobilisation
- ergonomische Beratung – z. B., wie sich die Kompression des Nervs an der Computertastatur vermeiden lässt, wie der Stift beim Schreiben gehalten werden sollte, ohne Druck zu provozieren usw.
- Lymphdrainage
- ggf. Tape und therapeutischer Ultraschall

Und selbstverständlich lernen Sie während der Therapie, wie Sie viele dieser Anwendungen allein zu Hause durchführen können.

Ärztlicherseits kann bei entzündlichen Prozessen im Bereich des Karpaltunnels mit entzündungshemmenden Medikamenten gearbeitet werden. Besteht eine Schwellung auf Grund einer Sehnenscheidenentzündung, kann eine lokale Kortisontherapie Linderung bringen und zu einer Verbesserung des Platzangebots innerhalb des Karpaltunnels führen. Eine Kortisontherapie sollte aber nur über einen kurzen Zeitraum hinweg durchgeführt werden, da sie auf die Dauer die Sehnen schädigt.

Wann sollte man ein Karpaltunnelsyndrom operieren?

War die konservative Therapie nicht erfolgreich, halten die Taubheitsgefühle und Schmerzen über längere Zeit an und haben Sie sogar schon merklich an Kraft verloren, ist eine Operation unumgänglich. Der Nerv, der Ihnen die beschriebenen Symptome beschert, muss dringend entlastet werden, damit er keinen weiteren Schaden nimmt.

Wie wird die Operation durchgeführt?

Bei der operativen Therapie wird das quer verlaufende Karpalband durchtrennt. Damit bekommen die im Karpaltunnel enthaltenen Sehnen und der Nerv mehr Platz, der Druck auf die Strukturen sinkt und der Nerv kann sich erholen. Es besteht die Möglichkeit, entweder »offen« oder »minimal invasiv« mit einem speziellen Endoskop zu operieren.

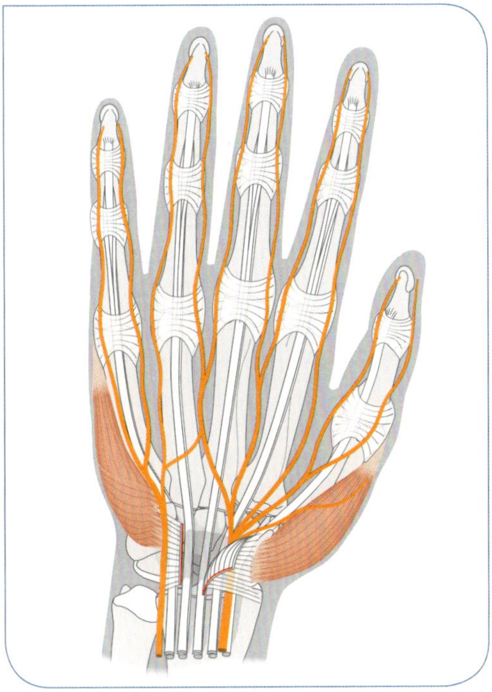

Bei der Operation wird das Karpalband durchtrennt. Dadurch wird der Medianus-Nerv aus seiner Einklemmung befreit.

Die »offene« Karpalbandspaltung ist das am häufigsten durchgeführte chirurgische Verfahren zur Behandlung des Karpaltunnelsyndroms. Nach einem kleinen Hautschnitt wird das darunterliegende Band durchtrennt. Gegebenenfalls wird noch verdicktes Sehnengleitlagergewebe entfernt, das möglicherweise Druck auf den Nerv ausgeübt hat. Der Vorteil der offenen Methode ist, dass die Beugesehnen und der Medianus-Nerv, die im Kanal liegen, besser zu sehen sind – der »Überblick« ist somit besser. Bei der minimal invasiven Methode wird über zwei kleine Hautschnitte das schmale Operationsinstrument in die Hohlhand eingeführt und die Durchtrennung des Karpalbandes gewissermaßen von innen vorgenommen. Die Vorteile dieser Vorgehensweise sind eine etwas schnellere Abheilung und die geringere Narbenbildung.

Beide Eingriffe können ambulant durchgeführt werden. Die Ergebnisse sind in den meisten Fällen gut. Viele Beschwerden wie Schmerzen und Taubheitsgefühle bessern sich nach der Operation rasch. War jedoch eine ausgeprägte, langanhaltende Nervenschädigung vorhanden, kann es einige Monate dauern, bis die Symptome verschwunden sind.

Sind beide Hände betroffen, wird zuerst grundsätzlich nur eine Seite operiert, damit man nach der Operation noch eine Hand zur Verfügung hat. Erst wenn die operierte Hand wieder voll einsatzfähig ist, wird auch die andere Hand operiert.

Wann kann man die Hand wieder benutzen?

Nach der Operation bekommen Sie einen Verband, weil der kleine Schnitt mit ein paar wenigen Fäden genäht wurde – das gilt sowohl für die minimal invasive Methode als auch für die offene. Bis diese nach maximal 14 Tagen gezogen werden, sollte weder Wasser noch Schmutz an die Naht geraten. Sie dürfen die Hand aber mit einem Waschlappen feucht säubern und der Verband kann schnell durch ein einfaches Pflaster ersetzt werden. Zum Duschen sollten Sie sich eine Tüte über die Hand stülpen.

Bewegen sollten Sie die Finger sofort, das beugt Schwellungen vor und hält die Gelenke beweglich. Schön wäre, wenn bereits

Offene Methode der Operation.

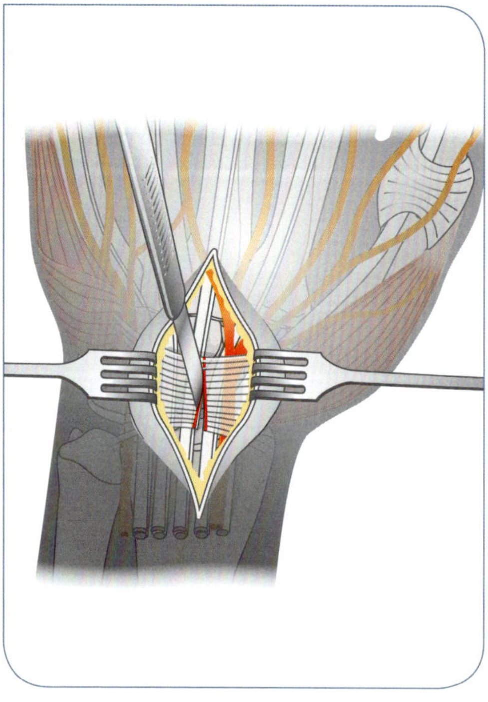

Minimal invasive Methode der Operation.

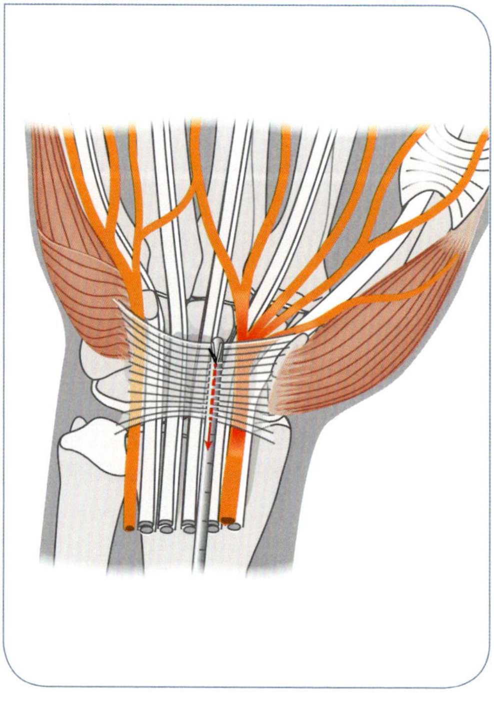

am Folgetag nach der Operation die Finger bis zur Faust geschlossen werden könnten. Bitte üben! Belasten sollten Sie die Hand jedoch erst nach ein paar Wochen – die schwere Einkaufstasche daher vorerst nur in der anderen Hand tragen. Nach dem Fädenziehen massieren Sie Ihre Narbe mit einer Fettcreme, damit sie schön geschmeidig wird. Wie Sie das am besten tun, lesen Sie im Kapitel »Narben« (Seite 22).

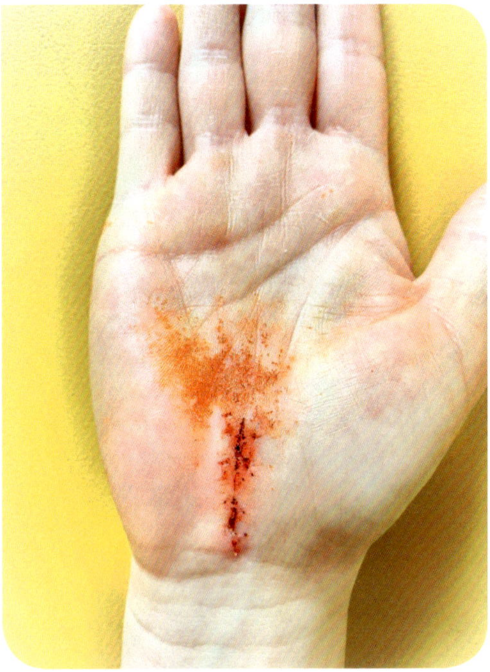

Offen durchgeführte Karpalbandspaltung direkt nach dem Ziehen der Fäden 14 Tage nach der Operation. Die Hand darf nun wieder gewaschen und gecremt werden.

Schnappfinger

Was ist ein Schnappfinger?

Die Beugesehnen der Finger gleiten bei Bewegung eng durch die Sehnenscheiden. Stabilisiert werden sie durch Ringbänder. Die Aufgabe der Ringbänder ist es, die Beugesehnen eng am Knochen zu fixieren, sodass ein biomechanisch guter Muskelzug beim Beugen der Finger möglich ist.

Verdickt sich eine Sehne durch bestimmte Umstände, kann sie nicht mehr ungehindert durch die straffen Ringbänder hindurchgleiten oder wird sogar blockiert. Durch das Reiben der Sehne an den Ringbändern kommt es zu einer Reizung und Schwellung. Dabei entsteht ein Knötchen auf der Sehne. Je größer dieser Knoten wird, desto schlechter gelangt die Sehne durch den engen Tunnel. Ein Schnappfinger bezeichnet also eine Sehnengleitstörung der Hand.

Das Krankheitsbild hat viele Namen: springender Finger, Schnappfinger, schnellender Finger, Triggerfinger, Tendovaginitis stenosans (TVS), Ringbandstenose. Die Erkrankung tritt häufig bei Erwachsenen ab dem 50. Lebensjahr auf und betrifft dreimal so viele Frauen wie Männer. Am häufigsten betroffen sind Mittel- und Ringfinger, oft auch der Daumen.

Was sind die typischen Symptome?

Ein beginnender Schnappfinger äußert sich häufig durch morgendliche Steifigkeit, der Finger fühlt sich geschwollen an und schmerzt bei Bewegung. Über dem Fingergrundgelenk am Übergang zur Hand ist häufig bereits ein kleiner Knoten tastbar. Das Schnapp-Phänomen kann im frühen Stadium noch fehlen.

Später bleiben die Finger (oder der Daumen) in gebeugter Stellung stecken und lassen sich nur noch mit Anstrengung gerade strecken. Dabei ist ein deutliches Knacken zu spüren. Stellen Sie sich vor, Sie möchten einen Faden mit einem dicken Knoten durch ein enges Nadelöhr ziehen– das geht nur mit einem »Ruck«. Diese ruckartigen Bewegungen bereiten häufig Schmerzen: Jeder Handgriff wird zur Qual, denn beim Greifen springt der Finger schmerzhaft hin und her. Schreitet das Krankheitsbild fort, kann der Finger durch eigene Kraft nicht mehr gestreckt werden – Betroffene können dann nur noch unter Zuhilfenahme der anderen Hand den Finger wieder in die Streckung bringen.

Welche Ursachen kann ein Schnappfinger haben?

Ursache eines schnellenden Fingers können eine längerdauernde, mechanische Überbelastung im Bereich der Handinnenfläche sein, z. B. durch langes Arbeiten mit Gartenscheren. Das heißt, jeder entzündliche Prozess der Beugesehnen der Finger bzw. des Sehnengleitkanals kann einen Schnappfinger verursachen. Doch es gibt auch Betroffene, die keinerlei besondere Belastungen der Hände hatten und trotzdem einen Schnappfinger entwickeln. Bisher konnte beobachtet werden, dass bei Diabetikern ein um 10 % Prozent erhöhtes Erkrankungsrisiko besteht.[11]

Die Fingerstreckung wird erschwert durch Sehnenknoten am Eingang des Sehnenkanals (links). Mit einem Schnappgeräusch gleitet der Sehnenknoten beim Strecken des Fingers in den Sehnenkanal (rechts).

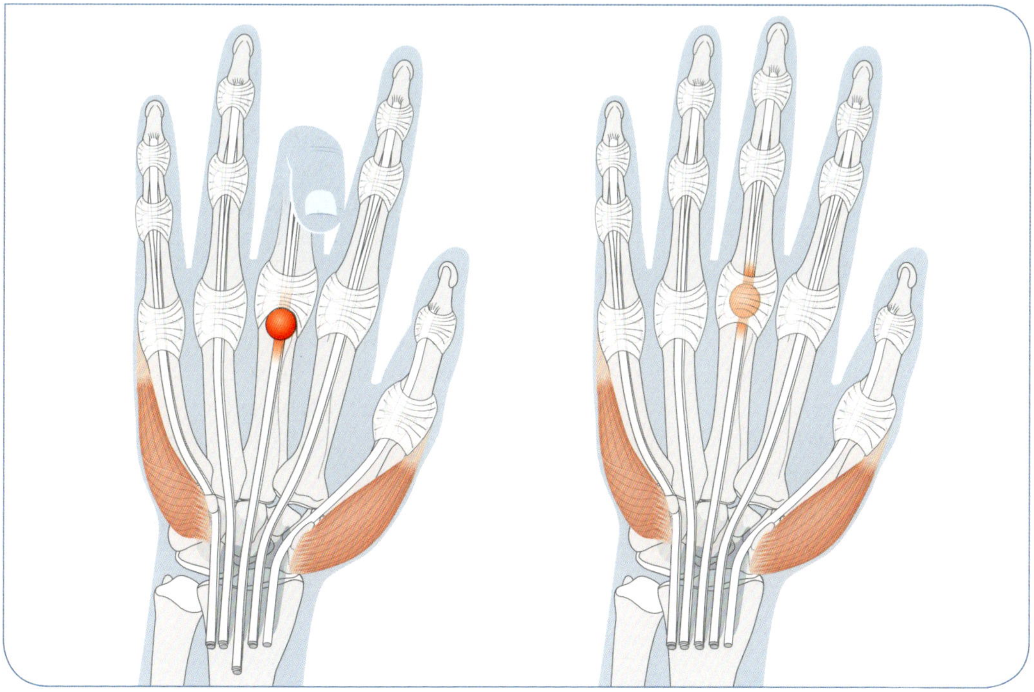

Wie wird die Diagnose gestellt?

Im Frühstadium der Erkrankung findet sich ein Druckschmerz in der Handinnenfläche über dem Grundgelenk des betroffenen Fingers und beim Beugen und Strecken lassen sich eine leichte Verdickung im Verlauf der Sehne sowie bereits vorhandene Knötchen ertasten. Kommt es dabei zu dem typischen Schnappen des Fingers, ist die Diagnose eindeutig.

Welche Behandlungsmöglichkeiten gibt es?

In den ersten Wochen lohnt unbedingt der Versuch einer konservativen Therapie in Form von Handtherapie und abschwellenden Maßnahmen. Ziel der Behandlung ist, den Engpass am Eingang des Sehnenkanals und damit die chronische Entzündung zu beheben. Häufig werden Schienen verordnet, die den Finger ruhigstellen. Die sollten jedoch nicht ununterbrochen und nicht über Wochen getragen werden, sonst leidet die Beweglichkeit der Fingergelenke.

Das können Sie selbst tun, um Ihre Beschwerden zu lindern:

- Bewegen Sie die betroffene Hand in einem kühlen Linsenbad: 2–3 Packungen braune Linsen in eine Schüssel füllen und im Kühlschrank kühl werden lassen, anschließen die Hand darin sanft bewegen – braune Linsen speichern die Kälte besser als die kleinen roten und sie sind angenehmer auf der Haut.
- Reiben Sie den betroffenen Finger mit einem Eislolly (Lolly aus gefrorenem Wasser) ab, um Schmerzen oder Schwellungen zu lindern. Füllen Sie ein Schnapsglas oder ein Eisförmchen mit Wasser, stellen Sie einen Holzspatel oder einen kleinen Plastiklöffel hinein und lassen Sie es gefrieren.
- Massieren Sie Ihre Handinnenfläche bis zu den Fingern und die Innenseite Ihres Unterarms kräftig mit einem Igelball.
- Dehnen Sie Ihren Finger langsam und vorsichtig in die Streckung.
- Führen Sie täglich folgende Übungen durch: Übung 4 (Seite 115), Übung 10 (Seite 121), Übung 12 (Seite 124), Übung 15 (Seite 128), Übung 29 (Seite 145) und Übung 30 (Seite 146).

Ärztlicherseits können entzündungshemmende Medikamente verordnet sowie Kortison gespritzt werden.

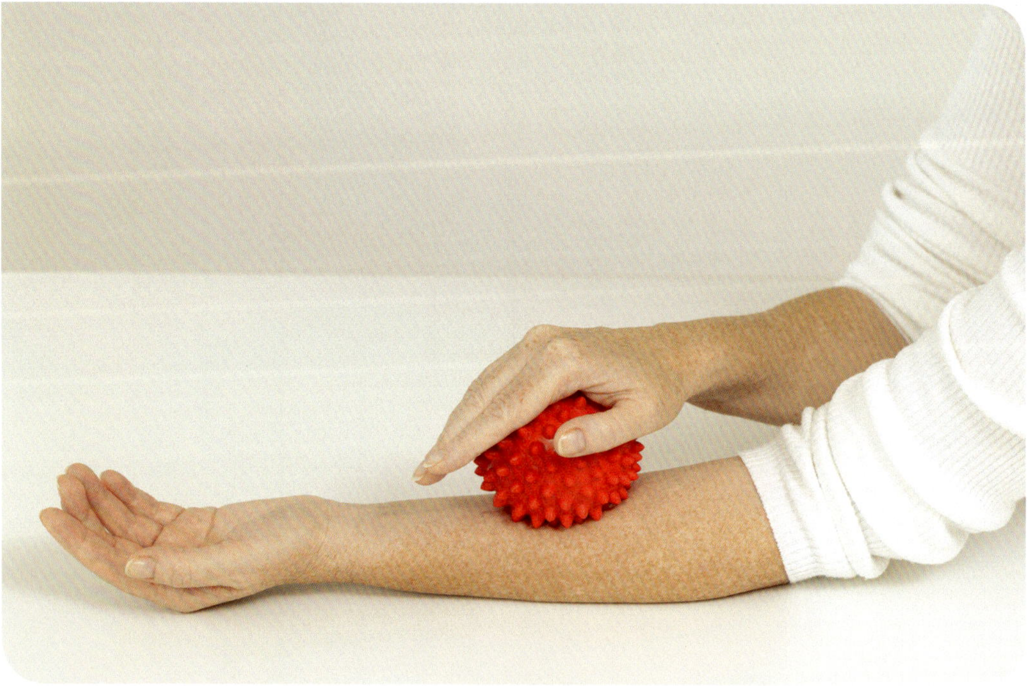

Zur Entspannung der Muskeln und Faszien rollen Sie über den Unterarm und die Handfläche bis zu den Fingern.

Wann sollte man einen Schnappfinger operieren?

Ist die Krankheit fortgeschritten, d.h. bei deutlich, mehrfach täglich wiederkehrendem schmerzhaftem Schnappen oder sogar »Steckenbleiben« des Fingers und ungenügendem Ansprechen auf die konservativen Maßnahmen, sollte mit der Operation nicht gezögert werden.

Wie wird die Operation durchgeführt?

Es ist eine kleine, ambulant durchgeführte Operation, bei der – meist in Lokalbetäubung – ein ca. 1 Zentimeter großer Hautschnitt über dem erkrankten Ringband durchgeführt wird. Dieses wird gespalten, um die Beugesehne zu entlasten und ihr Platz zu schaffen, damit sie wieder frei hin- und hergleiten kann. Die Wunde wird mit wenigen Stichen vernäht und verbunden. In den folgenden Tagen reicht es aus, wenn die Wunde mit einem Pflaster vor Schmutz/Verunreinigung geschützt wird. Eine Ruhigstellung des Fingers ist weder erforderlich noch erwünscht. Nach 12–14 Tagen werden dann die Fäden gezogen.

Wann kann man die Hand wieder benutzen?

Obwohl die Beugesehne durch die Spaltung des Ringbandes »befreit« wurde, kann es einige Wochen dauern, bis alle Beschwerden abgeklungen sind. In einigen Fällen leiden die Betroffenen noch an Schmerzen beim Faustschluss oder auch beim Strecken der Finger, besonders morgens. Auch können die Finger leicht anschwellen und in ihrer Kraft gemindert sein. Die Narbe kann für 3–4 Monate schmerzhaft verhärtet sein. Daher sollten gleich nach der Operation Übungen zur Mobilisierung der Finger durchgeführt werden. Um Verwachsungen im Narbenbereich zu vermeiden, werden bald nach dem Ziehen der Fäden Narbenmassagen durchgeführt.

Es gibt Patient*innen, die nach der Operation kaum Beschwerden empfinden und sofort – bei leichter Tätigkeit – wieder arbeiten gehen. Manche Betroffene benötigen jedoch 2–3 Wochen, um die volle Funktion der Hand wieder zu erlangen. Allgemein aber hatten wenige meiner Patient*innen nach dieser Operation eine übermäßig lange Rehabilitationsphase.

Das können Sie selbst tun, um schnell beweglich und schmerzfrei zu werden:

- Benutzen Sie Ihre Hand, aber belasten Sie sie nicht: Schweres Tragen ist erst nach 4–6 Wochen erlaubt, Alltagsbewegungen können jedoch sofort durchgeführt werden.
- Um Sehnenverkürzungen und Muskelatrophie (Muskelrückbildungen) nach der Operation zu vermeiden, sollten Sie unmittelbar nach der Operation mit diesen Übungen beginnen: Übung 10 (Seite 121) und Übung 11 (Seite 122). Führen Sie diese Übungen ca. einmal pro Stunde ohne Kraftaufwand aus.
- Nach dem Fädenziehen führen Sie 1- bis 2-mal pro Tag eine Narbenmassage durch.

Arthrose

Den meisten Menschen ist das Wort »Arthrose« vertraut. Wir verbinden es mit Abnutzung, Schmerz, Unbeweglichkeit und verformten Gelenken – ein Schreckgespenst. Jeder von uns kennt jemanden, der bereits Arthrose hat. Bei Arthrose kann man nichts machen – so denken viele. Doch das stimmt nicht! Wir haben viele Möglichkeiten, den Schmerz zu bekämpfen, die Kraft zu verbessern und die Gelenke beweglich zu halten. Machen Sie sich auf den Weg aus dem Schmerz!

Was ist Arthrose? Und was kann man dagegen tun?

Zunächst ein paar Fakten: Unter Arthrose versteht man den fortschreitenden Knorpelabrieb in den Gelenken. Die Arthrose wird zu den degenerativen Erkrankungen gezählt – das bedeutet »durch Abnutzung entstanden«. Unbehandelt verursacht sie neben starken Schmerzen auch zunehmende Einschränkungen der Bewegungsfähigkeit.

Bis zu einem gewissen Grad ist Gelenkverschleiß eine völlig normale Alterserscheinung. Krankhaft ist Arthrose dann, wenn die Gelenk-Alterung dem biologischen Alter vorauseilt. Arthrose kann jedes Gelenk befallen, am häufigsten sind das Knie, die Hüfte und die Fingergelenke betroffen.[12]

Wir unterscheiden zwischen primärer und sekundärer Arthrose. Die primäre Arthrose entsteht ohne vorhergehende Gelenkschädigung – das ist also die Arthrose, von der man nicht weiß, warum sie entsteht, und die am häufigsten vorkommt. Bei einer sekundären Arthrose hingegen kann eine konkrete Ursache für den Knorpelschaden klar festgestellt werden, beispielsweise eine Stufenbildung im Gelenk nach einem Bruch. Die Folgen für das Gelenk sind jedoch bei beiden Arthrose-Formen gleich: Der Knorpel bildet sich zurück.

Meist betrifft die Erkrankung Menschen in höherem Lebensalter. Arthrose ist weltweit die häufigste Gelenkerkrankung, allein in Deutschland leiden etwa fünf Millionen Menschen an einer Arthrose[13] – eine Volkskrankheit!

Eine Arthrose kann sehr unterschiedlich verlaufen. Warum die einen kaum Probleme damit haben, die anderen trotz einer gesunden Lebensweise schwer beeinträchtigt sind, ist bis heute ungeklärt. Oft schreitet die Arthrose nur langsam fort und macht über Jahre wenig oder überhaupt keine Beschwerden. Viele Betroffene kommen sehr gut damit zurecht, weil sie die Erkrankung kaum wahrnehmen – ein trügerischer Zustand. Eine frühzeitige Diagnose wird daher aus Mangel an Symptomen selten gestellt.

Das oberste Ziel ist jedoch, frühestmöglich mit der Behandlung zu beginnen, sobald man erste Anzeichen einer Arthrose bemerkt.

Schreitet die Arthrose fort, nutzt sich die Knorpelschicht zwischen den Gelenkflächen nämlich zunehmend ab und Schmerzen treten auf. Doch was genau schmerzt eigentlich? Der Gelenkknorpel hat keine Nerven, wo entsteht also der Schmerz? Der Knochen unter dem Knorpel, die Knochenhaut, die Bänder, die Gelenkschleimhaut und die Gelenkkapsel sind reichlich »innerviert«, also mit Nervenfasern versehen. Sie sind die Quelle der Schmerzen.

Entzündungen treten meist erst im späteren Verlauf auf, wenn die Gelenke weiterhin überlastet werden oder die Arthrose nicht entsprechend therapiert und damit verlangsamt wird. Die Gelenke schwellen an und es kommt zu Überwärmung und Rötungen des Gelenks – die Arthrose ist »aktiviert«. Das ist ein vorübergehender Zustand, der jedoch auf jeden Fall behandelt werden sollte.

Gute Nachrichten!

Bei 20–40 % aller Menschen ab sechzig zeigen die Röntgenbilder Zeichen einer Arthrose, doch nur ein Drittel von ihnen hat überhaupt Beschwerden. Ein auffälliger Röntgenbefund ist also keinesfalls gleichbedeutend mit einer behandlungsbedürftigen Arthrose![14] Sie haben ein auffälliges Röntgenbild, aber keine Schmerzen? Wunderbar! Wenn Sie keine Schmerzen haben, müssen Sie auch nichts unternehmen.

Was sind die typischen Symptome?

In der Anfangsphase klagen die Betroffenen über Anlaufschmerzen am Morgen oder nach langem Sitzen, Spannungs- und Steifigkeitsgefühle im betroffenen Gelenk und gelegentliche Belastungsschmerzen. Bei einer Arthrose der Fingergelenke kann man beispielsweise morgens keine richtige Faust ballen.

In späteren Phasen kommen Krepitationen, also Knirsch- und Reibegeräusche im Gelenk, dazu, belastungsunabhängige Dauerschmerzen, Einschränkungen der Beweglichkeit, Schonhaltung, Kraftverlust und knöcherne Verformungen. Durch Muskelverkürzung und -abschwächung wird das Gelenk instabil. Schwellungen können entstehen.

Was genau passiert im Knorpel?

Bei einem gesunden Gelenk sitzt der Knorpel als schützende, elastische Schutzschicht spiegelglatt auf den beiden Knochenenden und sorgt dafür, dass die Knochen nicht aufeinander reiben. Zudem wirkt der Knorpel als Stoßdämpfer: Er wird bei Belastung zusammengedrückt, um sich anschließend wieder auszudehnen. Dabei saugt er sich wie ein Schwamm mit Gelenkflüssigkeit voll. Diese Gelenkflüssigkeit ernährt den Knorpel und hält ihn geschmeidig.

Werden wir älter, wird der Knorpel jedoch spröder und kann nicht mehr so viel Feuchtigkeit speichern. Das ist ein völlig normaler Prozess, ähnlich unserer Hautalterung. Verschiedene Faktoren können den Verschleiß jedoch stark beschleunigen und führen so zu Entzündungen und schmerzhaften Gelenkversteifungen.

Die Erkrankung entwickelt sich in 4 Stadien:

- Stadium 1: In diesem Stadium sind die betroffenen Gelenke meist noch schmerzfrei. Die Gelenkfunktion und die Belastbarkeit sind gut erhalten und ohne Störung. Die Veränderungen im Röntgenbild sind noch dezent, es findet sich eine leichte Verschmälerung des Gelenkspalts.
- Stadium 2: Der Verschleiß hat sich weiterentwickelt. In der Regel haben die Betroffenen noch wenig Schmerzen, gelegentlich wird über morgendliche Steifigkeit geklagt. Der Knorpel verliert an Elastizität und die Oberfläche wird etwas faseriger. Aus diesem Grund kann der Druck, der auf dem Gelenk lastet, schlechter verteilt werden. Das beschleunigt wiederum das Fortschreiten der Arthrose. Der Knochen kann bereits kleine Löcher (Zysten) aufweisen.
- Stadium 3: Im diesem Stadium treten bereits Löcher im Knorpel auf, der Gelenkspalt ist stark verschmälert und der Druck auf den Knochen wächst – an den Knochenrändern bilden sich Knochenauswüchse, die sogenannten Osteophyten. Sie sollen den Druck aufnehmen, den der defekte Knorpel nicht mehr abfangen kann. Äußerlich ist das daran zu erkennen, dass das Gelenk plötzlich breiter und knotiger wird. Als Folge der Gelenkarthrose sind nun zunehmend Kapsel-Band-Strukturen und die gelenkumgreifende Muskulatur von krankhaften Veränderungen betroffen. Erkrankte klagen über Belastungsschmerzen, vor allem beim Beginn der Bewegung und nach einer längeren Ruhepause. Beim Bewegen des Gelenks können Reibe- und Knirschgeräusche entstehen. Entzündungen, die das Gelenk anschwellen lassen, sind möglich – diesen Zustand nennen Fachleute eine »aktivierte« Arthrose. Eine aktivierte Arthrose verursacht starke Schmerzen, auch im Ruhezustand.
- Stadium 4: Der Gelenkknorpel ist vollkommen verschlissen, sodass der Knochen frei liegt und dem vollen Druck des Gelenks ausgesetzt ist. Fachleute nennen diesen Zustand »Knochenglatze«, weil der Knorpel völlig verschwunden ist. Knochen reibt auf Knochen. Dies führt zu einer zunehmenden Verbreiterung und Deformierung des Gelenks und zieht Dauerschmerzen nach sich. Die Beweglichkeit des Gelenks ist stark eingeschränkt, ein Gelenkspalt auf dem Röntgenbild kaum noch sichtbar.

Gesundes Gelenk vs. Gelenk mit Arthrose.

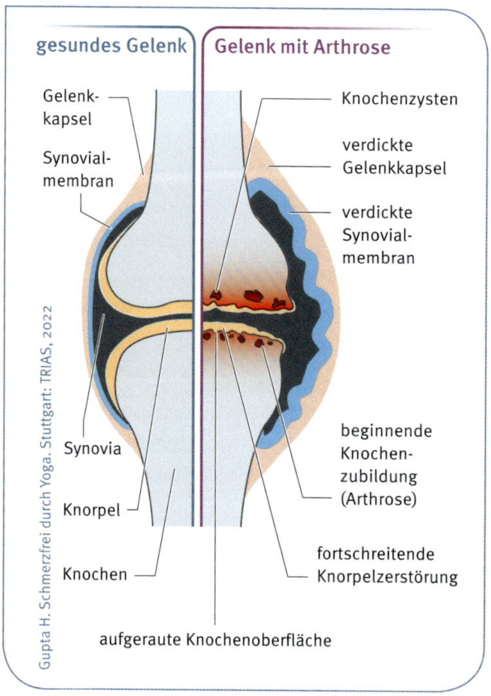

Welche Ursachen kann Arthrose haben?

Trotz aller Forschungen bleibt die genaue Ursache weiterhin unklar. Sicher ist, dass Arthrose nicht nur ein Alterungsprozess, sondern viel mehr eine Erkrankung des ganzen Gelenks ist.

Fachleute bezeichnen die Erkrankung als eine »whole joint disease« (das ganze Gelenk betreffende Erkrankung). Damit ist gemeint, dass Knorpel, Gelenkschleimhaut, Knochen und das Fettgewebe an der Arthrose aktiv beteiligt sind.[15] Eine besondere Rolle bei der Entstehung der Krankheit scheint die Entzündung der Gelenkschleimhaut zu spielen, die besonders in der Frühphase auftritt.[16] Studien zeigten, dass etwa die Hälfte aller von Arthrose Betroffenen derartige Entzündungen in der Gelenkschleimhaut aufweisen.[17] Es müssen also verschiedene Faktoren zusammenkommen, um eine Arthrose auszulösen.

Gesichert ist auch, dass folgende Faktoren eine Arthrose begünstigen:

- Fehlstellungen der Gelenke haben zur Folge, dass ein Gelenk einseitig belastet wird, der Knorpel nutzt sich an der komprimierten Stelle vorschnell ab (s. Abb. unten links).
- Frakturen: Stufenbildungen im Gelenk, die durch schlecht verheilte Brüche entstehen können, verursachen ebenfalls vorzeitigen Knorpelabrieb (s. Abb. unten rechts).
- Starkes Übergewicht kann zu allen Formen von Arthrose beitragen, weil es nicht nur Knie und Hüfte belastet, sondern weil überschüssiges Körperfett Botenstoffe freisetzt, die Entzündungen im Gelenk fördern können, die wiederum den Knorpel angreifen.
- Genetik und Hormone: Gerade bei den Arthrosen in den Fingergelenken vermuten Fachleute bisher nicht identifizierte genetische und hormonelle Einflüsse, die maßgeblich für das Auftreten der Erkrankung sein sollen.

Fehlstellung.

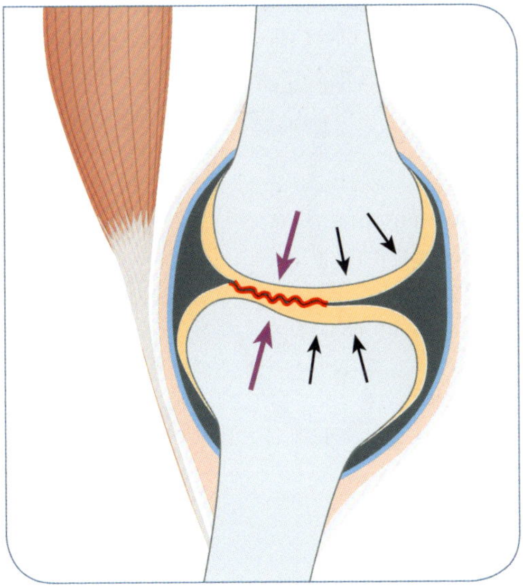

Stufenbildung.

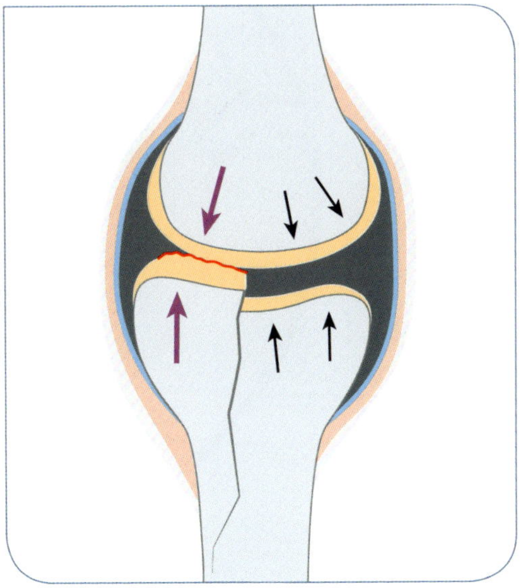

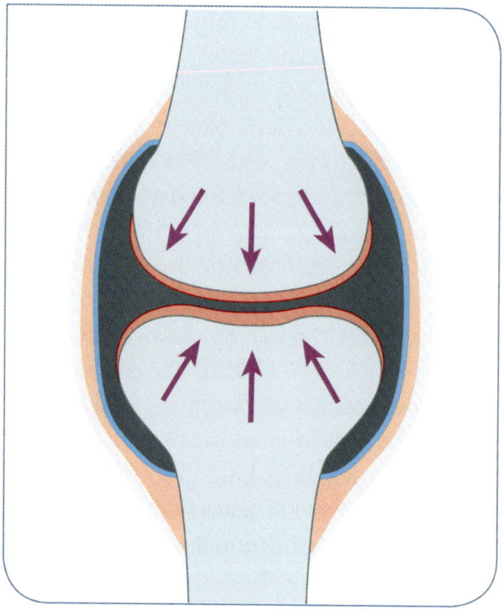

- chronische Überlastung: berufliche oder sportliche Überlastung der Gelenke (Abb., Seite 46)
- Entzündungen: Knorpelschäden durch Gelenkentzündungen (Infektionen, Gicht u. a.)

Von den erwähnten Ursachen abgesehen, scheint der weit verbreitete Bewegungsmangel Arthrosen zu begünstigen. Denn die Flüssigkeit, die den Knorpel versorgt und als Schmierstoff für reibungslose Abläufe dient, wird nur ausreichend produziert, wenn das Gelenk regelmäßig be- und entlastet wird. Bei Bewegungsmangel »verhungert« der Knorpel im Gelenk und degeneriert.

Zudem werden die gelenkumgreifenden Muskeln schwach, was die Beweglichkeit zunehmend einschränkt und den Gelenken die Stabilität nimmt. Ein Teufelskreis entsteht.

▲ Chronische Überlastung.

▼ Teufelskreis.

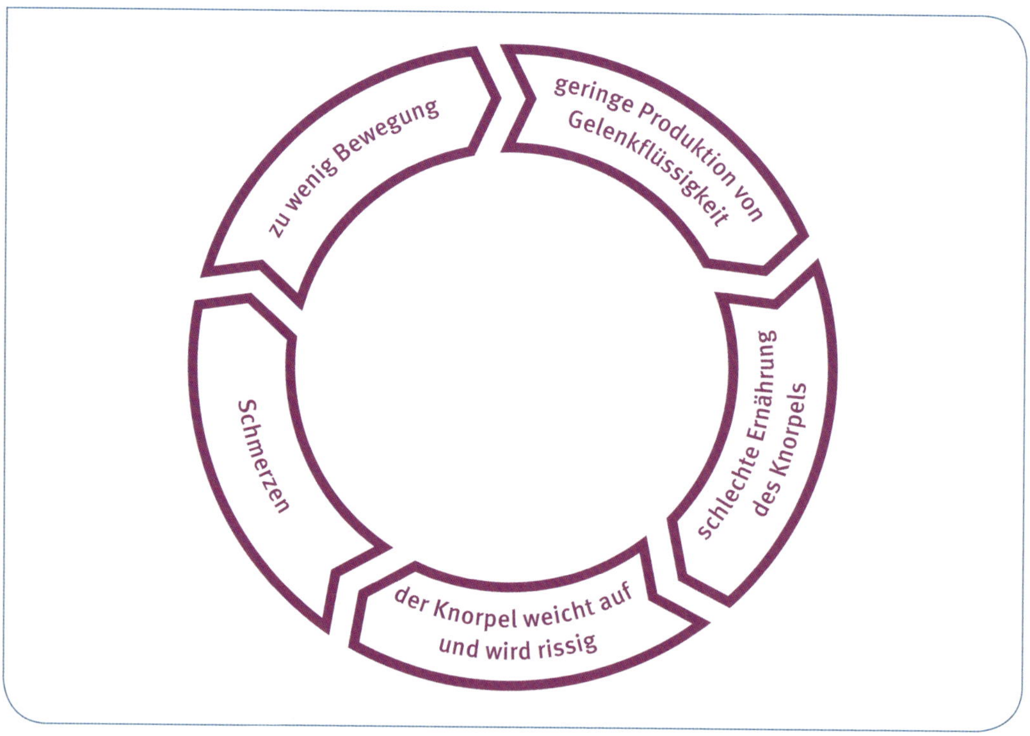

Wie wird die Diagnose gestellt?

Eine Arthrose lässt sich anhand der typischen Symptome wie Morgensteifigkeit, Anlaufschmerz, Belastungsschmerzen, schmerzhaft eingeschränkter Beweglichkeit und einer gründlichen Untersuchung des Gelenks feststellen. Es finden sich dabei verdickte und druckschmerzhafte Gelenke. Im Röntgenbild zeigen sich die typischen Veränderungen wie die Verschmälerung des Gelenkspalts und knöcherne Anbauten an den Gelenkrändern. Auch Achsfehlstellungen und Knochenveränderungen können im Röntgenbild erkannt werden.

Welche Behandlungsmöglichkeiten gibt es?

Wenn Sie sich den Teufelskreis aus mangelnder Bewegung und Knorpelschädigung ansehen, ist der wichtigste Tipp: Sich ausreichend zu bewegen und gezielt zu trainieren gehört zu den maßgeblichen Dingen, die Menschen mit Arthrose tun können! Es ist wichtig, dass der verbleibende Knorpel möglichst lang erhalten bleibt. Und noch ganz wichtig: Je früher eine Arthrose-Behandlung einsetzt, desto besser lässt sich der chronische, also anhaltende Verlauf der Krankheit bremsen.

Allerdings kann eine Arthrose nicht rückgängig gemacht oder geheilt werden. Nur für wenige Therapien ist durch aussagekräftige Studien nachgewiesen, dass sie das Fortschreiten der Arthrose abbremsen oder die Beschwerden lindern können – Bewegungstherapie gehört dazu. Schonhaltung mit viel Ruhe im Alltag ist bei dieser Erkrankung also kontraproduktiv!

Für alle Gelenke sind jene Sportarten geeignet, die die Gelenke zwar bewegen, aber nicht belasten: Schwimmen, Fahrradfahren, Wassergymnastik, Spazierengehen, Nordic Walking, Yoga, Tai-Chi u.a. Wichtig ist, dass Sie eine Sportart finden, die zu Ihnen passt und Ihnen Spaß macht, damit Sie sie regelmäßig und auf Dauer ausüben.

Der besondere Einfluss von Sport liegt im Bereich der Muskelstärkung und Gewichtsreduktion – Muskeln stabilisieren und stützen die Gelenke und weniger Körperfett reduziert jene Botenstoffe, die Entzündungen in den Gelenken auslösen können. Studien zeigen auch, dass Sport den Spiegel von Interleukin (IL)-10 im Blut erhöht – das ist ein Botenstoff, der stark antientzündlich wirkt.[18]

Die positiven Auswirkungen von Sport und Bewegung auf Arthrose sind eindeutig belegt und es ist dabei zweitrangig, an welchem Gelenk die Arthrose besteht – Sie werden immer einen positiven Effekt spüren. Ergänzend zum tägliche Trainingsprogramm sind Dehnübungen und andere Behandlungen der Muskulatur zu empfehlen, um Verhärtungen zu lockern und muskuläre Verkürzungen zu beseitigen.

Fassen wir die Ziele der Behandlung zusammen:

- Abbau der Knorpelschicht verlangsamen
- Stärkung der gelenkführenden Muskeln zur Entlastung der Gelenke
- Beweglichkeit der Gelenke erhalten oder verbessern
- den Druck auf das Gelenk reduzieren, den verkürzte oder verspannte Muskeln ausüben
- eventuelle schmerzhafte Entzündungen bei einer aktivierten Arthrose rasch lin-

dern, damit Betroffene in Bewegung bleiben können

Unser Körper besitzt viele Möglichkeiten, Arthrose und Entzündung zu bekämpfen, wir müssen ihn nur ein wenig dabei unterstützen.

Arthrose in den Fingergelenken

Arthrose der Fingergelenke betrifft vor allem Frauen in und nach den Wechseljahren. Fachleute nehmen daher an, dass Veränderungen im Hormonhaushalt eine besondere Rolle bei der Entstehung spielen. Auch familiäre Vorbelastungen sind von großer Bedeutung – hat die eigene Mutter Arthrose in den Fingergelenken, ist das Risiko um ein Vielfaches höher, selbst eine Arthrose zu bekommen.[19]

Die Betroffenen leiden unter Morgensteifigkeit der Finger, Spannungsgefühlen, Belastungsschmerzen, Bewegungseinschränkungen und Muskelschwäche. Durch die Schmerzen wird eine Schonhaltung eingenommen, wodurch sich die Beweglichkeit zunehmend verschlechtert. Es entstehen die typischen knöchernen »Knötchen« im Bereich der Fingerend-, später auch der Fingermittelgelenke.

Es werden zwei Arten von Arthrosen an den Fingergelenken unterschieden:

- Heberden-Arthrose an den Finger**end**gelenken
- Bouchard-Arthrose an den Finger**mittel**gelenken

Sind mehrere Gelenke betroffen, werden sie als Polyarthrosen (poly = viel) bezeichnet.

Heberden-Arthrose

Die Heberden-Arthrose findet an den Finger**end**gelenken statt. Es kommt hierbei zur Verdickung und zunehmenden Einsteifung (meist in leichter Beugestellung) an mehreren Fingerendgelenken. Es treten die typischen Knötchen an den betroffenen Fingerendgelenken auf, sie werden Heberden-Knötchen genannt. Häufig sind diese Knoten druck-, stoß- und kälteempfindlich. Meist kippt das Fingerendglied auch noch etwas zu Seite ab.

Manche Betroffene entwickeln zusätzlich eine Mukoidzyste (Abb., Seite 49), die vornehmlich am Fingerendgelenk in der Nähe des Nagels auftritt. Diese prall elastischen, hautfarbenen Zysten bilden sich durch die viele Entzündungsflüssigkeit im arthroti-

Arthrose in den Fingergelenken.

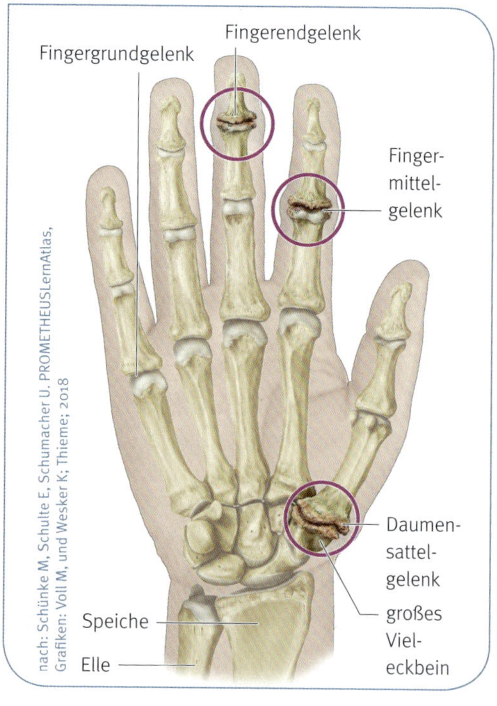

schen Gelenk als eine Art Überlaufventil und können gegebenenfalls aufbrechen, wenn sie prall gefüllt sind. Am Nagel zeichnet sich der Druck der Zyste auf das Nagelbett in Form von Rinnenbildung ab.

Heberden-Arthrosen können zwar schmerzen, spielen aber für die Beweglichkeit der Hand keine so entscheidende Rolle, denn notfalls ist ein Faustschluss und auch eine freie Beweglichkeit der Endgelenke möglich. Fazit: Die Heberden-Arthrose ist zwar lästig, tut gelegentlich auch weh und stellt für manche Betroffene auch ein kosmetisches Problem dar, ist aber bei gutem Training nicht folgenschwer für die Funktion der Hand.

Mukoidzyste mit Nagelrinnenbildung. Quelle: Kowalzick L. Dermatologie von Fall zu Fall. 1. Aufl. Stuttgart: Thieme; 2013.

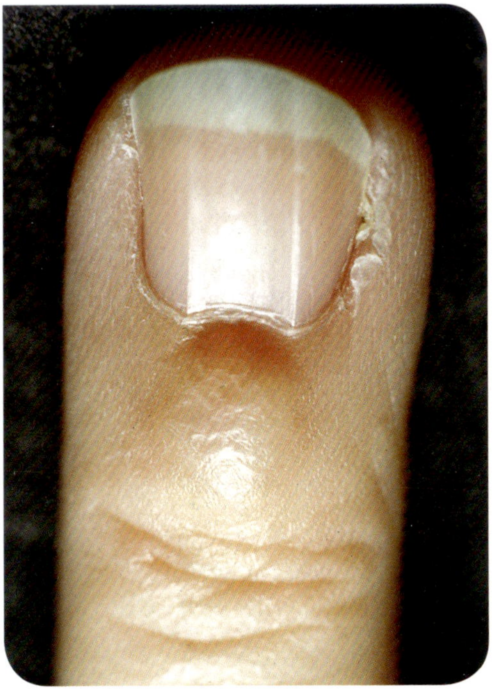

Bouchard-Arthrose

Die Bouchard-Arthrose an den Mittelgelenken ist zwar seltener als die Heberden-Arthrose der Endgelenke, trotzdem aber relativ häufig. Wird das Mittelgelenk schmerzhaft und steif, hat das dramatische Folgen für die Funktionsfähigkeit der Hand, denn ohne eine freie Beugung in den Mittelgelenken ist kein Faustschluss möglich.

Auch diese Arthrose verläuft schubweise und kann sich ganz unterschiedlich für jeden einzelnen Finger entwickeln. Es kommt zu Schwellungen der betroffenen Gelenke, häufig auch zu Schmerzen und zu einer Bewegungseinschränkung. Meist entstehen später bleibende Verdickungen im Mittelgelenk. Im fortgeschrittenen Stadium können

Heberden-Arthrose mit Heberden-Knötchen an den Endgelenken.

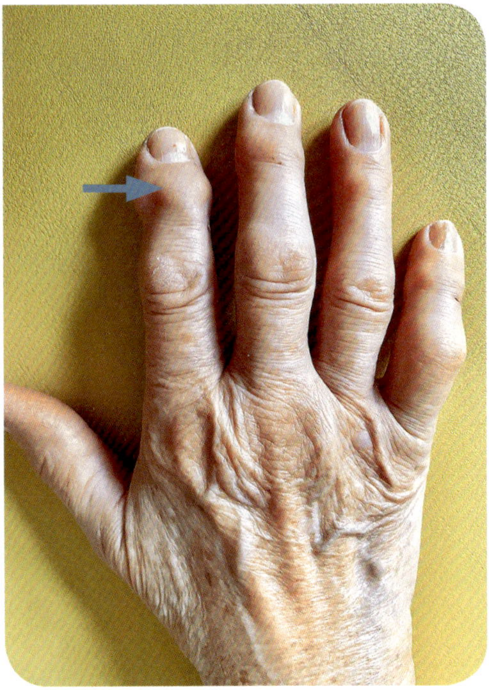

Achsabweichung hinzukommen, das heißt, der Finger wird etwas »schief«.

Beide Arthrosen – die Heberden- und die Bouchard-Arthrose – können einzeln oder gemeinsam als Fingerpolyarthrose mit anderen Arthrosen auftreten.

Die Behandlung sollte so früh wie möglich begonnen werden. Werden spezielle Bewegungsübungen im Frühstadium begonnen, erhalten sie die Bewegungsfähigkeit und verbessern durch die Bewegung die Nährstoffzufuhr zu den Gelenken. Führen Sie dazu täglich mindestens 5 der folgenden Übungen durch: Übung 9 (Seite 120), Übung 10 (Seite 121), Übung 11 (Seite 122), Übung 12 (Seite 124), Übung 13 (Seite 125), Übung 14 (Seite 126), Übung 15 (Seite 128), Übung 16 (Seite 129), Übung 17 (Seite 130), Übung 18 (Seite 132) und Übung 19 (Seite 133).

Arthrose im Daumensattelgelenk – Rhizarthrose

Die Rhizarthrose ist die häufigste Arthrose-Form an der Hand. Sie tritt meist ab dem 50. Lebensjahr auf, bei Frauen wesentlich häufiger als bei Männern. Auch hier stehen Hormonveränderungen in den Wechseljahren im Verdacht, die Arthrose zu begünstigen, die Bänder zu lockern und damit das Gelenk instabil werden zu lassen.

Das Ziel: Ein kraftvoller Faustschluss trotz Arthrose!

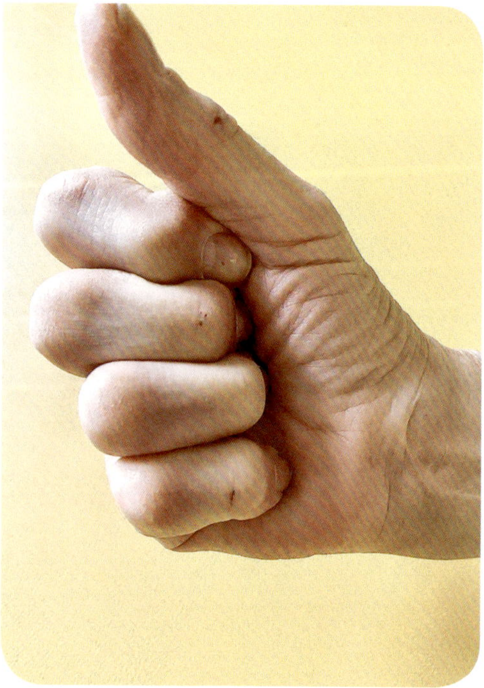

Bouchard-Arthrose an den Mittelgelenken.

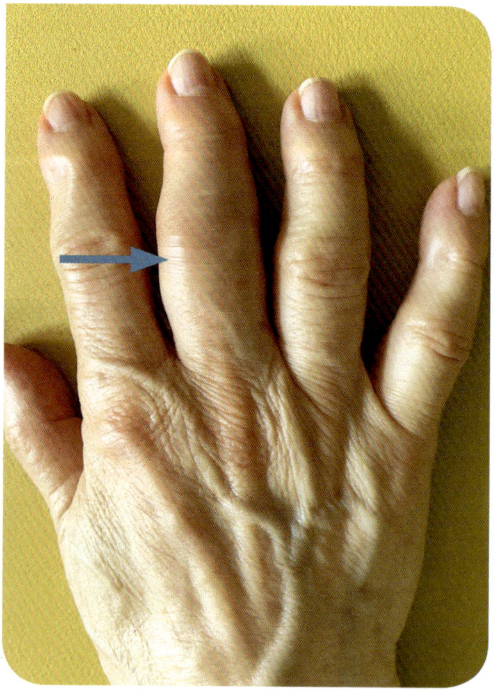

Obgleich man es vermuten könnte, hat sich ein Zusammenhang zwischen schwerer körperlicher Arbeit und der Entstehung von Rhizarthrose nicht bestätigt. Es zeigte sich lediglich ein erhöhtes Risiko bei Arbeiten mit sich wiederholenden, monotonen Bewegungen des Daumens ohne Pausen.[20]

Das Daumensattelgelenk sitzt an der Basis des Daumens in der Nähe des Handgelenks und wird wegen seiner Form Sattelgelenk genannt. Hier werden die wichtigsten Daumenbewegungen ausgeführt: den Daumen den Fingern gegenüberzustellen und den Daumen abspreizen. Diese beiden Bewegungen ermöglichen überhaupt erst das Greifen von Gegenständen.

Der Daumen wandert immer weiter weg vom Handrücken.

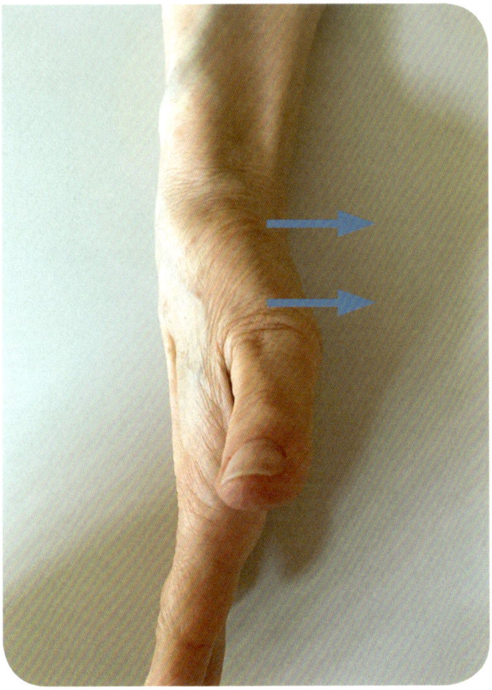

Nehmen Sie zur Verdeutlichung mal in Zeitlupe einen Apfel in die Hand und beobachten Sie genau, was dabei passiert: Erst öffnet sich die Hand und der Daumen spreizt sich ab, dann beugen sich die Finger und der Daumen stellt sich ihnen gegenüber, bis alle gemeinsam zugreifen – genial!

Die Erkrankung beginnt langsam mit belastungsabhängigen Schmerzen, die sich im Ruhezustand wieder geben. Typisch sind Schmerzen bei Alltagsaktivitäten wie beim Wringen, Öffnen von Schraubverschlüssen, Schreiben, Schneiden oder beim Drehen eines Schlüssels. Hinzu kommt das Gefühl der

Das Grundglied des Daumens zieht sich immer weiter Richtung Handfläche (blau), daher wird das Grundgelenk überbeweglich (gelb) – dies wird als »Hyperextensions-Instabilität« im Daumengrundgelenk bezeichnet.

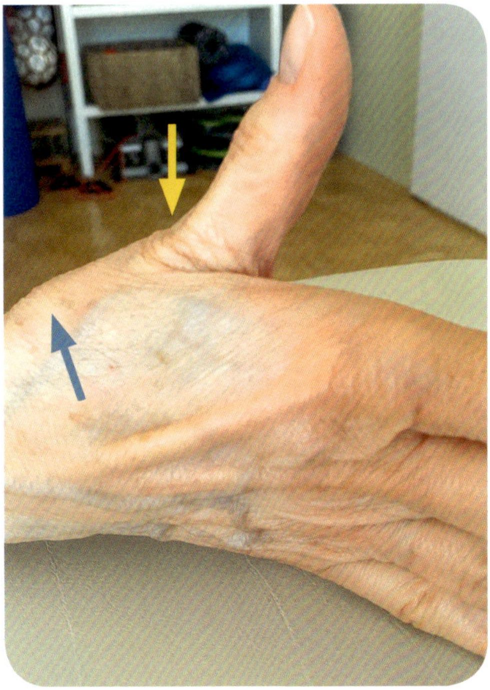

Instabilität des Daumens. Die im Röntgenbild sichtbare Ausprägung der Rhizarthrose lässt dabei wenig Schlüsse auf den Schmerz und die subjektiv empfundene Einschränkung zu – wie so häufig sagt das Röntgenbild nicht viel über den aktuellen Zustand aus.

Die fortgeschrittenen Stadien der Rhizarthrose zeichnen sich durch eine Gelenkkapselschwellung direkt am Sattelgelenk aus und durch ein Unvermögen, den Daumen so abzuspreizen, dass er in einer Linie mit der gestreckten Handfläche liegt (parallel zu ihr und nicht darüber!). Um die Bewegungseinschränkung des langsam steif werdenden Sattelgelenks zu kompensieren, kommt es zu einer Überstreckung des Daumengrundgelenks, dem sogenannten Forestier-Zeichen. Die zunehmende Instabilität des **Grund**gelenks ist daher ein Folgeschaden der Rhizarthrose. Im weiteren Verlauf wird die Daumenmuskulatur immer schwächer.

Der Teufelskreis beginnt, es folgen Funktionsbehinderungen der ganzen Hand:

- Der Daumen kann nicht mehr richtig abgespreizt und gestreckt werden.
- Als Ausgleich für die mangelnde Streckfähigkeit des Daumensattelgelenks knickt das Grundgelenk sichtbar ab und entwickelt eine Überstreckbarkeit – das Gelenk wird instabil und schwach.
- Das Aufsammeln von kleinen Gegenständen (z. B. Münzen) wird immer mühsamer.

Überstrecktes Grundgelenk als Folge der Rhizarthrose.

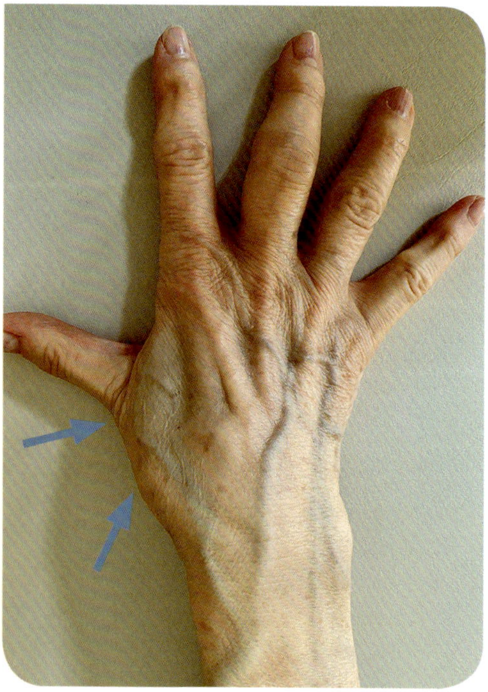

Belastung des Daumensattelgelenks beim langen Halten von Karten.

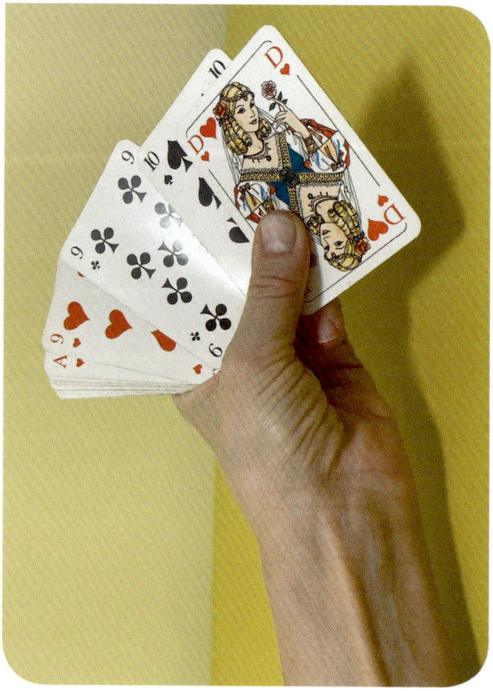

- Gegenstände können nicht mehr über einen längeren Zeitraum gehalten werden und fallen aus der Hand.
- Alle Greif- und Drehbewegungen schmerzen und strahlen bis in das Handgelenk aus: Das Drehen des Schlüssels im Schloss, das Öffnen von Flaschen und Gläsern – alles wird zur Qual.

Wichtig – darauf müssen Sie achten!

Wir haben besprochen, dass die Arthrose im Daumensattelgelenk nicht nur für die Versteifungen direkt am Sattelgelenk verantwortlich ist und dafür, dass das Grundglied immer weiter Richtung Handfläche gezogen wird, sondern auch für das Gelenk darüber – das Daumengrundgelenk, das versucht, die Steifigkeit auszugleichen, und dann überbeweglich wird. Wir haben somit Schäden an zwei Gelenken des Daumens!

Entlastung des Daumensattelgelenks durch einen Zollstock als Kartenhalter.

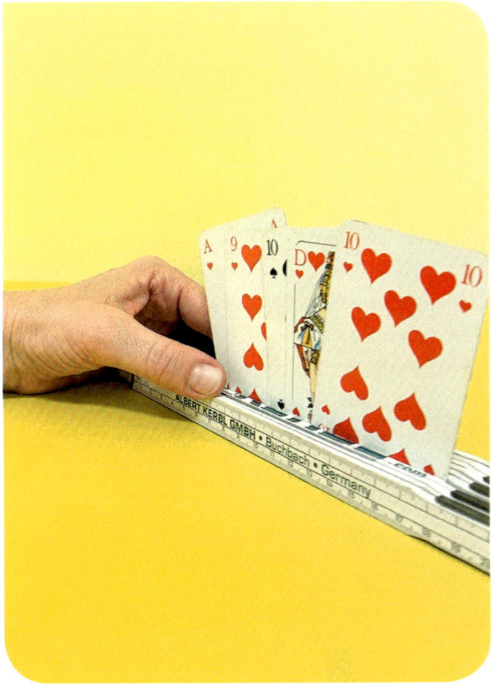

Packen wir das Übel an der Wurzel! Das bedeutet: Solange es noch möglich ist, muss das Daumensattelgelenk wieder beweglich gemacht werden oder zumindest beweglich gehalten werden, damit sich der Daumen wieder als ganzer Finger abspreizen und strecken kann (und nicht nur im Grundgelenk). Um das zu erreichen, muss das Daumensattelgelenk intensiv behandelt werden. Führen Sie täglich mindestens 3 der folgenden Übungen durch: Übung 9 (Seite 120), Übung 10 (Seite 121), Übung 13 (Seite 125), Übung 14 (Seite 126), Übung 15 (Seite 128), Übung 16 (Seite 129), Übung 17 (Seite 130), Übung 19 (Seite 133), Übung 20 (Seite 134), Übung 21 (Seite 135). Die Übungen 22 (Seite 136), 23 (Seite 137), 24 (Seite 138) und 25 (Seite 139) sollten Pflichtprogramm für jeden Tag sein, die bitte nicht auslassen oder tauschen.

Auch muss das Daumensattelgelenk bei anstrengenden Arbeiten geschützt werden. Dafür gibt es ausgezeichnete Orthesen, die Sie während dieser Tätigkeiten tragen sollten. Bei diesen Orthesen wird kein Gelenk steif oder schwach! Im Gegenteil, sie schützen und stabilisieren das Sattelgelenk und lassen sowohl das Handgelenk als auch die Fingergelenke völlig frei.

Orthesen dürfen weder zu sehr auftragen noch stören – sonst trägt man sie nicht. Ich weiß von hunderten Patienten*innen aus meiner Praxis, dass unzählige Orthesen bei ihnen zu Hause in den Schubladen liegen – weil sie die Gelenke zu sehr einschränken, unbequem sind und mehr stören, als dass sie

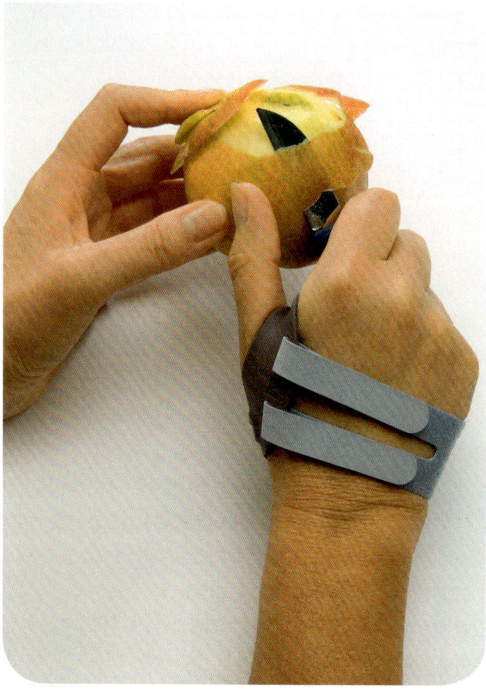

Die Orthese sorgt für maximalen Komfort, gute Stütze und minimale Einschränkung der Gelenke.

helfen. Ich habe viele Betroffene mit solchen Orthesen (Abb., Seite 54) versorgt, darunter einen Zahnarzt und einen Herzchirurgen. Berufe, in denen die Finger Präzisionsarbeit leisten müssen. Beide Patienten versicherten mir, dass sie ihre Arbeit mit der Orthese sehr zufriedenstellend ausüben konnten.

Das Material ist antibakteriell, die Orthese kann sogar im Wasser getragen werden und es gibt sie in vier Größen. Wird sie ärztlich verordnet, übernehmen die Krankenkassen die Kosten, aber man kann sie sich natürlich auch auf eigene Rechnung im Sanitätshaus kaufen – sie kostet weniger als ein neuer Pullover. Leider habe ich sie nicht erfunden und habe selbstverständlich auch keine finanziellen Vorteile davon, sie Betroffenen ans Herz zu legen – ich empfehle sie jedoch seit Jahren und sehe die guten Ergebnisse.

Werden Sie erfinderisch! Überlegen Sie genau, bei welchen Tätigkeiten Sie am meisten Schmerzen im Daumen bekommen, und ändern Sie sie mit kleinen Tricks. Beim Kartenspielen haben beispielsweise sehr viele Betroffene Schmerzen, weil der Daumen die ganze Zeit die Karten halten muss. Ein kleiner Trick ist, die Karten einfach in einen Zollstock zu stecken, dann hat der Daumen nicht mehr die Dauerbelastung. Darüber hinaus gibt es auch Spielkartenhalter aus Holz oder Kunststoff, die den gleichen Effekt erzielen.

Handgelenksarthrose

Die häufigste Form der Handgelenksarthrose ist anlagebedingt, entwickelt sich ohne äußere Ursache und tritt nicht selten gemeinsam mit Arthrosen der Daumen- und Fingergelenke auf.

Eine Arthrose des Handgelenks kann sich jedoch auch nach einem erlittenen Unfall mit fehlverheilten Speichen- oder Kahnbeinbrüchen oder Bandverletzungen am Handgelenk entwickeln. Bleiben diese über längere Zeit unerkannt, schädigen sie unmerklich, aber unaufhaltsam den Knorpel: Eine Arthrose entsteht. Auch angeborene Fehlstellungen im Handgelenksbereich wie z. B. eine Ulna-Plus-Variante können Ursache einer Handgelenkarthrose sein. Hierbei kommt es durch eine angeborene Überlänge der Elle zu vermehrter Druckeinwirkung auf das Handgelenk.

Wie bei jeder Arthrose stehen Schmerzen, Schwellungen der Weichteile um das Gelenk, Bewegungseinschränkung und Kraftverlust im Vordergrund. Im Anfangsstadium sind die Beschwerden noch belastungsabhängig, später treten sie auch in Ruhe auf. Typisch ist die Morgensteifigkeit, die mit fortschreitender Tageszeit besser wird.

Sofern die Ursache Ihrer Schmerzen abgeklärt und festgestellt wurde, dass sie nicht unfallbedingt oder durch eine angeborene Fehlstellung entstanden sind, sollte die Handtherapie beginnen, denn ein frühzeitiges »Gegenarbeiten« ist wie bei allen Arthrosen auch bei der Handgelenksarthrose entscheidend. Regelmäßige Bewegungs- und Dehnungsübungen erhalten die Beweglichkeit und kräftige Muskeln stützen das Gelenk. Dazu führen Sie bitte täglich mindestens 5 der folgenden Übungen aus: Übung 9 (Seite 120), Übung 14 (Seite 126), Übung 16 (Seite 129), Übung 17 (Seite 130), Übung 26 (Seite 140), Übung 27 (Seite 142), Übung 29 (Seite 145) und Übung 30 (Seite 146).

Was kann man noch gegen Arthrose tun?

Sie haben schon gelernt, dass das A und O bei Arthrose Bewegung ist, das gilt auch für die Arthrose in den Fingergelenken. Um die schmerzenden Gelenke gut für die Übungen vorzubereiten, sollten Sie vorher Wärme- oder Kälteanwendungen durchführen.

Wärme oder Kälte?

Kälte: Ist Ihr Gelenk akut entzündet, geschwollen und warm? Dann ist Ihre Arthrose momentan »aktiv« und das Gelenk muss unbedingt gekühlt werden. Akut entzündete Gelenke brauchen Kälte. Sie lindert die Gelenkhautreizung, wirkt abschwellend und schmerzstillend. Jedoch sollte Kälte in Form von Eis und Kühlpacks niemals direkt auf die Haut gelegt werden. Legen Sie daher immer ein Handtuch zwischen Haut und Kühlkompresse.

Noch weitaus bessere Erfahrungen habe ich mit kalten Linsen gemacht: Füllen Sie 3–4 Pakete brauner Linsen in eine Schüssel oder eine größere Tüte und stellen Sie sie in den Kühlschrank (nicht ins Eisfach!). Nach 1–2 Stunden nehmen Sie die Schüssel aus dem Kühlschrank, setzen sich auf einen Stuhl und stellen die Schüssel auf Ihre Knie. Tauchen Sie Ihre Hand in die kalten Linsen und führen Sie Greifbewegungen durch. Sie werden begeistert sein, wie herrlich die Linsen Ihre überhitzen Gelenke kühlen und die Bewegungen Ihre Schmerzen lindern. Diese Anwendung können Sie mehrmals am Tag für etwa 2 Minuten durchführen. Bei einem akut entzündeten Fingergelenk sollten Sie keine Kraftübungen machen, sondern lediglich leicht mobilisierende Übungen wie besagte Greifübungen im Linsenbad.

> **Wichtig!**
>
> Entsteht eine Arthrose im Handgelenk aufgrund von Verletzungen, die nicht entdeckt wurden, oder durch angeborenen Fehlstellungen, müssen diese Schäden handchirurgisch beseitigt werden! Eine gründliche fachärztliche Diagnostik bei unklaren Schmerzen im Handgelenk ist dringend notwendig. Zögern Sie nicht, sich an Hand-Spezialist*innen zu wenden.

Wärme: Ist Ihre Arthrose nicht aktiv, sind die Gelenke weder rot noch überwärmt, wird Ihnen Wärme guttun. Sie wird bei Gelenkschmerzen außerhalb des akuten Entzündungsschubs eingesetzt. Die Wärme dämpft die Muskelschmerzen und entspannt die Muskulatur, die ihre Gelenke umgeben – so lässt der Druck auf das Gelenk nach. Wärme erhöht die Dehnbarkeit des Gewebes und fördert die Durchblutung. Sie können Wärme auf verschiedene Weise anwenden Die gängigen Methoden wie Sauna oder warme Wannenbäder tun natürlich auch Ihren Händen gut. Speziell gegen Handschmerzen eignen sich aber noch viele weitere Anwendungen:

- warme Sand- oder Kiesbäder: eine Schüssel mit (Vogel-)Sand füllen und im Backofen oder in der Mikrowelle erwärmen
- Kirschkernsäckchen im Backofen erwärmen
- ein Gästehandtuch in Wasser tauchen, ausdrücken, in der Mikrowelle erwärmen und die Hand in das erwärmte, feuchte Handtuch wickeln – bitte die Aufheizphase vorsichtig steigern, um Verbrennungen zu vermeiden
- Paraffinbäder: mehrmaliges Eintauchen mit den Händen in warmes Paraffin, bis sich eine Paraffinschicht gebildet hat, ein Handtuch um die Hand wickeln und 15–20 Minuten die Wärme genießen
- Moorkissen oder Gelkompressen im Wasserbad erwärmen

Greifübungen in kaltem Linsenbad.

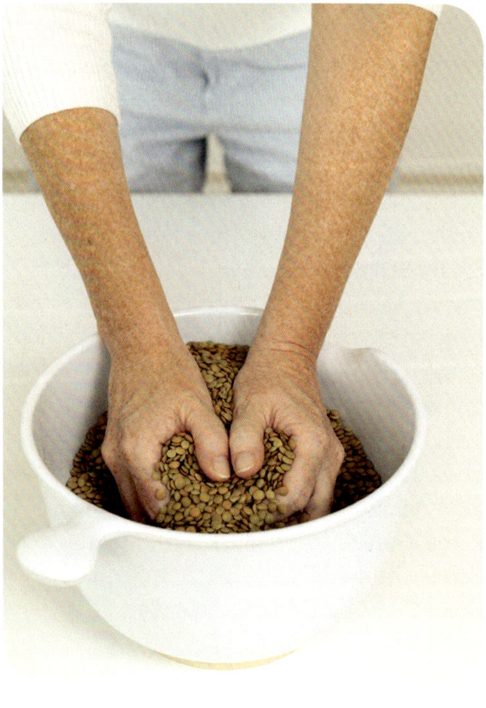

Greifübungen in warmen Sand- oder Kiesbädern fördern die Durchblutung, Schmerzen werden gelindert und die Beweglichkeit wird verbessert. Wenn möglich, bewegen Sie jeden Tag 3–4 Minuten Ihre Hände darin.

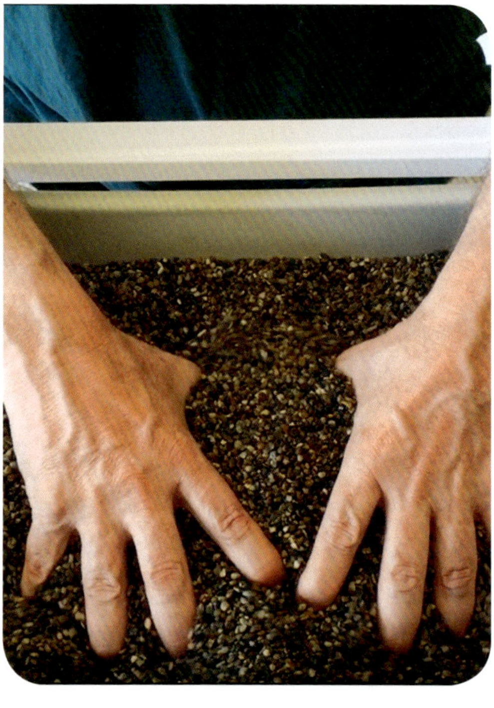

- Fangokneten
- warme Wasserbäder

Gelenkschutz – damit kann man nicht früh genug beginnen

Hat sich Ihr Gelenk durch die Arthrose äußerlich schon verändert? Steht Ihr Finger vielleicht sogar schon etwas schief und knickt im Mittelgelenk seitlich ab? Dann muss das Gelenk unbedingt vor einer weiteren Achsenabweichung bewahrt werden. Denn wenn die zwei Gelenkpartner schief ausgerichtet in Verbindung stehen, entsteht durch den ungünstigen Zug an den Knochen an einer Seite des Gelenkspaltes größerer Druck als auf der anderen Seite. Der Knorpel wird ungleichmäßig belastet, was ihn zusätzlich schädigt. Darüber hinaus verspannt die umgebende Muskulatur zunehmend. Erlernen Sie gelenkschonende Verhaltensweisen am besten, bevor äußerliche Veränderungen an den Gelenken zu sehen sind, und zögern Sie nicht, kleine Helfer im Alltag zu nutzen. Sie sind für wenig Geld zu kaufen und schützen Ihre Gelenke vor weiteren Schäden. Beachten Sie immer: Bewegen Sie Ihre Fingergelenke, aber belasten Sie sie nicht! Wenn Sie unsicher sind, lassen Sie sich von Handtherapeuten beraten – sie sind speziell ausgebildeten Physio- oder Ergotherapeuten. Sie zeigen Ihnen, wie Sie belastende Bewegungen vermeiden und stattdessen gelenkschonende Alltagsbewegungen durchführen können.

Nimmt die Achsenabweichung weiter zu, muss eine Orthese nach Maß angefertigt werden, um das Gelenk vor weiteren Schäden zu schützen. Eine nach Maß angefertigte Orthese wird von Ihrer Ärztin / Ihrem Arzt verordnet und von den Krankenkassen bezahlt.

Alltagstipps:
- Verteilen Sie das Gewicht Ihrer Einkäufe immer auf beide Hände, um einseitige Knorpelüberlastungen an den Händen zu vermeiden.
- Meiden Sie Dauerbelastungen beim Schreiben, Stricken, Nähen und ähnlichen Tätigkeiten und verwöhnen Sie Ihre Finger durch regelmäßige Lockerungsübungen in den Pausen.
- Nutzen Sie Hebelkräfte beim Öffnen von Deckeln und Flaschenverschlüssen durch Benutzung von Küchenhelfern. Nussknacker und Wasserpumpenzangen gehen ebenfalls.
- Meiden Sie Auswring-Bewegungen.
- Nutzen Sie bevorzugt Tintenroller statt Kugelschreiber, das ist weniger ermüdend und belastend für Ihre Fingergelenke.
- Entlasten Sie Ihre Fingergelenke beim Schreiben mit Griffverdickungen.
- Meiden Sie dauerhafte Belastungen der Finger, z. B. beim Kartenspielen.

Lesen Sie weiter im Kapitel »Therapien, die Sie unterstützen« (Seite 150) über die vielen Maßnahmen, die Ihnen auch bei Arthrose helfen können.

Spezielle Übungen und ergänzende Maßnahmen helfen Ihnen, beweglich und kräftig zu bleiben. Manchmal sind aber die Schmerzen so stark, dass Medikamente, Spritzen oder sogar Operationen zusätzlich nötig werden. Die wichtigsten Methoden stelle ich Ihnen vor.

Tabletten, Salben und Co – was hilft und was nicht hilft

Arthrose-Betroffene bekommen sehr häufig von der Werbung suggeriert, dass dies oder jenes helfe. Sehr lang ist die Liste der nutzlosen Therapien, die angeblich den Knorpel wiederherstellen. Dazu muss man leider sagen: Mit keinem Wirkstoff der Welt lässt sich ein abgenutzter Knorpel wiederherstellen. Wenn Sie also von »Knorpelaufbau-Kuren« oder Enzymen, Spurenelementen sowie Vitaminen lesen, die den Knorpel angeblich wiederherstellen, lassen Sie Ihr Portemonnaie lieber in der Tasche.

Es gibt Hunderte von gut durchgeführten Studien, die nachweisen, was gegen Schmerzen und Entzündungen hilft: nichtsteroidale Antirheumatika – abgekürzt NSAR. Sie zählen zu den am häufigsten verordneten Arzneimitteln in Deutschland. Die Wirkstoffe sind vielen Menschen z. B. als Acetylsalicylsäure, Ibuprofen, Diclofenac und Naproxen bekannt, aber es fallen noch viele andere Substanzen unter diese Bezeichnung. Sie wirken sowohl entzündungshemmend als auch schmerzlindernd und helfen sehr gut bei Arthrose. Einige NSAR gibt es in Salbenform, andere als Pflaster oder Tabletten. Aktuell empfehlen eine Reihe nationaler und internationaler medizinischer Fachgesellschaften die lokale Anwendung von NSAR-Salben als Therapie bei leichten bis gemäßigten Arthrose-Schmerzen. Studiendaten belegen eine Anreicherung der schmerzlindernden Wirkstoffe in den Gelenkstrukturen, die zum Arthrose-Schmerz beitragen – das heißt, die Substanzen kommen dort an, wo sie sollen.[21] Daher scheint es den Versuch, erst einmal NSAR-Salben zu

Hilfsmittel, die Ihre Gelenke beim Öffnen von Dosen und Flaschen schonen, auch für Drehverschlüsse und Kronkorken (Limonade- und Bierflaschen) – sie sind für wenig Geld im Internet zu bestellen.

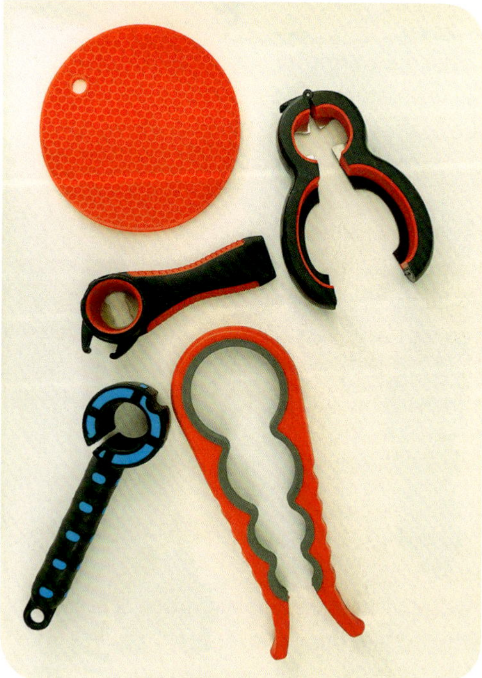

Hilfsmittel in der Anwendung.

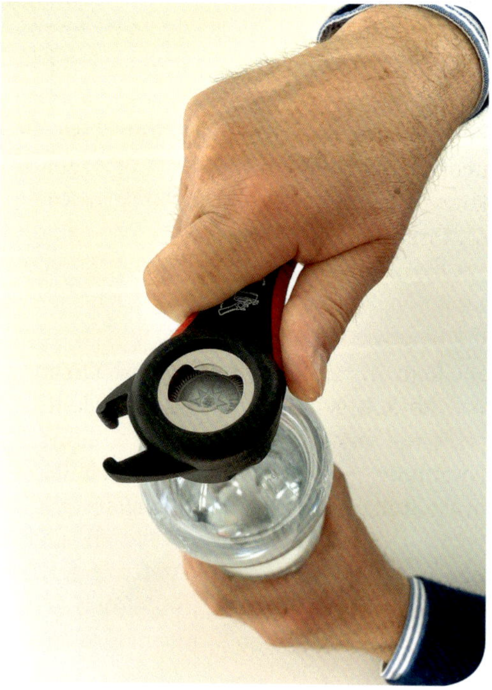

probieren, wert zu sein, bevor Medikamente oral eingenommen werden müssen.

Sollte die Salben- oder Pflasterform nicht ausreichen, um Ihre Schmerzen in den Griff zu bekommen, oder ist Ihre Arthrose momentan aktiv und Sie haben gerade einen Entzündungsschub, suchen Sie bitte Rat in einer ärztlichen Fachpraxis. Sie werden Medikamente aus der NSAR-Gruppe verschrieben bekommen. Diese entzündungshemmenden Medikamente sind wichtig, damit sich die Gelenkschleimhaut beruhigt und nicht weiterhin Stoffe freisetzt, die die Entzündung zusätzlich anfachen und den Knorpel angreifen. Auch wenn viele Menschen ungern Medikamente nehmen: Bei einem entzündeten Gelenk auf die entzündungshemmenden Medikamente zu verzichten, hätte schwere Folgen für Ihren Knorpel! Außerdem ist die Einnahme in der Regel von kurzer Dauer.

Fazit: Es gibt keine Medikamente, die den Knorpel aufbauen! Es gibt aber sehr gute Medikamente gegen Ihre Schmerzen und gegen die Entzündung, die Ihre Arthrose von Zeit zu Zeit verursacht. Sie sollten diese einnehmen, um sich wieder besser bewegen zu können. Denn Bewegung ist die beste Kur für Ihren Knorpel.

Röntgenreizbestrahlung

Die Röntgenreizbestrahlung – auch Orthovolttherapie genannt – ist eine Strahlentherapie, die unter anderem zur Behandlung entzündlicher Erkrankungen der Gelenke und des Bewegungsapparats eingesetzt wird. Sie bremst ein übermäßiges Wachstum am Knochen. Genau das ist günstig, wenn sich bei Arthrosen der Knochen am Gelenk verdickt.

Es erfolgen meist 6 Bestrahlungen, die im Abstand von wenigen Tagen durchgeführt werden, völlig schmerzlos sind und jeweils 20–30 Sekunden dauern. Eine solche Strahlenserie kann dreimal wiederholt werden. Die Therapie führt im Laufe der Behandlung zur Rückbildung der entzündlichen Veränderungen und dadurch meist innerhalb mehrerer Wochen nach der Behandlung zum erwünschten Ziel der Schmerzlinderung.

Radiosynoviorthese (RSO)

Wenn Ihre Arthrose häufig akute Schübe durchmacht, Sie eine Entzündung haben oder vielleicht sogar einen Gelenkerguss, ist eine RSO ein vielversprechendes Verfahren. Der

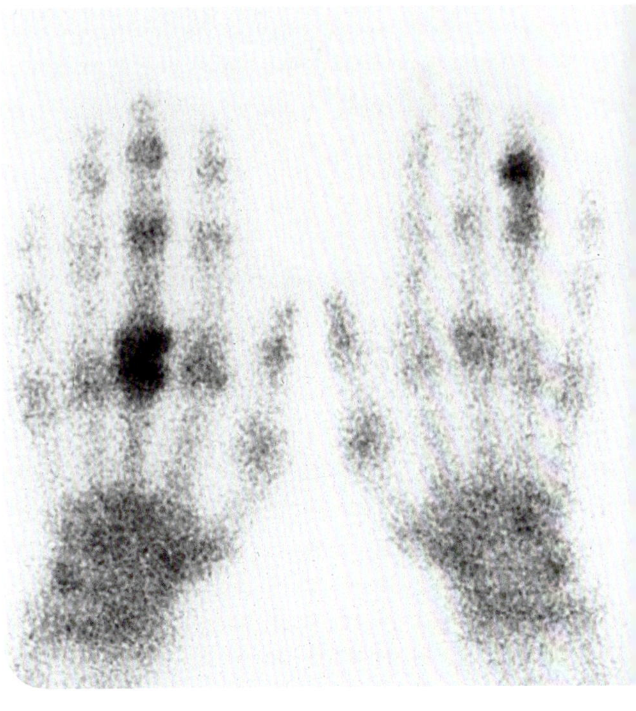

Die Szintigraphie zeigt die Entzündungsherde auf (dunkle Flecken). Quelle: Schmitt R, Lanz U. Bildgebende Diagnostik der Hand. 3. Aufl. Stuttgart: Thieme; 2014

Begriff »Synoviorthese« leitet sich ab von den griechischen Wörtern »Synovia« (Schleimhaut) und »Orthese« (Wiederherstellung).

Die Radiosynoviorthese ist ein nuklearmedizinisches Verfahren, das erfolgreich zur Behandlung chronischer Entzündungen der Gelenkschleimhaut eingesetzt wird, z.B. bei einer aktiven Arthrose. Die Behandlung wird ambulant durchgeführt. Damit die RSO erfolgreich durchgeführt werden kann, ist es wichtig, erst die Gelenkentzündung nachzuweisen – sonst hilft sie nicht. Hierzu wird vor der Injektion eine Szintigraphie durchgeführt – das ist ein nuklearmedizinisches bildgebendes Verfahren, bei dem durch das Spritzen einer kleinen Menge radioaktiver Substanzen Entzündungsherde im Körper sichtbar gemacht werden. Danach erhalten Sie eine Injektion in das Gelenk mit leicht radioaktivem Material, das von den erkrankten Zellen der Gelenkschleimhaut aufgenommen wird, dort seine Wirkung entfacht und den Reizzustand des Gelenks beseitigt. Eine Strahlenbelastung liegt praktisch nicht vor, weil die Strahlen lediglich eine Reichweite von wenigen Millimetern haben und somit im Gelenk bleiben (wo sie wirken sollen). Die RSO wird seit über 20 Jahren mit Erfolg eingesetzt und kann problemlos wiederholt werden. Die Wirkung setzt allmählich ein und entwickelt sich über 3–4 Monate. Die Kosten werden von der Krankenkasse getragen.

Szintigraphie – gut zu wissen!

Wenn von radioaktiven Substanzen die Rede ist, scheint das zunächst etwas unheimlich. Das ist jedoch trügerisch, denn die Strahlendosis der Patienten ist meist geringer als die einer Röntgenaufnahme der Hand.

Besteht die Arthrose schon sehr lange und liegen akute Schwellungs- und Entzündungszeichen vor, kann eine Spritze mit Kortison direkt ins Gelenk für eine sehr gute Linderung sorgen. Die Wirkung hält allerdings nur ein paar Wochen vor. Als Dauerbehandlung sind Kortison-Injektionen nicht geeignet, da sie langfristig zu Knorpelschäden führen.[22]

Hyaluronsäure-Injektionen

Hyaluronsäure ist eine körpereigene Substanz, die in den Gelenken als Schmiermittel wirkt. Daher werden Spritzen mit Hyaluronsäure häufig als »Knorpelaufbauspritzen« bezeichnet. Diese Bezeichnung ist falsch, denn es gibt keinen wissenschaftlichen Nachweis dafür, dass Hyaluronsäure den Knorpel wiederaufbauen könnte. Leider gibt es bis heute keine Substanz, mit der sich im Körper die Knorpelbildung verstärken ließe. Hyaluronsäure soll jedoch die Knorpelernährung verbessern und knorpelschützend wirken. Es wurden viele Studien – besonders für das Kniegelenk – durchgeführt, in denen die Wirkung von Hyaluron-Injektionen in das Gelenk untersucht wurden. Bisher mit uneinheitlichem Ergebnis: Von 10 Studien zeigen 5 Studien einen Nutzen, die anderen 5 Studien konnten keine Verbesserung für die Patienten nachweisen. Daher ist es schwierig, den Nutzen von Hyaluronsäure-Injektionen abschließend zu beurteilen.[23]

Die wissenschaftlichen Fachgesellschaften streiten sich auch international: Während sich die amerikanische Gesellschaft für Orthopädische Chirurgie (AAOS) gegen Hyaluron-Injektionen ausspricht, empfiehlt die DGOU (Deutsche Gesellschaft für Orthopädie und Unfallchirurgie) durchaus deren Einsatz, wenn Patienten keine Medikamente aus der NSAR-Gruppe vertragen.[24]

Operationen bei Arthrose

Eine Operation ist bei der Diagnose Arthrose immer der allerletzte Schritt. Was vorher alles getan werden kann, um Ihre Schmerzen zu lindern und die Beweglichkeit Ihrer Gelenke zu erhalten, haben wir bereits ausführlich besprochen. Wenn es jedoch trotz aller Bemühungen nicht mehr anders geht, bieten sich verschiedene Operationsverfahren an.

Operationen bei Arthrosen an den Fingergelenken

Lindern konservative Maßnahmen die Schmerzen nicht ausreichend oder werden die Funktionseinschränkungen der Finger zu stark, muss eine operative Behandlung in Betracht gezogen werden. Je nachdem, welches Gelenk betroffen ist, gibt es verschiedene operativen Hilfen.

Operation bei Heberden-Arthrose

Da steif werdende **End**gelenke für die Funktion der Hand keine wesentliche Rolle spielen, werden Operationen an diesen Gelenken überwiegend wegen der Schmerzen sowie aus ästhetischen Gründen durchgeführt. Hierbei ist ein lang erprobtes und bewährtes Verfahren die Versteifung des Gelenks – **Arthrodese** genannt. Dabei werden die Knochenwucherungen, die die Arthrose verursacht hat, abgetragen, die restlichen Knorpelflächen im Gelenk entfernt, das Gelenk in die gewünschte Stellung gebracht und schließlich mit Metallstiften oder einem kleinen Metallplättchen fixiert. Das führt dazu, dass das Endgelenk nach ein paar Wochen zusammenwächst. Das Gelenk ist also steif, aber das war es durch die Arthrose ja ohnehin schon nahezu. Im Gegenzug werden die Patienten nach einer solchen Operation schmerzfrei. Für heftig und lange schmerzende Arthrosen im Endgelenk, die auf keine konservativen Therapieverfahren ansprechen, ist die operative Versteifung also ein vielversprechendes Verfahren. Der Eingriff kann sowohl in Teil- als auch in Vollnarkose durchgeführt werden. Anschließend wird das Gelenk durch eine kleine Schiene,

Versteifung der Endgelenke mit Metallstiften. Quelle: Summer T, Erdmann J, Wüstner-Hofmann M. Indikationen und Techniken der Versteifung von Fingergelenken bei Arthrose. HaMiPla 2021; 53(05): 454–461.

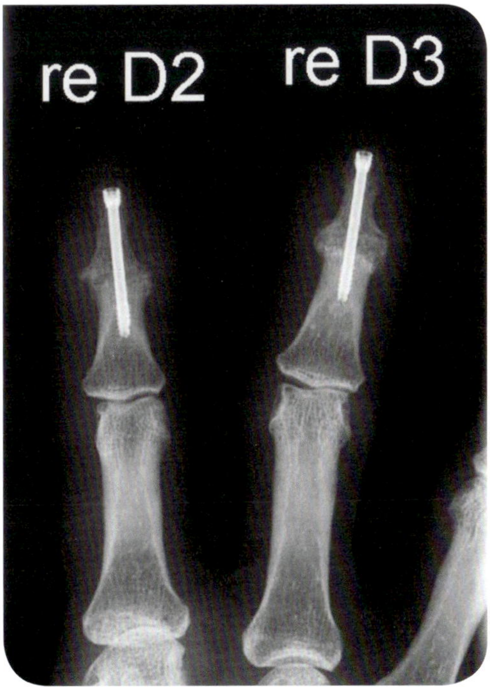

die ein paar Wochen getragen werden muss, ruhiggestellt.

Üblicherweise benötigt der Knochen 3 Monate, um das Gelenk knöchern zu durchbauen, bis das Gelenk also versteift ist. Danach kann der Metallstift entfernt werden. Die Langzeitbeobachtungen zeigen gute Ergebnisse: Der Faustschluss gelingt nahezu vollständig und kräftig, der Spitzgriff (bei feinmanuellen Arbeiten) und Heben und Tragen sind schmerzfrei möglich.

Operation bei Bouchard-Arthrose

Ich habe bereits dargestellt, dass ein durch Arthrose steif werdendes **Mittel**gelenk ein großes Problem für die Funktion der Hand darstellt. Wenn eine Operation nicht zu umgehen ist, weil weder die Bewegungstherapie noch Medikamente, Röntgenreizbestrahlung oder Radiosynoviorthese die Schmerzen genügend lindern und das Bewegungsausmaß des Gelenks erhalten können, bieten sich verschiedene Verfahren an. Das am häufigsten gewählte ist das Einsetzen eines sogenannten »**Silikon-Spacers**«. Das Verfahren ist seit über 40 Jahren erprobt und erweist sich bis heute als »Goldstandard« bei Bouchard-Arthrosen – damit bezeichnet man in der Medizin ein Verfahren, das die bewährteste und beste Lösung darstellt. Das Implantat ist nicht starr, sondern flexibel und federt damit die auf den Knochen übertragenen Kräfte ab. Der Silikon-Spacer wird zwar in den Knochen gesetzt, verwächst aber nicht mit ihm. Vielmehr umhüllt ihn der Körper nach und nach mit Bindegewebe, wodurch nach mehreren Wochen eine ausreichende Stabilität erzielt wird. Der Nachteil besteht in einer verminderten seitlichen Stabilität im Gegensatz zu einem gesunden Gelenk, jedoch ist die Alltagstauglichkeit der Hand gewährleistet. Für sehr aktive Betroffene – beispielsweise mit handwerklichen Berufen – ist der Silikon-Spacer aber nicht belastbar genug. Vor allem bei jüngeren Patienten sollte deshalb über mögliche Alternativen nachgedacht werden.

Ihre Mitarbeit!

Entscheidend ist die Mitarbeit der Patienten! Die goldene Regel nach einer Operation ist: ⅓ Patient*in, ⅓ Handtherapeut*in, ⅓ Operateur*in – wenn alle Ihre Aufgabe gut machen, wird auch das Ergebnis gut. Anders gesagt: Wir – Ärzt*innen und Therapeut*innen – sind ohne die fleißige Mithilfe der Patienten verloren und werden ohne ihre Mithilfe kein gutes Ergebnis erreichen!

Auch ist der Spacer nicht für jeden Finger ideal: Da die Belastung bei Spitz- und Schlüsselgriff am Zeigefinger hoch ist, ist der Silikon-Spacer für den Zeigefinger weniger geeignet.

Nach der Operation muss einige Wochen eine Schiene getragen werden, weil das Gelenk keinen seitlichen Belastungen ausgesetzt werden darf. Während dieser Zeit wird es jedoch durch und unter Anleitung von Handtherapeut*innen mobilisiert. Nach der Operation kann man eine Beugung von 50–60 Grad erwarten.

Schaffen Betroffene nur eine Beugung von weniger als 50 Grad, ist eine Operation sicher lohnenswert.

Es gibt jedoch auch kleine Prothesen aus Titan, Pyrocarbon und anderen Stoffen, die zunehmend eingesetzt werden. Sie verwachsen – im Gegensatz zu dem Silikon-Spacer – mit dem Knochen und bieten daher mehr Stabilität. Es gibt jedoch auch Nachteile, da es gelegentlich zu Metallunverträglichkeiten und Abwehrreaktionen auf die Prothese kommt. Auch bei diesen Prothesen kann man nach der Operation von einer Beugung von ca. 50–60 Grad ausgehen.

Die Operation erfolgt im Idealfall stationär, da die Patienten in den ersten Tagen mehrmals täglich handtherapeutisch betreut werden sollten. Bei allen Prothesentypen ist mit einer Rehabilitationsdauer unter Anleitung von speziell ausgebildeten Physio- oder Ergotherapeuten von mindestens 3 Monaten zu rechnen.

Operationen bei Daumensattelgelenkarthrose (Rhizarthrose)

RSA – OP nach Epping oder Lundborg

Versagen alle konservativen Bemühungen, kommt auch bei der Arthrose des Daumensattelgelenk als letztes Mittel der Wahl eine Operation infrage. Dabei hat sich seit vielen Jahren die Resektions-Suspensions-Arthroplastik – abgekürzt RSA – bewährt. Der Eingriff wird wahlweise mit Betäubung des Arms (Armplexusanästhesie) in Kombination mit einem Dämmerschlaf oder in Vollnarkose durchgeführt.

Bei der Operation wird das »große Vieleckbein« (Os trapezium), das mit dem 1. Mittelhandknochen des Daumens das Daumensattelgelenk bildet, entfernt (Resektion = operative Entfernung), damit die Knochen nicht mehr aufeinanderreiben können.

Silikon-Spacer als Mittelgelenk-Ersatz.

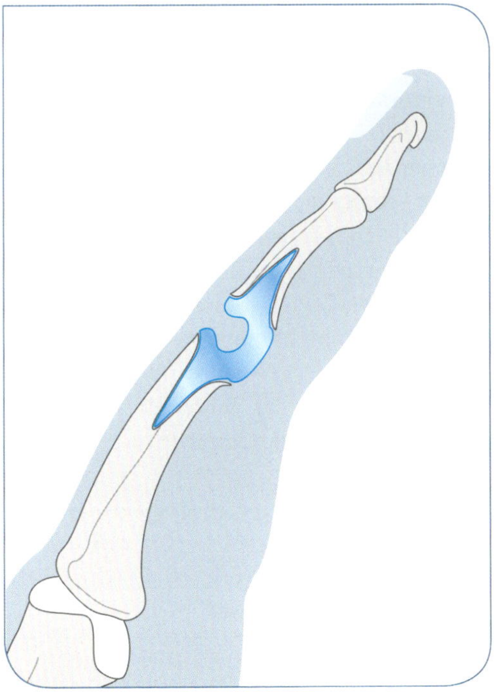

Epping-Plastik oder die RSA nach Epping.

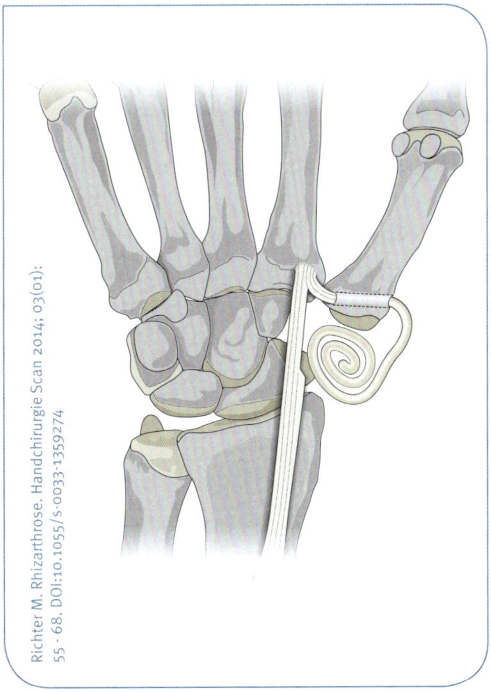

Richter M. Rhizarthrose. Handchirurgie Scan 2014; 03(01): 55 - 68. DOI:10.1055/s-0033-1359274

Danach wird der Daumen mit einem Teil der Handgelenksbeugesehne (nach Epping) oder einem Teil der Daumenabspreizsehne (nach Lundborg) stabilisiert und mit Hilfe der Sehnenschlinge sozusagen »gefesselt« (Suspension von lateinisch »suspendere« = »aufhängen«, »in der Schwebe lassen«). Das ergibt eine federnde und doch stabile Verbindung, die eine gute Beweglichkeit ermöglicht. Eine Arthroplastik ist ein Eingriff, der ein Gelenk formen soll.

Fassen wir zusammen, bevor Ihnen der Kopf schwirrt (siehe Tabelle).

Ohne komplizierte medizinische Begriffe: Ein kleiner Knochen wird entfernt, die Beugesehne des Handgelenks wird der Länge nach gespalten und die eine Hälfte der Sehne wird durch einen Knochenkanal in den Mittelhandknochen des Daumens eingezogen und hier befestigt, und der verbliebene Teil der Sehne wird als »Kissen« in die Knochenlücke gelegt. So dient die Sehne gleichzeitig als Aufhängung des Daumengelenks und als Puffer. Weil die andere Hälfte der gespaltenen Sehne noch am zweiten Mittelhandknochen belassen wird, wird ein Nachrutschen des Daumens in die Knochenlücke minimiert. Das ist die Technik nach Epping, dem Erfinder dieses Verfahrens. Ihr großer Vorteil ist, dass ausschließlich körpereigenes Gewebe verwendet wird – so können weder Abstoßungsreaktionen noch Verschleißerscheinungen auftreten. Gegenüber einem gesunden Daumensattelgelenk besteht eine Kraftminderung bei erhaltener Beweglichkeit – das hat für die Betroffenen jedoch keine spürbaren Auswirkungen.

Nach der Operation wird ein paar Wochen eine Schiene getragen – Bewegungsübungen werden jedoch schon während dieser Zeit begonnen. Danach dauert es ca. 3–6 Monate, bis Kraft und Beweglichkeit wiederhergestellt sind. Der Erfolg dieser Operationsmethode ist nachhaltig, eine Verschlechterung in späteren Jahren ist nicht zu befürchten.

Prothese

Als weitere Möglichkeit gibt es den prothetischen Ersatz des Daumensattelgelenks. Um jedoch eine Prothese einsetzen zu können, müssen die Gelenkform und die benachbarten Handwurzelknochen trotz der Arthrose noch gut erhalten sein und dürfen keine zu starken Verschleißerscheinungen aufweisen. Das ist leider häufig nicht der Fall, denn bei den meisten Betroffenen weisen die angrenzenden Handwurzelknochen bereits Verschleißerscheinungen auf. Zudem muss das große Vieleckbein noch über ausreichend Knochensubstanz verfügen, damit die Prothesen-Pfanne sicher verankert werden kann.

Eine Prothese muss einen hohen Druck aushalten, der auf den Daumen wirkt. Der Druck des Daumens von umgerechnet 1 Kilogramm auf einen Gegenstand überträgt sich zwölffach auf das Daumensattelgelenk – also mit etwa 12 Kilogramm![25]

Bedeutung RSA.

R	S	A
Resektions-	**S**uspensions-	**A**rthroplastik
Entfernung des Vieleckbeins	mit aufgehängtem	wiederhergestelltem Gelenk

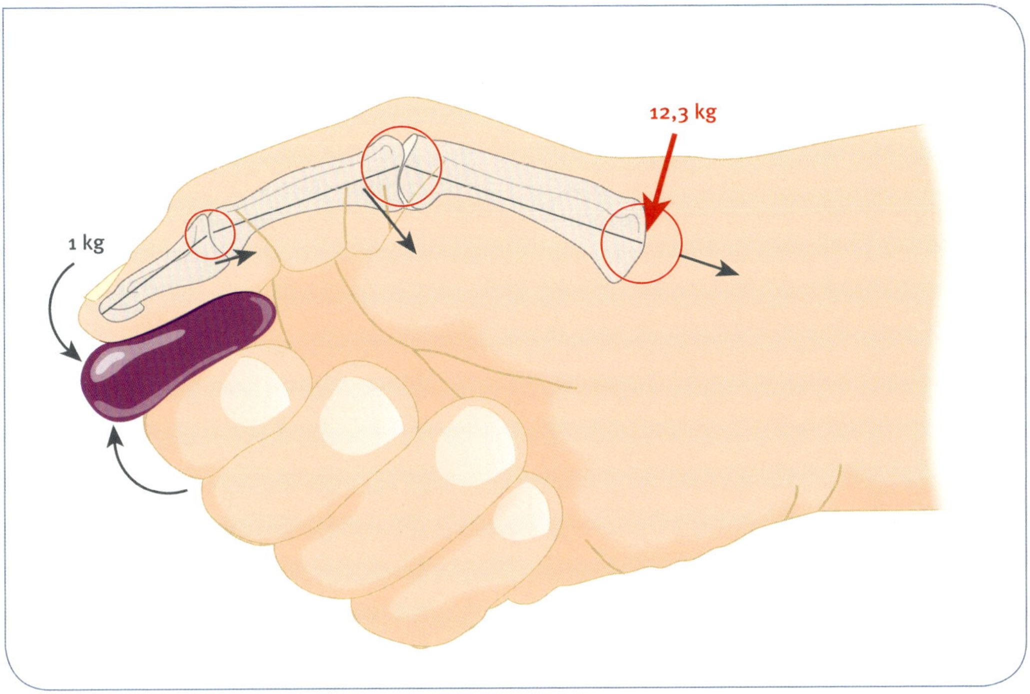

Krafterzeugung von 1 Kilogramm im Schlüsselgriff verursacht einen 12-fachen Druck im Daumensattelgelenk.

Es ist daher nicht verwunderlich, dass der Knorpel auf Dauer geschädigt werden kann, wenn er permanent diesen Kräften ausgesetzt ist. Und ebenso wenig verwunderlich ist, dass Betroffene mit Rhizarthrose Schmerzen bei genau diesen Bewegungen haben.

Wie bei allen Gelenkprothesen bestehen prinzipiell Gefahren: Sie können sich lockern, brechen oder werden unter der starken Belastung am Daumensattelgelenk aus ihrer korrekten Position herausgedrückt – wir nennen das »luxieren«. Alle diese Probleme würden eine erneute Operation erforderlich machen und diese Zweiteingriffe sind oft recht aufwendig und kompliziert. Die prothetische Versorgung hat trotz einiger Nachteile auch einen besonderen Vorteil: die kurze Rehabilitationsphase – nach ca. 4 Wochen kann man den Daumen wieder im Alltag einsetzen.

Operationen bei Handgelenkarthrose

Prinzipiell sollte eine Arthrose des Handgelenks erst operiert werden, wenn sich die Schmerzen trotz konservativer Maßnahmen nicht mehr beeinflussen lassen.

Arthroskopie – Gelenkspiegelung

Ist das Handgelenk noch nicht komplett geschädigt, wird es arthroskopiert. Das ist ein minimal invasiver Eingriff, der nur einen kleinen Hautschnitt erforderlich macht. Dabei wird eine kleine Kamera in das Gelenk geführt, die die Schäden am Knorpel sichtbar werden lässt. Bei diesem Eingriff wird Entzündungsgewebe aus dem Gelenkraum entfernt und aufgerauter Knorpel geglättet.

Denervierung oder Denervation
Die Denervierung des Handgelenks ist eine schonende operative Maßnahme zur Behandlung von chronischen Schmerzen im Handgelenk, die seit Jahrzehnten praktiziert wird. Bei dieser Methode werden nur ganz bestimmte Nervenfasern, die die Schmerzsignale aus dem Handgelenk zum Gehirn weiterleiten, unterbrochen. Alle übrigen Nerven der Hand – die Gefühlsnerven der Haut und die Nerven, die die Bewegung steuern – bleiben unangetastet. Betroffene brauchen daher nicht zu fürchten, dass es durch den Eingriff zu Gefühls- oder Bewegungsstörungen kommt. Es können jedoch nicht alle Nerven, die Schmerzen auslösen, durch die Handgelenkdenervierung durchtrennt werden. Aus diesem Grund lässt sich meist keine hundertprozentige Beseitigung der Schmerzen erzielen, eine enorme Besserung aber schon. Häufig stellt die Denervation des Handgelenks die letzte Therapiemöglichkeit vor einem Versteifungseingriff dar. Nach der Operation werden die kleinen Hautwunden mit Nähten verschlossen und die Hand wird mit einem Verband versehen – eine Ruhigstellung darüber hinaus ist nicht nötig und die Hand darf sofort bewegt werden.

Die Resultate sind gut – meist wird eine deutliche Schmerzlinderung für einen langen Zeitraum erreicht.

Gelenkversteifung – Arthrodese oder Teilarthrodese
Ist die Gelenkschädigung durch die Arthrose bereits weiter fortgeschritten, kommen häufig nur noch eine teilweise oder vollständige Gelenkversteifung in Frage.

4 Hautschnitte zur Durchtrennung kleiner Nervenäste streck- und beugeseitig (a = Handfläche, b = Handrücken), lila + blau = ausgeschaltete Schmerzgebiete.

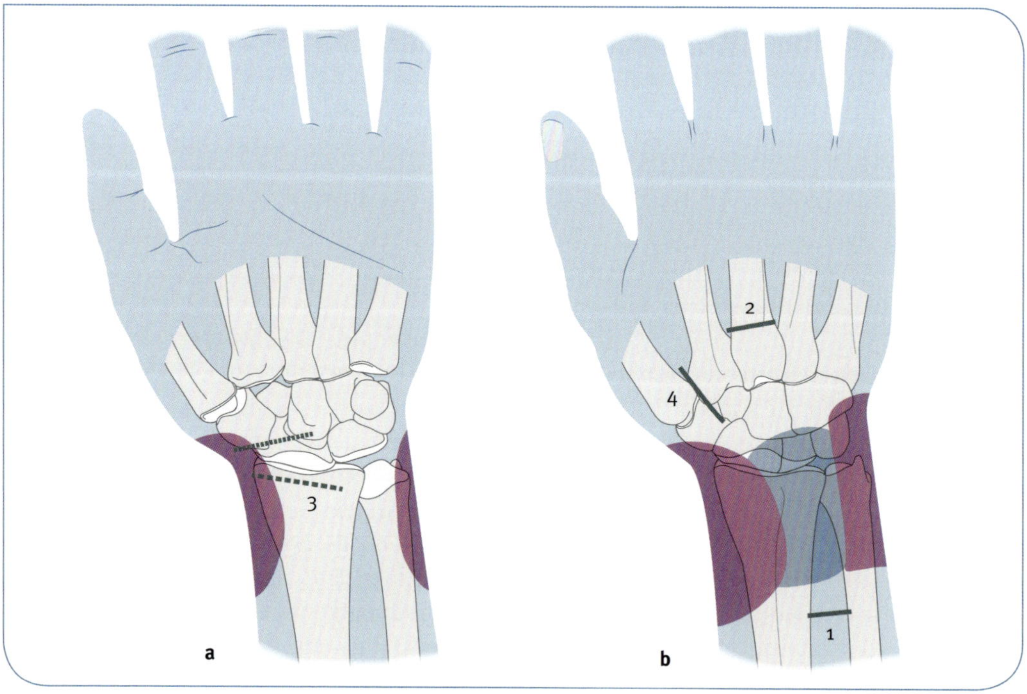

Eine teilweise Versteifung ist möglich, wenn nur bestimmte Segmente des Handgelenks durch die Arthrose geschädigt sind, beispielsweise nur zwischen Speiche und Kahnbein.

Eine stark fortgeschrittene Arthrose mit Gelenkzerstörung führt in jedem Fall dazu, dass die Beweglichkeit des Handgelenks verloren geht. Es kommt also häufig zu einer spontanen Einsteifung durch die Arthrose und das Handgelenk lässt nur noch schmerzhafte Wackelbewegungen zu. Wird das Handgelenk operativ durch eine Gelenkversteifung »stillgelegt«, wird die vorher vorhandene Restbeweglichkeit im betroffenen Gelenk aufgehoben. Der Vorteil ist eine sofortige Schmerzfreiheit. Um das zu erreichen, werden die zerstörten Gelenkflächen entfernt und eine Verbindung der beiden Gelenkpartner zu einem einzelnen Knochenblock hergestellt. Das bedeutet, dass Betroffene sich beispielsweise nicht mehr auf die gestreckte Hand stützen können – doch das war wegen der schmerzhaften Arthrose auch vor der Operation bereits nicht mehr möglich.

Betroffene mit einer schmerzhaften, starken Arthrose sollten diese Operation also keinesfalls als Schreckgespenst betrachten! Sie werden keine starken Einschränkungen bemerken, die vorher nicht ohnehin schon vorhanden waren. Die Umwendbewegungen der Hand sind von dieser Operation nicht betroffen – Patienten können die Handfläche also weiterhin nach oben und nach unten drehen. Die Einschränkungen betreffen also nicht alle Bewegungen der Hand, sodass viele Patienten mit dem Ergebnis der Operation und der Funktionalität des Handgelenks zufrieden sind.

Ganglion – Überbein

Was ist ein Ganglion?

Ganglien sind die am häufigsten vorkommenden, gutartigen Schwellungen im Bereich des Handgelenks und der Hand. Im Volksmund werden sie »Überbeine« genannt – sie haben aber überhaupt nichts mit »Gebeinen«, also Knochen zu tun, vielmehr sind es Zysten. Genau genommen handelt es sich um Ausstülpungen der Gelenkhäute, die mit Flüssigkeit aus den Gelenken gefüllt sind. Stellen Sie sich eine Kirsche mit einem Stiel vor – die Kirsche ist das Ganglion, das direkt unter der Haut sitzt, und der Stiel ragt bis in das Gelenk hinein. Das Ganglion ist also über den »Stiel« mit dem Gelenk verbunden. Je nachdem, wie viel Gelenkflüssigkeit sich in dem Gelenk befindet, fließt sie durch den Stiel in das Ganglion, sodass es mal mehr und mal weniger gefüllt ist. Manche Ganglien sind so klein, dass sie unbemerkt bleiben oder nur durch Zufall bei anderen Untersuchungen entdeckt werden.

Was sind die typischen Symptome?

Ein Ganglion selbst verursacht keine Schmerzen. Es kann aber – auch wenn es noch ganz klein und noch nicht sichtbar ist – auf umliegendes Gewebe, Nerven und Gefäße drücken. Das kann diffuse bis schmerzhafte Druck- oder Taubheitsgefühle auslösen.

Ist das Ganglion bereits gewachsen, wölbt es sich kugelartig unter der Haut hervor. Beim Betasten ist es prall-elastisch. Es stört dann nicht nur kosmetisch, sondern auch rein mechanisch, wenn das Handgelenk belastet oder stark abgewinkelt wird oder sich Betroffene auf das Handgelenk stützen. Wie stark die Beschwerden dabei sind, hängt natürlich von der Größe des Ganglions ab, denn die Größe kann zwischen wenigen Millimetern und einigen Zentimetern schwanken.

Welche Ursachen kann ein Ganglion haben?

Die genauen Ursachen eines Ganglions sind bisher nicht bekannt. Man diskutiert eine Bindegewebsschwäche, chronische Überlastung oder Reizzustände des Handgelenks. Durch zu starke Reizungen der Gelenkkapseln nimmt die Menge der Gelenkflüssigkeit zu, wodurch sich der Druck im Gelenk erhöht. Verbunden mit einer Bindegewebsschwäche bilden sich dann die Ausstülpungen der Gelenkkapsel, in die dann Gelenkflüssigkeit fließt.

Wie wird die Diagnose gestellt?

Die Diagnose kann aufgrund der klinischen Untersuchung und der beschriebenen Beschwerden eindeutig gestellt werden, denn ein Ganglion ist meist gut sicht- und tastbar. Ganglien, die sehr klein sind, können mit einer Ultraschalluntersuchung oder einer Magnetresonanztomographie (MRT) diagnostiziert werden.

Welche Therapiemöglichkeiten gibt es?

Ganglien sind harmlos und bilden sich zu etwa 50 % von allein zurück. Daher sollten Betroffene eine Weile abwarten. Verursacht ein Ganglion jedoch länger anhaltende Schmerzen oder Bewegungseinschränkungen, muss es behandelt werden.

Hierzu kann das Ganglion mit einer Nadel angestochen und die Flüssigkeit abgesaugt werden. Meist wird anschließend noch Kortison in das Ganglion gespritzt. Allerdings kommt es bei dieser Methode sehr häufig zu einem Rezidiv, d. h., das Ganglion füllt sich wieder.

Die operative Entfernung eines Ganglions hat eine höhere Heilungsrate, nur ca. 10 % der operativ entfernten Ganglien bilden sich erneut. Die Operation wird üblicherweise ambulant unter Betäubung des Unterarms vorgenommen. Anschließend wird ein kleiner Hautschnitt durchgeführt und das Ganglion samt Stiel herausgenommen. Nach der Operation wird das Handgelenk mittels einer Orthese ruhiggestellt. In einem Großteil der Fälle wird das Ganglion erfolgreich entfernt. Dennoch gibt es Rezidive (Rückfälle), da durch die Operation nur das Symptom, nicht aber dessen Ursache beseitigt wird.

Gut sichtbares Ganglion.

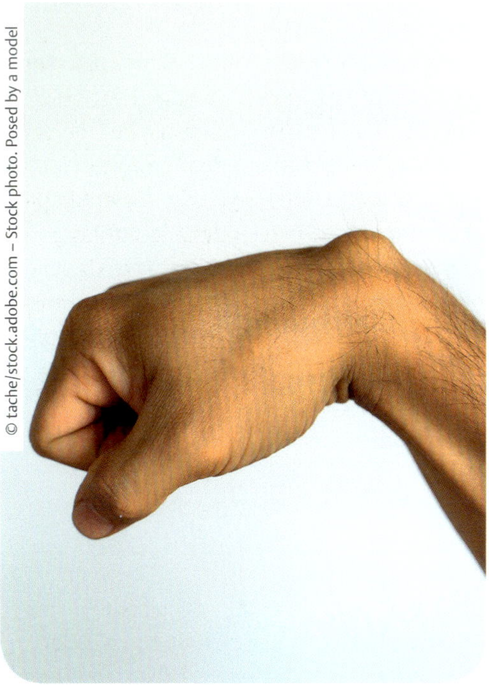

Ganglion mit Verbindung zum Gelenk.

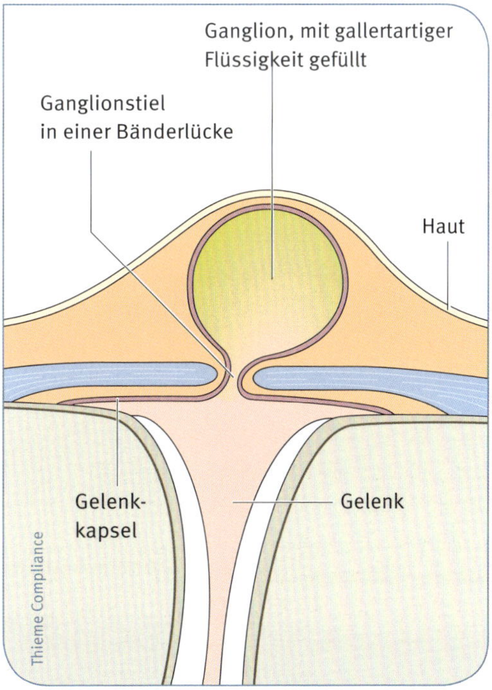

Handtherapeutisch gibt es leider keine Möglichkeit, ein prall gefülltes Ganglion ursächlich zu behandeln. Ist eine Operation nicht zu umgehen, sollten Patienten danach bei einer Fachkraft für Handtherapie die Narbenpflege (siehe Kapitel »Narben«, Seite 22) und Mobilisationstechniken für das Handgelenk erlernen, um Verwachsungen zu vermeiden.

Um Rückfälle zu verhindern, sollten die Risikofaktoren reduziert und die Muskulatur des Unterarms immer wieder entspannt und gelockert werden. Dazu führen Sie bitte täglich folgende Übungen durch: Übung 9 (Seite 120), Übung 12 (Seite 124), Übung 16 (Seite 129), Übung 26 (Seite 140), Übung 27 (Seite 142) und Übung 30 (Seite 146).

Gehen Sie einmal Ihren Alltag durch und überlegen Sie, bei welchen Tätigkeiten Ihre Hände überanstrengt werden und wo Sie für Entlastung sorgen könnten. Ein gutes Beispiel für eine Belastungsreduktion ist die ergonomische Gestaltung des Arbeitsplatzes: Tastaturauflage und ergonomische Mäuse verhindern während der Arbeit Überlastungen und zu hohen Druck im Gelenk, der ein Ganglion begünstigen könnte. Kissen unter den Ellenbogen sorgen für entspannteres Stricken. Und zieht Ihr Hund Sie so an der Leine hinter sich her, dass Ihre Hände schon schmerzen, kaufen Sie sich eine Jogging-Leine – die kann man um die Taille legen und Sie haben die Hände frei. Es gibt also viele Bereiche, in denen man seine Hände und Handgelenke entlasten kann.

Sehnenscheidenentzündung – Tendovaginitis

Was ist eine Sehnenscheidenentzündung?

Wir haben es bereits im Kapitel »Sehnen« (Seite 16) besprochen: Über die Sehne ist der Muskel mit dem Knochen verbunden – sie ist also ein Teil des Muskels. Dort, wo Sehnen mit viel Spannung über Gelenke und Knochen laufen, sind sie von einer Hülle umgeben, die aus festem Bindegewebe besteht – der Sehnenscheide. Sie schützt die Sehne vor zu viel Reibung und Abnutzung. Innen ist sie mit einer zähen Flüssigkeit versehen, der Synovialflüssigkeit. Sie sieht ein wenig aus wie das flüssige Eiweiß eines Hühnereis und sorgt für reibungsfreies Gleiten der Sehne in ihrer Sehnenscheide.

Bei zu großer Beanspruchung der Sehnen reicht der Flüssigkeitsfilm nicht mehr aus und die Sehnen reiben an ihren Hüllen. Durch die entstehende Reizung der inneren Schicht der Sehnenscheide entsteht die Sehnenscheidenentzündung. Unter Fachleuten spricht man von einer Tendovaginitis. Die Entzündung kann an unterschiedlichen Regionen der Hand oder des Arms entstehen. Ausprägung und Lokalisation der Beschwerden sind davon abhängig, welche Sehnen von der Entzündung betroffen sind, denn es gibt einige Sonderformen der Tendovaginitis. Eine davon ist der Schnappfinger (Seite 38), den wir in einem vorigen Kapitel bereits besprochen haben. Eine weitere, sehr häufig vorkommende ist die Entzündung der Sehnenscheide zweier Daumenmuskeln, die jeweils den Daumen strecken und abspreizen. Diese Form nennen wir Tendovaginitis de Quervain (TVS). Bei allen Formen gilt: Wer die Schmerzen ignoriert, riskiert einen chronischen Verlauf.

Strecksehnen in ihren Sehnenscheiden.

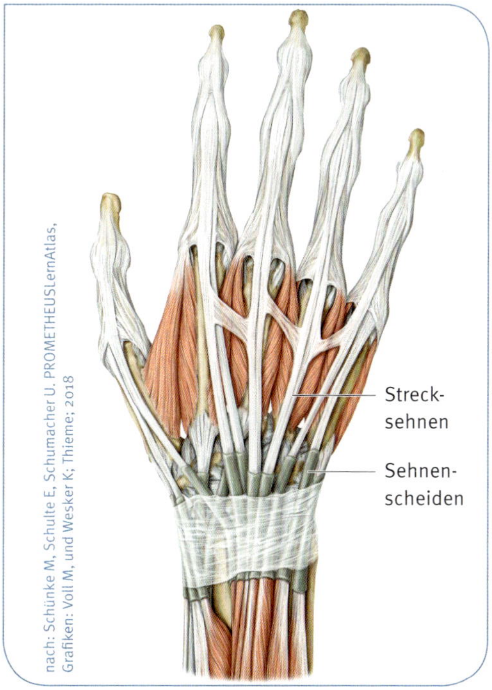

Was sind die typischen Symptome?

Meist klagen die Betroffenen über belastungsabhängige ziehende, manchmal stechende Schmerzen in Unterarm und Handgelenk. Bei Dehnung oder Anspannung des Muskels und der Sehne kommt es zu Schmerzen. Wird die Entzündung stärker, entstehen auch Ruheschmerzen sowie leichte Schwellungen im betroffenen Gebiet. Entlang des Verlaufs von Sehne und Muskel geben die Betroffenen einen Druckschmerz an.

Welche Ursachen kann die Entzündung haben?

Am häufigsten entsteht sie durch länger dauernde Überlastung und Überforderung der muskulären Strukturen oder durch deren ungewohnte Überbeanspruchung.

Im Bereich des Handgelenks ist sie oftmals die Folge von

- stundenlangen, monotonen Tätigkeiten wie z. B. Computerarbeit, Videospielen, langem Schreiben mit Füller oder Kugelschreiber (z. B. bei Klausuren an der Uni), Tippen auf dem Smartphone,
- Renovierungsarbeiten, Umzügen oder ungewohnten handwerklichen Tätigkeiten,
- ungewohnt langem Üben eines Musikinstruments – besonders Klavier und Geige –,
- ungewohnt langer Gartenarbeit – besonders beim Beschneiden der Bäume und Büsche –,
- stundenlangem Stricken oder Häkeln oder
- neu zu lernenden Sportarten wie Rudern, Tennis oder Klettern.

Wir sehen, dass es vor allem entweder monotone und sich ständig wiederholende Bewegungen oder ungewohnte plötzliche Überbelastungen sind, die zu schmerzhaften Sehnenscheidenentzündung führen: Der Muskel arbeitet und arbeitet und »jagt« die Sehne viele hunderte Male durch ihre Hülle. Ist die Belastungsgrenze unserer Sehnen überschritten, entsteht die schmerzhafte Entzündung: Die Reibung am Innern den Sehnenscheiden nimmt immer weiter zu und die Sehnenscheide schwillt an. Diese Reizung kann auch zu strukturellen Veränderungen der Sehne, wie knotigen Verdickungen und rauer Oberfläche, führen. Die veränderte Oberfläche der Sehne reibt damit noch mehr an der Sehnenscheide – ein Teufelskreis. Manchmal hören und fühlen die Patienten bei Bewegungen sogar das Reiben der Sehnen in ihrer Sehnenscheide; das ist ein Geräusch ähnlich dem Knirschen von Schnee. Wir sprechen dann von einer Tendovaginitis crepitans. Während einer Schwangerschaft, der Stillzeit oder im Laufe der Wechseljahre können Sehnenscheidenentzündungen vermehrt auftreten.

Wie wird die Diagnose gestellt?

Eine Sehnenscheidenentzündung wird durch ein Anamnesegespräch, das Abtasten der schmerzenden Region und einige Bewegungstests schnell diagnostiziert. Der Zusammenhang zwischen ungewohnten oder übertriebenen Belastungen und anschließenden Schmerzen in bestimmten Regionen ist typisch für diese Erkrankung. Für den Daumen ist der Finkelstein-Test beweisend für das Vorliegen einer Sehnenscheidenentzündung, wenn er einen ziehenden Schmerz auslöst.

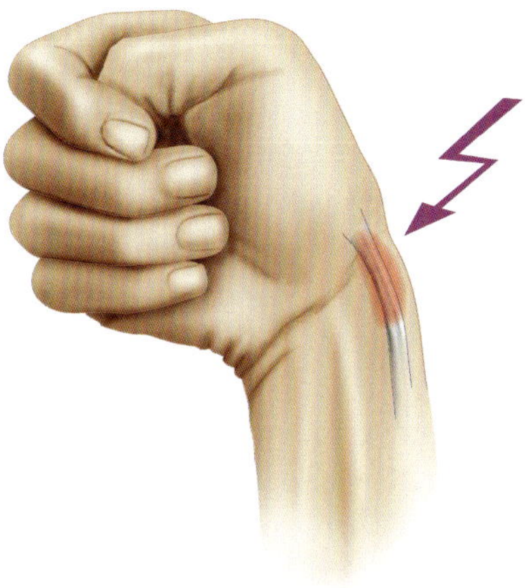

Diagnose. In: Andreae S, Avelini P, Berg M et al. Lexikon der Krankheiten und Untersuchungen. 2. Aufl. Stuttgart: Thieme; 2008

Finkelstein-Test: Die Faust um den Daumen schließen, mit fixiertem Daumen das Handgelenk Richtung Kleinfingerkante kippen.

Sind die Symptome nicht eindeutig, kann das entzündete Gebiet mit einer Ultraschalluntersuchung oder einer MRT genauer untersucht werden. Da bei diesem Krankheitsbild keine Knochen betroffen sind, ist eine Röntgenuntersuchung überflüssig.

Welche Therapiemöglichkeiten gibt es?

Gleich vorweg: Haben Sie Geduld! Zunächst sollte die auslösende Tätigkeit sofort eingestellt werden, damit die Muskeln und Sehnen sich erholen können.

Das geht jedoch während der Klausurenphase erkrankter Studierender beispielsweise nicht, schließlich wollen die wenigsten das Studium unterbrechen. Meine jüngste Tochter musste während ihres Jura-Studiums viele fünfstündige Klausuren mit der Hand schreiben. Am 2. Tag hatte sie eine Sehnenscheidenentzündung und noch viele Klausuren vor sich. Da half nur noch das Notfallprogramm für Studierende.

Wenn Sie aber keine Studentin oder kein Student mehr sind, machen Sie bitte nicht einfach weiter mit den belastenden Tätigkeiten! Ihre Muskulatur und damit Ihre Sehnen und Sehnenscheiden benötigen nach einer Entzündung unbedingt erst einmal etwas Ruhe. Um die belastenden Bewegungen zu vermeiden, sind kurzzeitig getragene Schienen sinnvoll. Nehmen Sie ein paarmal am Tag die Schiene ab und führen Sie das Notfallprogramm durch, um die Muskulatur zu entspannen und die Gelenke nicht steif werden zu lassen.

Und setzen Sie Prioritäten: Lassen Sie für die Hand anstrengende Tätigkeiten wie Gar-

Gut zu wissen!

Bei Arbeitnehmern, die überwiegend am Computer arbeiten, kann eine Sehnenscheidenentzündung als Berufskrankheit anerkannt werden. Nach einem schriftlich veröffentlichten Grundsatzurteil des Verwaltungsgerichts (VG) Göttingen gilt dies dann, wenn durch ständiges Arbeiten mit der Computer-Maus die Erkrankung für die Arbeit typisch und das Risiko im Vergleich zur übrigen Bevölkerung besonders hoch ist (Az: 3 A 38/05).[26]

tenarbeit oder den Großeinkauf ausnahmsweise mal andere machen!

Je nachdem, wie lange die Entzündung bereits besteht, müssen die Erwartungen bezüglich der Heilungsdauer angepasst werden. Das heißt, eine akute und erst kurz bestehende Entzündung bekommt man schneller in den Griff als eine schon lang bestehende, bereits chronisch gewordene. Daraus kann sich eine Spanne zwischen 2 Wochen und mehreren Monaten ergeben, die die Sehnenscheiden, Sehnen und Muskeln zur völligen Heilung benötigen.

Kurzzeitig getragene Schienen/Orthesen für das Handgelenk erinnern daran, das Handgelenk zu schonen. Hier ein schönes Beispiel für eine leichte, sehr angenehm zu tragende Orthese. Sie ist für beide Hände nutzbar und tut genau das, was sie soll – das Handgelenk ruhigstellen, ohne die Finger zu behindern. Für die Tendovaginitis des Daumens sollte eine Orthese mit Daumeneinschluss getragen werden.

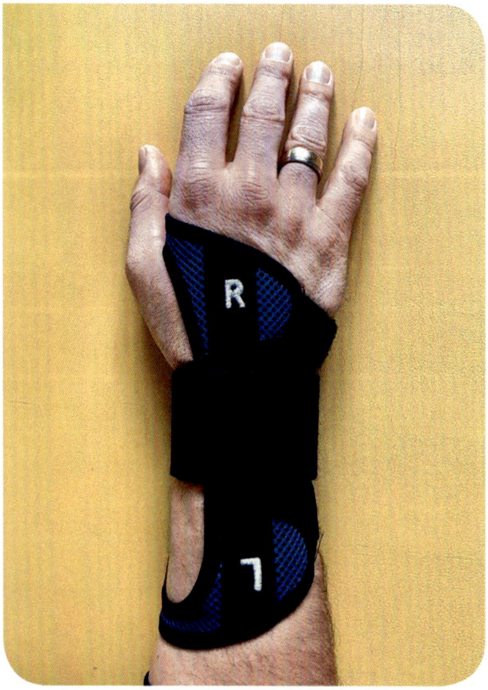

Sind die Schmerzen trotz aller Maßnahmen hartnäckig, können zusätzlich entzündungshemmende Medikamente genommen werden. Bei chronischen Beschwerden können auch lokale Betäubungsmittel (Lokalanästhetika) eingespritzt werden, gelegentlich werden auch Kortison-Präparate verwendet. Allerdings ist zu beachten, dass die Strukturen an der Hand sehr eng beieinanderliegen und Kortison bei mehrmaligem Gebrauch die Sehnen gefährdet. Ich hatte eine Patientin, der fünfmal Kortison in die Hand injiziert wurde, woraufhin die Sehne riss. Ich möchte Kortison-Injektionen auf keinen Fall verteufeln – sie sind in professionellen Händen ein gutes Mittel, um Entzündungen schnell in den Griff zu bekommen. Zu häufig oder nicht exakt gegeben, können sie jedoch auch Gefahren bergen und sollten daher nur Hand-Expert*innen vorbehalten bleiben. Doch selbst unter Fachleuten wird das Für und Wider dieser Maßnahme kritisch diskutiert.

Wann sollte man operieren?

Ein chirurgischer Eingriff ist nur selten notwendig, außer bei schweren oder chronischen Sehnenscheidenentzündungen. Das Ziel ist, die verengte Stelle an der Sehnenscheide zu beseitigen. Die Operation erfolgt in der Regel ambulant unter örtlicher oder regionaler Betäubung. Über einen Hautschnitt wird das Strecksehnenfach dargestellt und der Länge nach gespalten – damit wird die Enge behoben und die Sehne kann wieder frei gleiten. Darüber hinaus

Notfallprogramm für Studierende

- Die harten Muskelbäuche oben und unten am Unterarm mit Faszienrollen, Igelbällen oder Ähnlichem kräftig durcharbeiten.
- Schmerzhafte Punkte (sogenannte Triggerpunkte) im Verlauf des Muskels suchen und mit dem Daumen der nicht betroffenen Hand konstant drücken, bis der Schmerz besser wird – das dauert meist 15–30 Sekunden und in den ersten Sekunden tut es wirklich höllisch weh, geben Sie nicht auf!
- Alle Beuge- und Streckmuskeln, die über das Handgelenk laufen, und den Daumenmuskel dehnen – am besten jede Stunde. Ideal wären noch Dehnungen des Brust- und Kapuzenmuskels, das sorgt für Entspannung im gesamten Arm- und Nackenbereich.
- Den Unterarm vor der Klausur tapen.
- Einen leichtgängigen Gelschreiber nutzen, der einen möglichst dicken Griff haben sollte – damit verkrampft die Fingermuskulatur weniger.
- Wenn möglich, den Unterarm mit feuchten, kalten Umschlägen oder Coolpacks (Handtuch zwischen Haut und Coolpack!) kühlen.

Diese »Notfallübungen« sollten Sie täglich durchführen: Übung 1 (Seite 112), Übung 3 (Seite 114), Übung 4 (Seite 115), Übung 5 (Seite 116), Übung 7 (Seite 118),Übung 8 (Seite 119), Übung 26 (Seite 140), Übung 28 (Seite 144), Übung 30 (Seite 146) und Übung 31 (Seite 148).
Um es kurz zu machen: Meine Tochter hat ihre Schmerzen damit zumindest so weit in den Griff bekommen, dass sie alle Klausuren schreiben konnte.

müssen die Sehnen sorgfältig vom entzündeten Sehnenscheidengewebe befreit werden, da es andernfalls zu Rückfällen kommen kann.

Nach der Operation wird ein Verband angelegt. Die Finger werden jedoch frei gehalten, da sie sofort nach der Operation normal bewegt werden müssen, um ein Verkleben der Sehnen in ihren Sehnenscheiden zu verhindern. Die Fäden werden 2 Wochen nach der Operation entfernt.

Beugen Sie vor! Die Operation beseitigt nur das Symptom und die Folgen, nicht aber die Ursache einer Sehnenscheidenentzündung! Wie Sie diese in Zukunft vermeiden können und Ihre Sehnen gar nicht erst überlasten? Übungen helfen dabei, verklebte Faszien und Bindegewebe wieder zu lösen und ein Tape unterstützt überanstrengte Muskeln.

Führen Sie bitte täglich mindestens 5 der folgenden Übungen durch: Übung 1 (Seite 112), Übung 3 (Seite 114), Übung 4 (Seite 115), Übung 5 (Seite 116), Übung 6 (Seite 117), Übung 7 (Seite 118), Übung 8 (Seite 119), Übung 11 (Seite 122), Übung 26 (Seite 140), Übung 28 (Seite 144), Übung 30 (Seite 146) und Übung 31 (Seite 148).

Dupuytren'sche Kontraktur

Was ist eine Dupuytren'sche Kontraktur?

Diese Erkrankung hat viele Namen: Dupuytren'sche Kontraktur, Morbus Dupuytren, Palmarfibromatose, palmare Fibromatose oder unter medizinischem Fachpersonal einfach Dupuytren.

Die Dupuytren'sche Erkrankung ist eine gutartige Wucherung an der Palmaraponeurose, einer fächerförmigen Sehnenplatte in der Handfläche, die bis in die Finger 2–5 zieht. Diese Sehnenplatte schützt die darunterliegenden Beugesehnen der Finger, Muskeln, Nerven und Gefäße. Sie sorgt zudem für die Belastbarkeit der Handfläche, die wir für das Greifen von Gegenständen unbedingt benötigen. Entlang dieser Sehnenplatte entstehen beim Dupuytren knotige, strangförmige Veränderungen – besonders häufig im Bereich des Klein- und Ringfingers. Der Befall mehrerer Finger ist ebenso möglich wie der isolierte Befall eines einzelnen.

Was sind die typischen Symptome?

Die Erkrankung beginnt mit einer spürbaren Knoten- und Strangbildung, die anfänglich von den Betroffenen als Schwielen missdeutet werden. Die Knoten sind manchmal berührungsempfindlich, grundsätzlich bereitet die Erkrankung jedoch keine Schmerzen. Die Haut über den Veränderungen ist verdickt und schlecht verschiebbar. Die Phase der leichten Knötchenbildung kann jahre-, sogar jahrzehntelang unverändert bleiben, ohne dass eine Verschlimmerung eintritt. Bei den meisten bleiben die Symptome so geringfügig, dass sie nicht behandelt werden müssen. Nicht bei allen Betroffenen stellt sich also eine ausgeprägte Krümmung der Finger ein! Schreitet die Erkrankung jedoch fort, kommt es durch einsetzende Schrumpfungsprozesse zu einer Verkürzung der Bindegewebsfasern der Handinnenfläche. Es entwickelt sich ein Strang, der bis in einen oder mehrere Finger wächst und zuerst das Grundgelenk, später auch das Mittelgelenk in eine Beugestellung zieht. Dabei entsteht die zunehmende Beugung nicht durch eine Verkürzung der Beugesehnen, sondern durch in den Finger einwachsendes, unelastisches Gewebe, welches die Streckung blockiert. Diesen Zustand bezeichnet man als Beugekontraktur. Dabei ist jedoch die aktive Beugung des Fingers problemlos möglich.

Typisch für die Phase der zunehmenden Beugekontraktur ist auch eine langsam zunehmende Überstreckung im **End**gelenk – je gekrümmter das Mittelgelenk wird, desto mehr versucht das Endgelenk diese Krümmung auszugleichen und entwickelt eine Überstreckung. Das ist ein scheinbar kleines, aber wichtiges Detail und führt später in der Rehabilitation zu Problemen, wenn wir mit Patient*innen den Faustschluss üben wol-

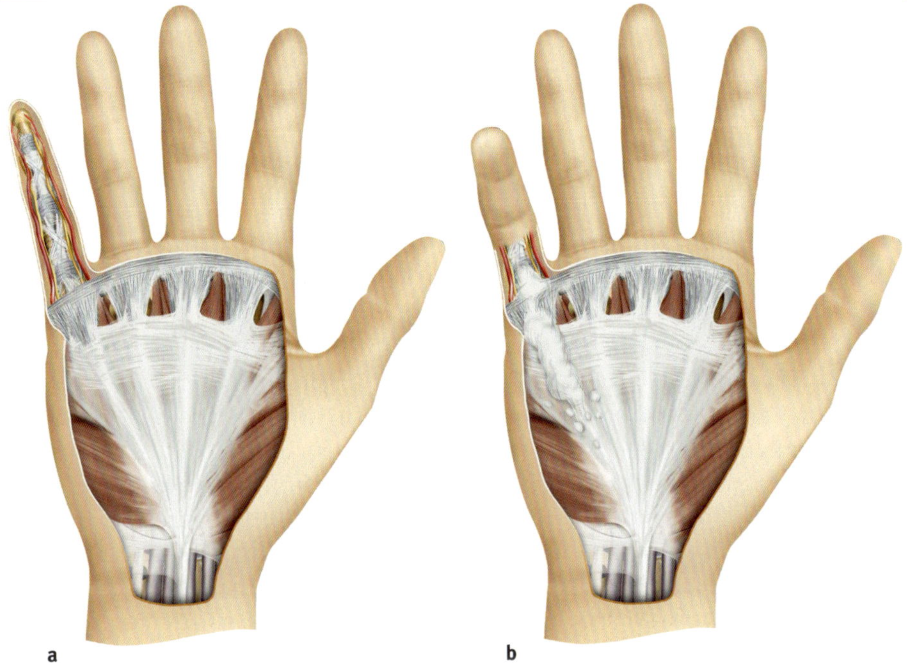

Hochschild J. Strukturen und Funktionen begreifen – Band 1: Grundlagen zur Wirbelsäule, HWS und Schädel, BWS und Brustkorb, Obere Extremität. 5. Aufl. Stuttgart: Thieme; 2019

a) Gesunde Sehnenplatte der Hand
b) Knoten- und Strangbildung bei der Dupuytren'schen Kontraktur.

len. Aber dazu komme ich später noch ausführlicher.

Durch den gekrümmten Finger können Betroffene viele Tätigkeiten mit der Hand nicht mehr ausführen. Es ist ihnen beispielsweise nicht mehr möglich, die Hand in die Hosentasche zu stecken oder Handschuhe anzuziehen, sie können sich nicht mehr auf die Hand stützen und niemandem mehr die Hand geben, ohne dass der gekrümmte Finger sich in die Hand des Gegenübers bohrt. Der gekrümmte Finger stört beim Waschen und Eincremen und man bleibt einfach überall mit ihm hängen.

Dadurch, dass sich die Hand nicht mehr richtig öffnen lässt, wird das Greifen fast unmöglich und die Hand wird zunehmend weniger benutzt. Das reduziert auf die Dauer enorm die Handkraft und die Beweglichkeit der anderen Gelenke der Hand, die ursprünglich gar nicht betroffen waren. Bleibt die Beugestellung an einem Gelenk über Jahre bestehen, wird dieses Gelenk steif. Dann ist nicht nur das Problem mit den wuchernden Knoten und Strängen vorhanden, sondern das Gelenk selbst erleidet einen Schaden.

Welche Ursachen kann die Kontraktur haben?

Die Erkrankung ist bereits 1832 durch den Leibarzt des französischen Königs, Baron Guillaume Dupuytren, bekannt gemacht worden. Obwohl seitdem fast 200 Jahre dazu geforscht wurde, ist die Ursache bis heute unbekannt. Man hat beobachtet, dass Männer achtmal häufiger betroffen sind als Frauen und dass die Erkrankung familiär gehäuft auftritt. Die Veranlagung zur Dupuytren'schen Kontraktur wird also vererbt. Das bedeutet jedoch nicht, dass jeder in der Familie Dupuytren bekommt.

Überwiegend erkranken hellhäutige Männer nordeuropäischen Ursprungs zwischen dem 40. und 60. Lebensjahr. Durch das gehäufte Vorkommen der Dupuytren'schen Kontraktur unter Nordeuropäern entstand der Begriff »Wikinger-Krankheit«. Südeuropäer und Menschen mit dunkler Hautfarbe entwickeln selten einen Dupuytren, faszinierend, nicht wahr? Interessant ist auch, dass äußere Faktoren wie Verletzungen oder Operationen oftmals diese Knötchenbildung nach sich ziehen. Offenbar spielt das Bindegewebe auch nach Frakturen oder Operationen eine sehr große Rolle, was nicht unterschätzt werden sollte. Eine Verletzung verstärkt also die wahrscheinlich schon bestehende Veranlagung für einen Dupuytren.

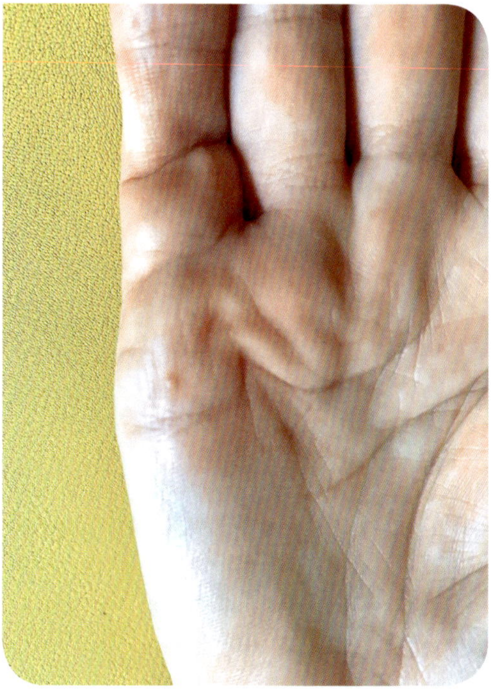

Beginnende Dupuytren'sche Kontraktur mit Knotenbildung.

Wie wird die Diagnose gestellt?

Erfahrenes medizinisches Personal erkennt eine Dupuytren'sche Kontraktur auf den ersten Blick. Die typische Knoten- und Strangbildung, verbunden mit der Fingerkrümmung und verminderter Streckfähigkeit der Finger, gibt rasch Hinweise auf die Erkrankung. Daher ist der Einsatz bildgebender Verfahren wie Röntgen- oder MRT-Untersuchungen unnötig.

Welche Behandlungsmöglichkeiten gibt es?

Röntgenbestrahlung

Da die Ursache der Erkrankung bisher nicht gefunden wurde, gibt es auch nicht die eine Therapie, die alle Probleme löst. Für Erkrankte im Frühstadium, bei denen nur Knötchen und leichte Stränge bestehen und die Finger noch gut streckbar sind, hat sich die Röntgenbestrahlung der Knoten als hilfreich erwiesen. Die Bestrahlung von Knoten und Strängen mit Röntgenstrahlen hat das Ziel, wuchernde Zellen an einer fortlaufenden Vermehrung zu hindern.

Die Universität Erlangen hat eine Studie vorgestellt, wonach 87 % der Behandelten, die in einem frühen Stadium bestrahlt wurden, Erleichterung empfanden. Die Ergebnisse waren umso besser, je früher die Behandlung begonnen wurde,[27] und sie führte zu einem deutlich langsameren Verlauf[28] der Erkrankung.

Das Forscherteam aus Erlangen konnte darüber hinaus zeigen, dass die Strahlentherapie auch langfristig sicher ist und keine weiteren Schäden auf der Haut zu befürchten sind. Somit ist die Röntgentherapie ein vielversprechender Versuch, den Verlauf der Erkrankung zu bremsen.

Nehmen Sie den ganzen Finger in die nicht betroffene Hand, setzen Sie den Daumen auf das Grundgelenk und ziehen Sie den Finger nach oben. Das wird ein leichtes Ziehen im Grundgelenk und in der Handfläche auslösen. Ziehen Sie nicht nur an der Spitze des Fingers, andernfalls würden Sie Ihr Endgelenk überdehnen.

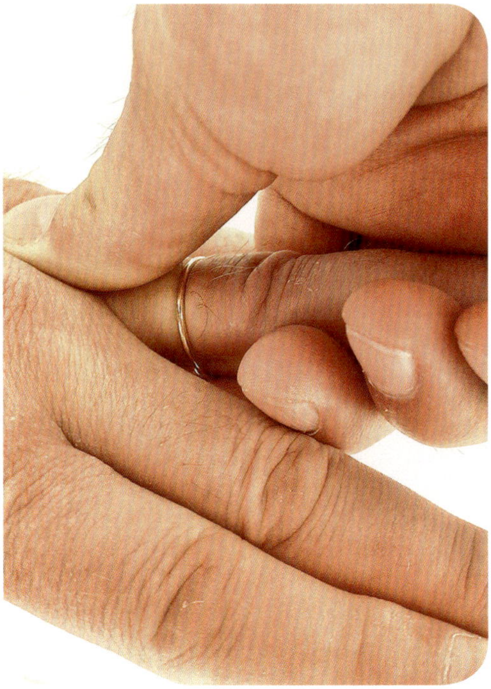

Salben und Medikamente

Maßnahmen wie Salben oder die Einnahme von Medikamenten sind wirkungslos, da es sich bei der Erkrankung um eine Wucherung des Bindegewebes handelt, die damit nicht beeinflussbar ist.

Handtherapie/Dehnungen

Ein bisschen können Sie auch selbst tun. Denn der Erhalt der Fingerbeweglichkeit ist für die Handfunktion enorm wichtig. Damit muss jedoch in der frühen Phase begonnen werden, denn keine Streckübungen und Dehnungen werden jemals erfolgreich sein, wenn die Finger bereits krumm sind! Fangen Sie also so früh wie möglich an! Sorgen Sie dafür, dass Ihr Grundgelenk so gestreckt wie möglich bleibt, indem Sie es täglich einmal aufdehnen.

Grundsätzlich sollten Sie Ihre Gelenke so geschmeidig wie möglich erhalten. Führen Sie daher täglich mindestens 5 der folgenden Übungen durch: Übung 4 (Seite 115), Übung 6 (Seite 117), Übung 9 (Seite 120), Übung 11 (Seite 122), Übung 12 (Seite 124), Übung 26 (Seite 140), Übung 27 (Seite 142), Übung 29 (Seite 145) und Übung 30 (Seite 146).

Wann sollte man operieren?

Das alleinige Auftreten von Knoten ohne Funktionsbeeinträchtigung der Hand stellt keine Operationsindikation dar, nur bei deutlicher Einschränkung der Handfunktion ist eine operative Behandlung gerechtfertigt! Diese Behandlung sollte in den Händen von speziell ausgebildetem, erfahrenem ärztlichem Personal liegen. Solange sich also alle Finger gut strecken lassen, können Sie eine Operation getrost vergessen. Stellt sich jedoch eine Beugestellung eines oder mehrerer Finger ein, sollten Sie eine darauf spezialisierte ärztliche Praxis aufsuchen.

Operativ gibt es zwei Möglichkeiten, Ihre Beschwerden zu beseitigen: die kleine und die große Variante. Beginnen wir mit der kleinen.

Perkutane Nadelfasziotomie (PNF) – die Alternative zur OP

Die perkutane Nadelfasziotomie ist eine ambulant durchführbare, minimalinvasive Behandlung, bei der die Hand nur lokal betäubt werden muss. Die Stränge und Knoten werden ertastet, der betroffene Finger wird so weit wie möglich in Streckung gebracht und anschließend werden mit einer feinen Nadel die festen, störenden Bindewebstränge an mehreren Punkten schonend perforiert, d. h. durchstochen und gelöst. Im Gegensatz zur klassischen Operation, die ich im Anschluss beschreibe, bleibt das gewucherte Gewebe in der Hand, es wird also nicht herausgeschnitten. Die Handfunktion wird aber durch das punktuelle Durchtrennen der Stränge verbessert. Die PNF kann allerdings nicht bei jedem Befund angewendet werden. Wenn durch jahrelange Beugehaltung das Mittelgelenk bereits steif geworden ist, also nicht nur das Bindegewebe betroffen ist, muss die Steifigkeit des Gelenks durch ein operatives Verfahren gelöst werden. Die PNF kann kein Gelenk wieder beweglich machen, das bereits einen Schaden aufweist.

Im Idealfall wird mit der PNF also nicht so lange gewartet, bis ein Gelenk steif wird. Dann kann mit diesem Verfahren die Beugestellung der Finger vollständig beseitigt und die Finger gestreckt werden. Es ein kleiner, relativ rasch durchgeführter Eingriff von ca. 15 Minuten, der fantastische Ergebnisse bringen kann. Nach der Behandlung ist nur ein einfacher Verband nötig und die Hand kann – für einfache Tätigkeiten – sofort benutzt werden. Die Genesung erfolgt schnell und die Komplikationsrate ist gering. Manchmal wird nach der Nadelfasziotomie noch ein paar Wochen eine Nachtschiene getragen.

Qualitativ hochwertige Studien der letzten 15 Jahre zeigen, dass die Wirksamkeit der Nadelfasziotomie ähnlich ist wie die der klassischen Operation.[29] Kritische Stim-

Durchstechen der wuchernden Veränderungen durch die perkutane Nadelfasziotomie.

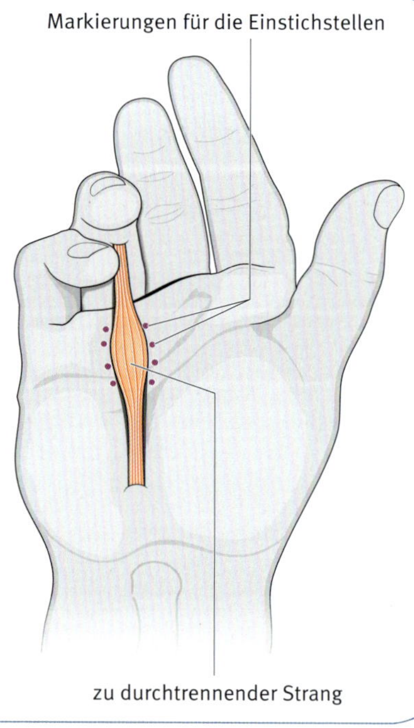

Rudigier J, Meier R. Kurzgefasste Handchirurgie. 6. Aufl. Stuttgart: Thieme; 2014

men gibt es zu der hohen Rückfallrate – sie liegt bei 85 % nach im Schnitt 2,3 Jahren im Vergleich zur größeren Operation, die eine Rückfallrate von 23,8 % nach ca. 3,7 Jahren aufweist.[30] Das stellt meist jedoch kein Problem dar, da die Behandlung ohne Weiteres wiederholt werden kann, ohne dass sich das Komplikationsrisiko erhöht. Sollte nach der perkutanen Nadelfasziotomie in späteren Jahren doch noch eine größere Operation nötig sein, ist auch das möglich.

Fasziektomie

Im fortgeschrittenen Stadium der Erkrankung mit stark verkrümmten Fingern findet meist die Fasziektomie statt.

Das Ziel der Operation ist, das wuchernde Gewebe gründlich aus der Hohlhand und den Fingern herauszulösen. Das ist sehr wichtig, um eine Wiedererkrankung soweit wie möglich zu verhindern. Die Wahl des Operationsumfangs hängt natürlich vom Ausmaß der Einziehung der Finger ab. Meist wird die mit Knoten und Strängen verwachsene Sehnenplatte in der Handfläche nur teilweise entfernt – im Fachjargon »partielle Fasziektomie« genannt. Der Eingriff wird mit einer Lupenbrille vorgenommen, damit die feinen Blutgefäße und Fingernerven während der Operation sicher zu sehen sind und geschont werden. Damit die Narbe später nicht zu einer Schrumpfung führt und den Finger erneut in eine Beugestellung zieht, wird dabei meist ein Z-förmigen Schnitt durchgeführt. Mit dieser Art der Schnittführung wird die notwenige Dehnbarkeit der Haut und des Bindegewebes entlang der Gelenke erreicht.

Während der Operation wird geprüft, ob der oder die Finger nach der Durchtrennung aller Knoten und Stränge gut zu strecken sind. Ist das nicht möglich, liegt zusätzlich eine Schädigung direkt am Gelenk vor, die aufgrund der langen Beugestellung entstanden ist. Es ist steif geworden, weil es jahrelang nicht mehr gestreckt werden konnte. In diesem Fall wird das Gelenk operativ gelöst – diesen Eingriff nennt man Arthrolyse.

Nach der Operation wird eine Drainage zur Ableitung von Wundflüssigkeiten eingelegt, der Schnitt vernäht und die Hand mit einem Druckverband versehen.

Handtherapie nach Fasziektomie

Im Anschluss erfolgt eine intensive handtherapeutische Behandlung zur Wieder-

Sehr gutes Ergebnis nach einer Nadelfasziotomie unter dem Ringfinger 6 Jahre postoperativ.

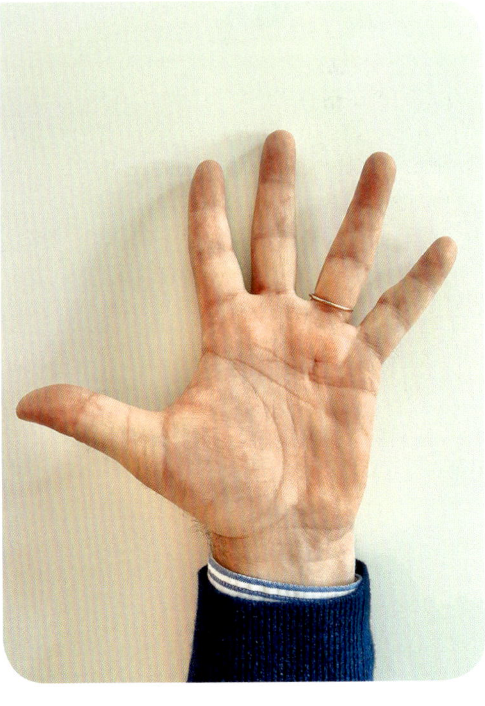

erlangung der vollen Beweglichkeit. Aus meiner Erfahrung sollte dies so früh wie möglich geschehen, damit wir die Betroffenen sofort beraten können: Die frisch operierte Hand muss zu Hause regelmäßig hochgelagert werden, um Schwellungen sofort entgegenzuwirken. Die Finger sollten 2 Tage nach der Operation gezielt mobilisiert werden, um Verklebungen zu verhindern. Diese Übungen werden den Betroffenen gezeigt, damit sie täglich zu Hause fortgeführt werden können. Erst recht gilt das für Erkrankte, bei denen eine Arthrolyse eines oder mehrerer Gelenke gemacht werden musste. Diese Gelenke wurden unter Narkose chirurgisch erst wieder beweglich gemacht. Beginnt man nicht gleich nach der Operation mit der Mobilisation dieser Gelenke, tendieren sie sehr schnell dazu, wieder steif zu werden.

Z-förmige Schnittführung.

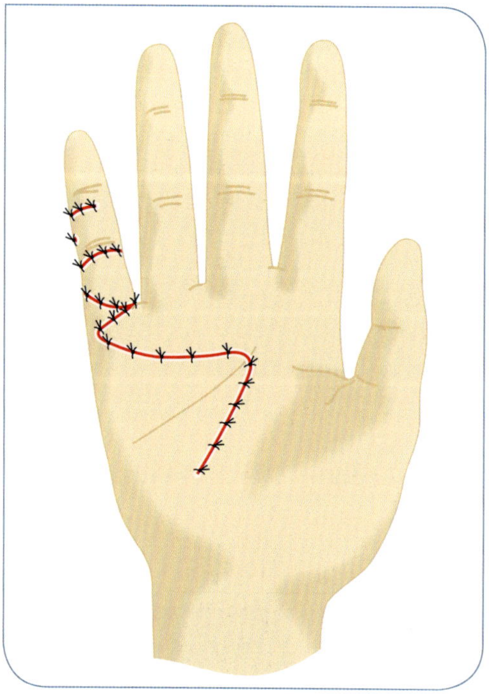

Unser Augenmerk richtet sich dabei nicht nur auf das Grund- und Mittelgelenk. Auch das Endgelenk, das bei Dupuytren-Erkrankten meist jahrelang in einer überstreckten Stellung stand, muss wieder in die Beugung geübt werden – andernfalls ist der gewünschte Faustschluss nicht vollständig. Die Behandlung nach dieser Operation kann recht unterschiedlich lange dauern. Sind die Schwellungen der Hand nach der Operation sehr stark, weist das im Allgemeinen auf eine längere Rehabilitationsphase hin. Patienten*innen, die ihre von uns aufgegebenen »Hausaufgaben« täglich erledigen, bauen die Schwellungen schneller ab, haben weniger Schmerzen und werden schneller beweglich. Nach 14 Tagen werden die Fäden gezogen und eine intensive Narbentherapie kommt zum Übungsprogramm hinzu, denn Narben tendieren dazu, hart und unbeweglich zu werden und sich zusammenzuziehen. Lesen Sie dazu bitte im Kapitel »Narben« (Seite 22) nach.

Am Ende der Behandlung, die meist ein paar Wochen dauert, sollten Operierte einen guten Faustschluss sowie eine freie Streckung aller Fingergelenke ausführen können, eine gute Kraft in den Fingern besitzen und eine geschmeidige, unauffällige und unempfindliche Narbe haben.

Speichenbruch – distale Radiusfraktur

Wir haben ja bereits im ersten Teil des Buchs gesehen, wie viele Knochen es an der Hand gibt – es sind 27 an der Zahl. Natürlich kann jeder einzelne davon durch einen Unfall brechen. Jeden möglichen Bruch der 27 Knochen der Hand mit Ihnen zu besprechen, würde ein eigenes Buch mit vielen hundert Seiten füllen.

Doch die Vorgänge im Körper nach einem Bruch – versorgt mit einer Operation oder einer Gipsruhigstellung – sind nahezu gleich. Und ich möchte sie Ihnen gern am Beispiel des Speichenbruchs erklären.

Was ist eine distale Radiusfraktur?

Bei der distalen Radiusfraktur handelt es sich um einen Bruch (Fraktur) der Speiche (Radius) nahe am Handgelenk. »Distal« bezeichnet hier die »vom Körperstamm entfernte Region« oder einfach gesagt: Der Bruch liegt am Ende der Speiche. Sie bricht beispielsweise, wenn man mit genügend Schwung auf die ausgestreckte Hand fällt und der Knochen kurz über dem Handgelenk nachgibt. Zu 90% bricht die Speiche dann nahe am Handgelenk. Im Volksmund wird der Bruch deshalb »Handgelenkbruch« genannt. Ältere Menschen sind besonders häufig betroffen, weil ihre Knochensubstanz nicht mehr so widerstandsfähig ist.

Was sind die typischen Symptome?

Meist wissen Betroffene sofort, was passiert ist: Sie haben einen starken Druckschmerz kurz über dem Handgelenk, die Handgelenksbeweglichkeit ist sofort eingeschränkt und der Bereich um das Handgelenk beginnt anzuschwellen. Manchmal ist auch eine Fehlstellung sichtbar, wenn der Bruch sich stark verschoben hat.

Wie wird die Diagnose gestellt?

Durch Fragen nach dem Unfallhergang und vorsichtiges Abtasten wird der Verdacht erhärtet. Hinzu wird eine Röntgenaufnahme benötigt, die den Verdacht bestätigt und Verlauf der Bruchlinien und die Stellung der Bruchstücke aufzeigt.

Dabei sind folgende Fragen wichtig:

- Zieht der Bruchspalt bis in den Handgelenkspalt hinein?
- Gibt es ein oder mehrere Bruchfragmente (Bruchstücke)?
- Liegen die Bruchkanten sauber aufeinander oder sind sie verschoben?
- Gibt es andere Auffälligkeiten im Röntgenbild, die auf eine Verletzung von Bändern schließen lassen und eine weitere radiologische Diagnostik nötig werden lassen?

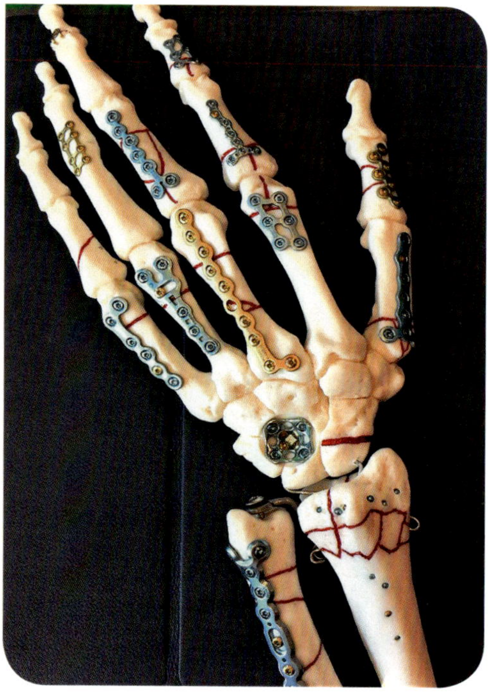

Die roten Linien markieren die möglichen Brüche an der Hand und den Fingern einschließlich des dafür geeigneten Materials, das für die Stabilisierung der Brüche benutzt wird.

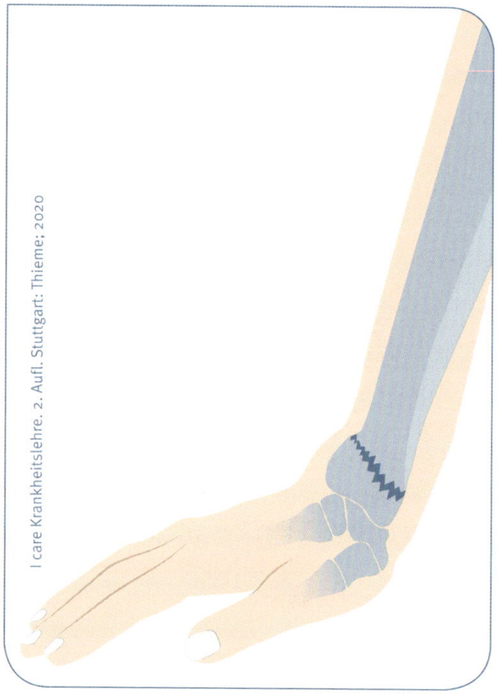

Distale Radiusfraktur

Wann wird die Fraktur mit einem Gips behandelt?

Nach der Auswertung der Röntgenbilder gibt es nur eine einzige Frage: Operieren oder nur eingipsen?

Brüche, die nicht oder nur ganz leicht verschoben sind, nicht bis in die Fläche des Handgelenkspalts hineinragen, nicht abgekippt und nicht in mehrere Teile zerbrochen sind, können meist mit einer 4- bis 6-wöchigen Gipsruhigstellung behandelt werden. Die Ruhigstellung im Gips lässt nur die Finger und den Ellenbogen beweglich. Der Vorteil der konservativen Gipsbehandlung liegt auf der Hand: Es ist keine Narkose nötig und es gibt folglich auch keine Narbe. Nachteil: Der Knochen braucht ein paar Wochen, bis er heilt, und in dieser Zeit werden natürlich das Handgelenk und die Fingergelenke steif. Häufig fängt auch die Schulter an zu schmerzen, weil der eingegipste Arm fast nicht benutzt werden kann. Ein schöner, glatter Bruch hat eben auch ein paar kleine Nachteile.

Wann sollte man eine Radiusfraktur operieren?

Ein »perfekter« Bruch ist leider nicht die Regel. Meist gibt es eines der schon genannten Probleme wie Verschiebungen oder mehrere Bruchfragmente. Werden diese nicht operativ korrigiert, kommt es später unweigerlich zu großen Problemen wie Schmerzen, der Unfähigkeit, die Hand zu belasten, und eingeschränkter Drehbewegung des Handgelenks. Damit das Handgelenk später wieder gut funktionieren kann, muss alles wieder an seinen Platz! Daher: Zögern Sie nicht, sich operieren zu lassen, sollte der Bruch nicht »perfekt« sein!

Bei der Operation werden verschobene Bruchfragmente in eine korrekte Lage gebracht, exakt aneinandergesetzt und mit speziellen Schrauben und einer Platte von beugeseitig stabil fixiert. Nach der Operation wird meist für kurze Zeit eine Unterarmschiene zur Unterstützung angepasst – ein Gips ist also nicht nötig. Das hat den Vorteil, dass sehr schnell nach der Operation mit der Handtherapie begonnen werden kann. Dabei ist das oberste Ziel, Schwellungen rasch zu beseitigen und das Handgelenk mit allen Fingergelenken beweglich zu halten – sanft und langsam steigernd. Zu einem späteren Zeitpunkt kommen dann auch Übungen zur Kräftigung hinzu.

Achtung, drückt der Gips?

- Schmerzen, Schwellung, Kribbelgefühl, Kältegefühl in den Fingern können Zeichen für einen zu engen Gips sein. Lagern Sie den Arm mit ein paar Kissen ganz hoch. Wenn diese Missempfindungen nach 30 Minuten nicht besser werden, muss der Gips sofort ärztlich kontrolliert werden, ganz gleich ob tagsüber oder nachts!
- Der Gips muss auch kontrolliert und geändert werden, wenn Sie Ihre Finger nicht oder kaum bewegen können und diese blau oder weiß werden.
- Schmerzen an der Bruchstelle dürfen spürbar sein. Verursacht der Gipsverband jedoch Schmerzen, weil er drückt, muss er dringend kontrolliert werden.

Wann kann man die Hand wieder benutzen?

Das kann man leider nicht pauschal sagen, weil es unter anderem davon abhängt, wie kompliziert der Bruch war. Ich habe Hunderte von Betroffenen behandelt, operiert oder mit Gips, und fast alle stellten mir diese Frage. Die Zeit bis zur bestmöglichen Bewegungsfreiheit und Belastungsfähigkeit geht von ein paar Wochen bis zu einigen Monaten. Was eine schnelle Heilung hinauszögert, sind eine langanhaltende Schwellung und starke Schmerzen. Dagegen muss so rasch wie möglich alles getan werden! Zögern Sie nicht, Schmerzmittel zu nehmen – es ist ja nur für eine kurze Zeit. Sie stören Ihren Heilungsprozess, wenn Ihr Körper sich mit übermäßigen Schmerzen auseinandersetzen muss.

Was geschieht nach der Operation / dem Gips?

Es ist nötig, einen Bruch am Arm für mehrere Wochen in einem Gips ruhig zu stellen, damit er in Ruhe heilen kann. Auch nach einer Operation ist die Bewegungsfähigkeit erst einmal stark eingeschränkt – Schwellungen und Schmerzen behindern die normale Bewegung. Und natürlich sind Betroffene unsicher, welche Bewegungen sie ausführen dürfen und welche nicht, schließlich ist zu Beginn alles schmerzhaft, geschwollen und steif. Aus diesem Grund ist es völlig verständlich, dass Betroffene sich kaum etwas zutrauen. Während der ersten Zeit werden die Muskeln kaum bewegt und verlieren an Kraft und Umfang und die Gelenke versteifen.

Auch in den Arealen Ihres Gehirns, die für die verletzte Hand zuständig sind, geschieht etwas. Das Gehirn registriert, dass Sie die verletzte Hand nicht mehr benutzen, und baut um: Der Hirnbereich, der die verletzte Hand versorgt, nimmt ab! Dafür wächst der Bereich, der die gesunde Hand versorgt. Das Gehirn ist äußerst flexibel und verändert sich, je nach den Informationen, mit denen es gefüttert wird. Das nennt man **Neuroplastizität** des Hirns.

Wenn dann nach Wochen der Gips abgenommen wird, muss das Gehirn von Neuem die Bewegung der verletzten Hand erlernen – das fällt schwer. Kümmern wir uns doch lieber schon vorher darum und auch um all die Gelenke, die bereits früher bewegt werden dürfen: Alles, was aus dem Gips oder der Schiene herausschaut, sollte sofort bewegt werden! Nach einem Bruch gibt es also ein paar Dinge zu bedenken, damit Sie nicht mehr Folgeschäden durch die Ruhigstellung als nötig davontragen Abwarten ist nicht die beste Medizin! Werden Sie einfach schneller wieder gesund!

Ein Gips verändert das Gehirn bereits nach 16 Tagen

Forscher an der Universität in Zürich untersuchten in einer Studie die Auswirkungen auf das Gehirn nach einer Gips-Ruhigstellung eines Arms nach einem Bruch. Durch Hirn-Scans bewiesen sie, dass bereits nach 16 Tagen markante Veränderungen stattfinden.[31]

Hier ein paar Tipps für die Zeit direkt nach der Operation:

- Lagern Sie Ihren Arm hoch, um Schwellungen zu vermeiden – beim Sitzen den Arm auf einem Kissen, das auf dem Tisch liegt, auf dem Sofa auf der Rückenlehne, im Bett etwas erhöht auf einem Kissen ablegen.
- Bewegen Sie Ihre Finger regelmäßig: Versuchen Sie, eine Faust zu machen, und strecken Sie danach die Finger ganz gerade – jede wache Stunde drei- bis viermal.
- Sind die Fäden gezogen, bürsten Sie Ihre Hand mit einer weichen Bürste (z. B. einer Baby-Bürste oder einer Kleiderbürste): von den Fingern ausgehend bis hoch zum Ellenbogen und möglichst bis zur Schulter. Das reduziert äußerst wirksam Ihre Schwellungen und Schmerzen und wird Ihnen sehr guttun.
- Kühlen Sie Ihre Hand: Wenn die Fäden noch in der Haut sind, mit einem Coolpack – es reicht, wenn das im Kühlschrank gelegen hat. Wenn Sie es noch kühler mögen und Sie die Packung lieber ins Eisfach legen möchten, bitte unbedingt die Haut mit einem Handtuch schützen! Sind die Fäden gezogen, bitte besser ein kaltes Linsenbad nehmen: 3 Pakete braune Linsen in eine Schüssel oder einen Stoffbeutel füllen und im Kühlschrank kalt werden lassen – nicht ins Eisfach! Sind die Linsen kühl genug, die Hand darin bewegen.
- Sind die Fäden bereits gezogen, massieren Sie die Narbe täglich mehrmals 1–2 Minuten. Dabei sollte die Haut gegen die Unterhaut verschoben werden. Benutzen Sie gern eine fetthaltige Creme – spezi-

elle Narbencremes sind in der Regel nicht notwendig. Genaue Hinweise zur Narbenbehandlung gibt es im Kapitel »Narben« (Seite 22).

Das sollten Sie nach der Operation vermeiden:

- Tragen Sie keine einschnürende, scheuernde Kleidung und keinen Schmuck am betroffenen Arm.
- Rauchen Sie, wenn möglich, nicht. Rauchen stört sowohl die Wundheilung als auch die Knochenheilung nach Brüchen.[32]
- Nehmen Sie keine heißen Vollbäder und gehen Sie nicht in die Sauna, das führt zu Schwellungen.
- Lassen Sie ungefähr 6 Monate keine direkte Sonne an die Narbe und benutzen Sie einen Sunblocker – die Narbe wird andernfalls dunkler.
- Fahren Sie nicht mit dem Auto – erst wenn die Hand wieder voll funktionsfähig ist, ist das Steuern eines Wagens erlaubt.

Alle Tipps gelten auch für Betroffene, die einen Gips tragen – befolgen Sie alle Tipps, soweit es der Gips zulässt!

Workout mit Gips

Damit Hand und Arm wegen eines Gipses nicht „einrosten«, trainieren Sie unbedingt die Gelenke, die Sie noch frei bewegen können.

Ganz gleich, welcher Knochen an Ihrer Hand eingegipst werden musste: Es sind noch andere Gelenke Ihres Armes frei. Bewegen Sie sie unbedingt! Das fördert die Durchblutung Ihres Arms und dient damit der Heilung, es verhindert das Verkleben von Faszien, es transportiert Schwellungen aus dem Gewebe und stärkt die Muskeln Ihres Arms. Je früher Sie beginnen, desto besser. Wir haben in der Praxis sehr häufig Betroffene, die nach Brüchen an der Hand Schulterschmerzen entwickeln, weil der Gips sie in falsche Bewegungsmuster zwingt. Planen Sie täglich 2-mal 10 Minuten für Ihre Übungen ein – schauen Sie dabei bitte unbedingt auf die Uhr, denn die meisten Menschen überschätzen die geübte Zeit und hören zu früh auf.

❶ Nackengriff

Stellen Sie sich aufrecht hin, nehmen Sie die Hände hinter den Nacken, sodass sich die Finger berühren. Spannen Sie beide Ellenbogen schön weit auseinander, sodass Sie einen leichten Zug in der Brustmuskulatur spüren. Dabei sollte der Kopf nicht nach vorn gedrückt werden. 5 Sekunden halten, die Arme wieder herunternehmen und entspannen.

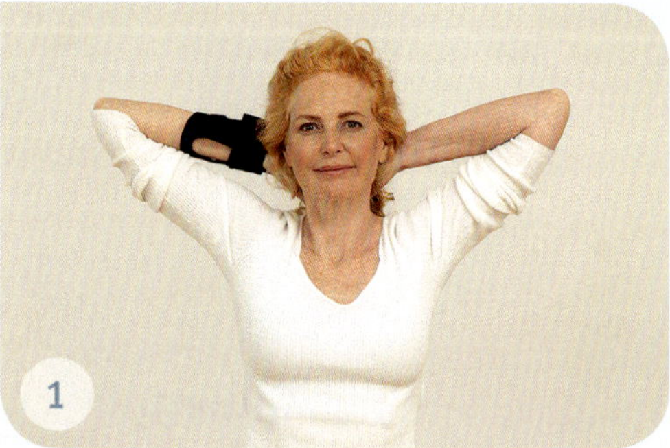

1

❷ Schürzengriff

Aufrecht stehen, beide Hände treffen sich hinten auf dem Rücken. Halten Sie Ihren Gips mit der gesunden Hand fest und spannen Sie beide Ellenbogen so weit wie möglich nach hinten. Dabei nicht mit dem Oberkörper nach vorn ausweichen, sondern schön gerade stehen bleiben. 5 Sekunden halten und dann entspannen. Insgesamt 5-mal abwechselnd mit dem Nackengriff wiederholen.

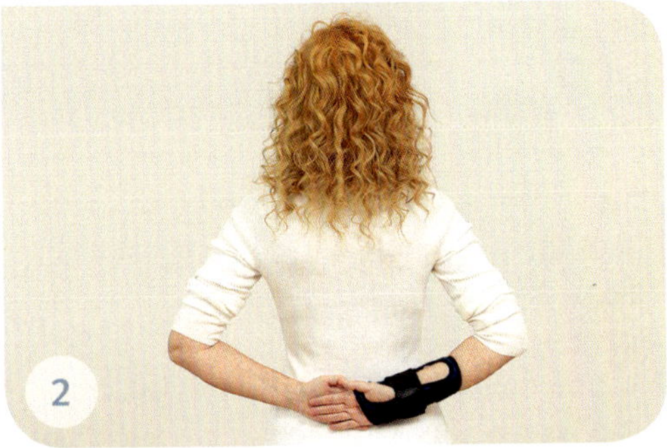

❸ Schulterstreckung

Abwechselnd beide Arme Richtung Decke strecken. Bleiben Sie dabei gerade stehen und strecken Sie die Ellenbogen ganz durch. Es darf dabei im Arm und in der Schulter ziehen – das sind Ihre Muskeln, die sich endlich strecken dürfen. Jeweils 10 Wiederholungen je Seite.

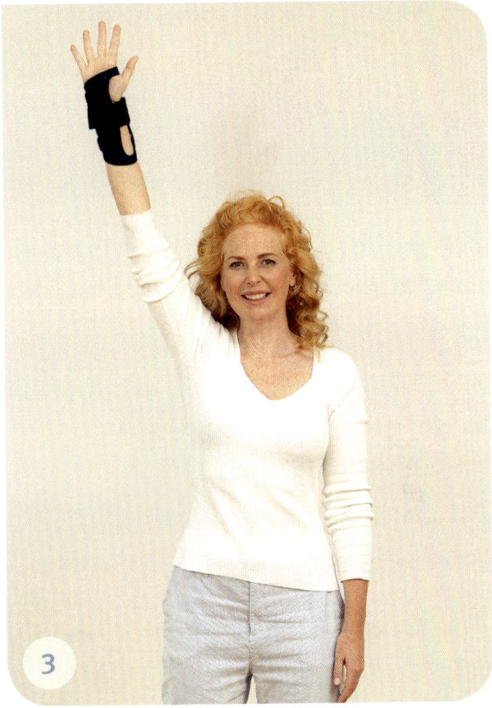

❹ Ellenbogen beugen und strecken

Beide Arme im Ellenbogen maximal beugen. Versuchen Sie, mit Ihren Fingern an die Schulter zu tippen. Dann beide Arme mit den Handflächen nach oben weit nach vorn strecken. Das wird in der Ellenbeuge ziehen. Das ist gut, denn das ist Ihr Bizeps-Muskel, den wir bei dieser Übung dehnen. Er beginnt sich zu verkürzen, weil Sie Ihren Gipsarm häufig mit gebeugtem Ellenbogen vor der Brust tragen. Je häufiger Sie diese Übung durchführen, desto geringer wird der Dehnungsschmerz und für Ihren Bruch ist das Ziehen in der Ellenbeuge völlig ungefährlich. 10 Wiederholungen.

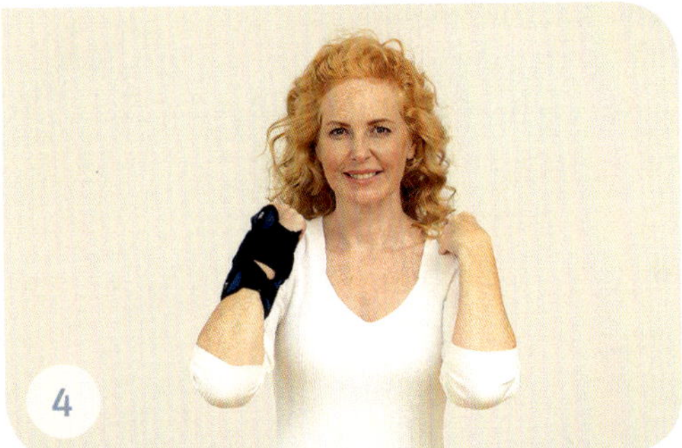

❺ Umwendung der Unterarme

Legen Sie beide Ellenbogen seitlich an den Rumpf und beugen Sie sie im rechten Winkel an. Nun drehen Sie beide Handflächen nach oben, dabei bleibt der Ellenbogen fest am Rumpf.

Dann beide Unterarme so drehen, dass die Handflächen nach unten schauen. Auch hierbei die Ellenbogen fest am Rumpf lassen. 10-mal wiederholen in jede Richtung.

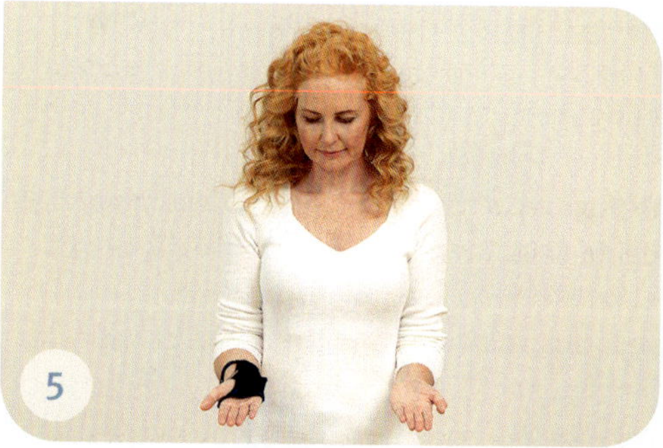
5

❻ Dehnung der Schulterblattmuskulatur

Ziehen Sie mit dem gebeugten Arm zur gegenüberliegenden Schulter – der Oberkörper dreht sich nicht mit und der Ellenbogen bleibt oben. Wechseln Sie die Seite und führen Sie die Übung genauso aus. 10 Wiederholungen auf jeder Seite.

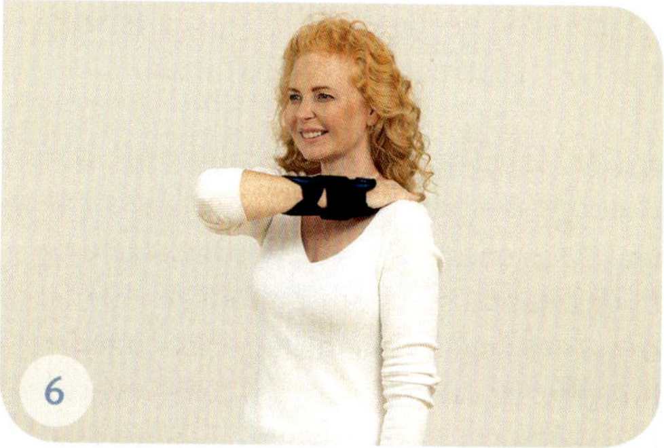
6

❼, ❽, ❾ Fingergelenke bewegen

Stützen Sie Ihren Arm auf den Ellenbogen, gern mit einem kleinen Kissen als Polster. Strecken und spreizen Sie nun alle Finger so weit wie möglich, halten Sie die Spannung 2–3 Sekunden, soweit es Ihr Gips zulässt. (7)

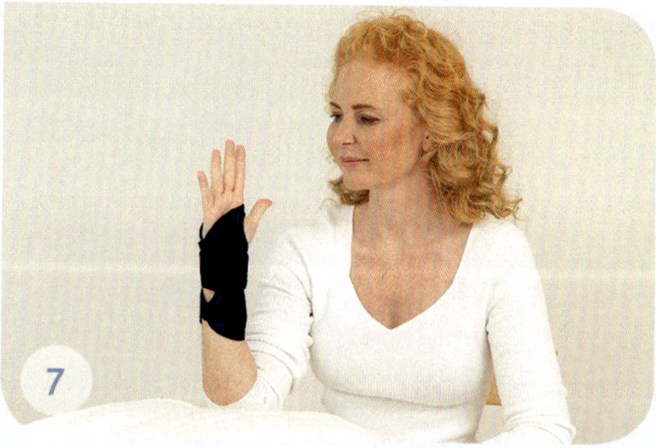
7

Beugen Sie dann die Grundgelenke und strecken Sie alle Mittelgelenke. Tippen Sie mit dem gestreckten Daumen an den Zeigefinger – die Finger müssen so gerade sein wie ein Flachdach. (8)

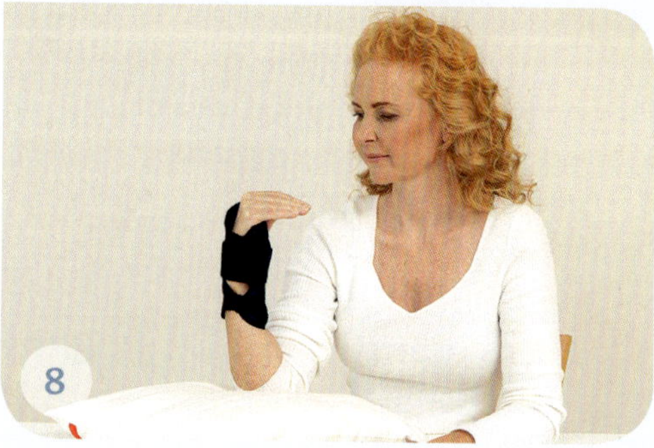
8

Danach beugen Sie die Finger so weit wie möglich zu einer Faust. Halten Sie die Spannung wieder 2–3 Sekunden. (9)

Diese drei »Figuren« machen Sie hintereinander jeweils 5-mal.

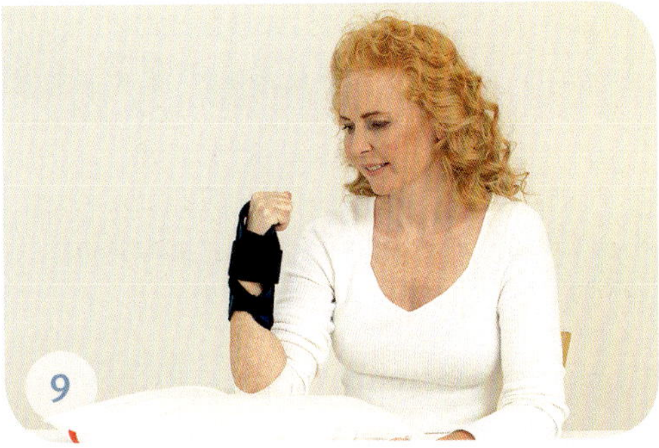

⑩ Umwendbewegung

Drehen Sie Ihre Handfläche so, dass Sie hineinschauen können. Dann drehen Sie Ihre Hand andersherum, sodass Sie auf den Handrücken schauen. 10 Wiederholungen.

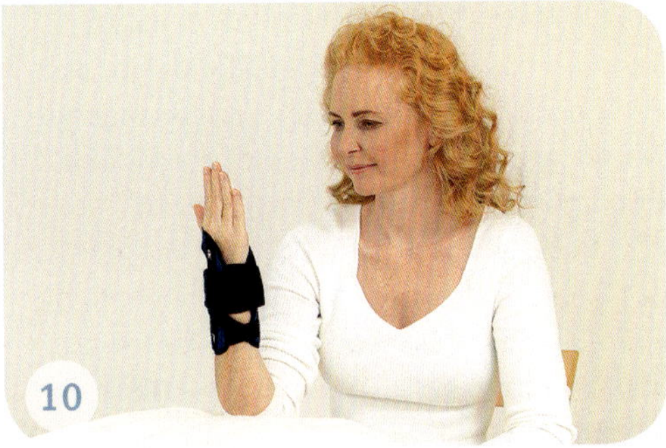

⑪ Daumen-Fitness

Den Daumen mit dem Zeigefinger zusammenbringen und danach wieder strecken. Dann den Mittelfinger mit dem Daumen zusammenbringen, wieder strecken; den Ringfinger zum Daumen, wieder strecken; den kleinen Finger (soweit es der Gips zulässt) zum Daumen, wieder strecken. 10-mal jeden Finger mit dem Daumen antippen.

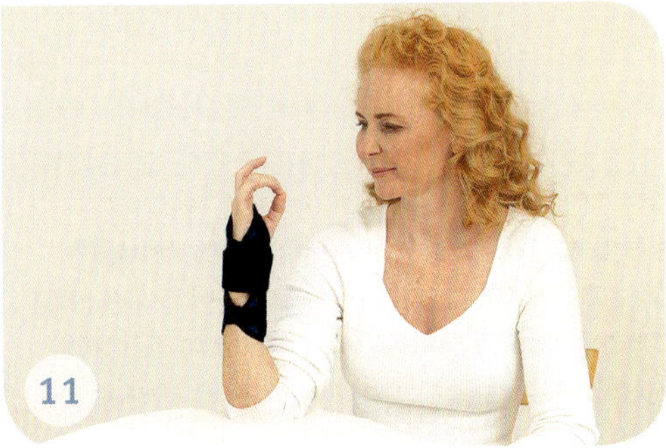

Tennisarm und Golferarm

Was ist ein Tennisarm?

Meist spielen Betroffene nicht einmal Tennis und bekommen ihn trotzdem – den Tennisarm. Alle Tätigkeiten, die die an der Außenseite des Ellenbogens entspringende Muskelgruppe übermäßig beanspruchen, können zu einem Tennisarm führen.

So plagt der Schmerz häufig Menschen, die ein Handwerk ausüben oder beruflich viel am Computer schreiben müssen. Das Krankheitsbild wird auch »Tennisellenbogen« oder »Epicondylitis humeri radialis« genannt.

Wo liegt der Unterschied zwischen Tennis- und Golferarm?

Schmerzt es nicht seitlich, sondern innen an der dem Rumpf zugewandten Seite am Ellenbogen, reden wir von einem »Golferarm«, auch »Epicondylitis humeri ulnaris« genannt.

Doch welche Strukturen schmerzen da überhaupt? Dazu müssen wir kurz die Anatomie des Ellenbogens betrachten. Der Oberarmknochen (Humerus) hat an seinem unteren Ende zwei Knochenvorwölbungen – eine an der Außenseite und eine an der Innenseite des Ellenbogens (Epicondylus medialis und lateralis). An der äußeren Seite des Ellenbogens entspringen die breiten Muskeln, die für die Streckung des Handgelenks und der Finger verantwortlich sind; an der Innenseite entspringen die Beugemuskeln, die das Handgelenk und die Finger in Beugung ziehen.

Bei einem Tennisarm ist der Ursprung der Strecksehnen direkt am Ellenbogen schmerzhaft gereizt, beim Golferarm handelt es sich um eine Sehnenreizung des Beugesehnenursprungs auf der Ellbogeninnenseite. Der Tennisarm ist die beim Menschen am häufigsten vorkommende sogenannte »Insertionstendinopathie«. Damit ist die Reizung der Sehnenansätze am Übergang von der Sehne zum Knochen gemeint.

Was sind die typischen Symptome?

Die Beschwerden beim Tennisarm machen sich bei fast allen Bewegungen des Arms bemerkbar. Besonders beim Strecken und Drehen des Arms entstehen Schmerzen an der Außenseite des Ellenbogens, die in den ganzen Arm ausstrahlen können und bei Belastungen verstärkt werden.

Die Sehnenreizung hat deutliche Auswirkungen auf die Funktion der Hand und der Finger. Die Betroffenen spüren eine erhebliche Verringerung der Handkraft. Das Anheben von Gegenständen oder einfache Greifbewegungen können bereits starke Schmerzen auslösen.

Beim Abtasten schmerzen die betroffenen Muskeln auf Druck und strahlen mit ziehenden Schmerzen bis in den gesamten Unterarm aus. Zu Beginn der Erkrankung schmerzen die Unterarme nur bei Belastung, später auch in Ruhe. Beim Golferarm treten die Beschwerden entsprechend stärker/häufiger auf der Innenseite des Ellenbogens auf.

Welche Ursachen kann ein Tennis- oder Golferarm haben?

Alle Tätigkeiten, die die an der Außenseite des Ellenbogens entspringende Muskelgruppe wiederholt übermäßig beanspruchen, können zu einem Tennisarm führen – das betrifft die Streckmuskeln der Finger und des Handgelenks.

Beim Golferarm führt die Überbeanspruchung der Hand- und Fingerbeugemuskulatur zur Überlastung. Tennis-, wie Golferarm haben also die gleichen Ursachen, nur findet die Überlastung in einer anderen Muskelgruppe statt – daher die unterschiedlichen Schmerzzentren. Menschen, die ständig gleichförmige Bewegungsabläufe wiederholen, sind besonders gefährdet. Der Hauptrisikofaktor ist laut einigen Studien[33, 34] die belastete, sich ständig wiederholende Streckbewegung im Handgelenk mit mehr als 20 Kilogramm über mehr als 2 Stunden täglich. Eine derartige Belastung führt beispielsweise bei Bauarbeitern, Straßenarbeitern, Baumpflegern und ähnlichen Berufen zu einem Tennisarm.

Dabei halten wir fest, dass Betroffene, die im Büro arbeiten, zwar ihre Handgelenke typi-

Unterschiedliche Schmerzpunkte beim Tennis- und beim Golferarm.

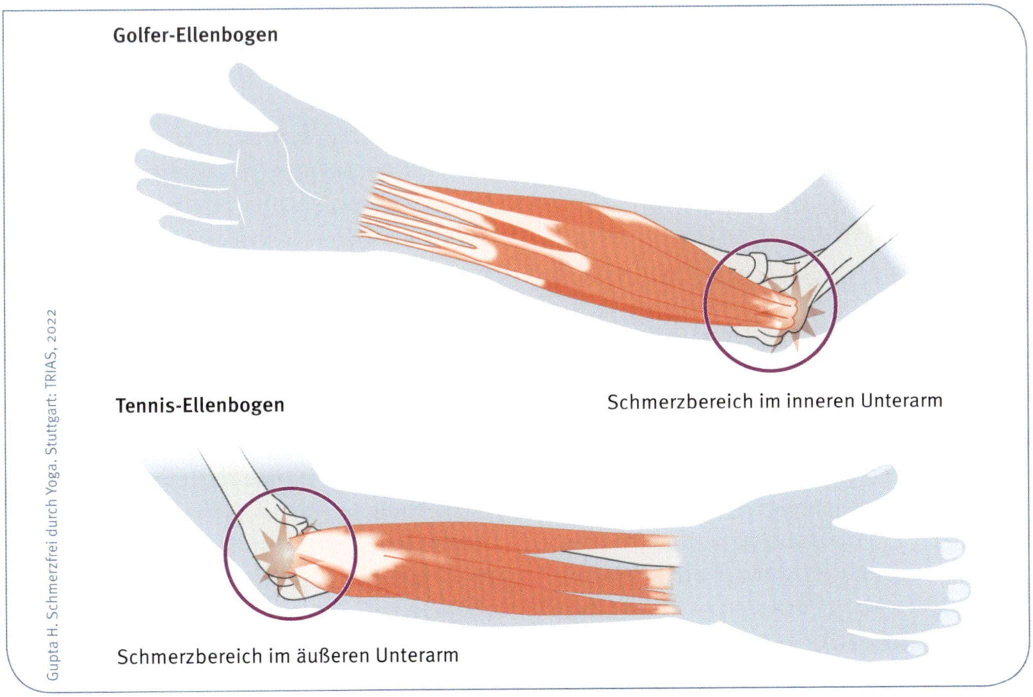

scherweise nicht mit 20 Kilogramm belasten, aber auf ein Vielfaches der 2 Stunden kommen! Gärtner, Handwerker, Musiker, Bürotätige – die Liste mit den gefährdeten Berufsgruppen ist lang. Die ständige Fehl- oder Überbeanspruchung des Gewebes verursacht eine erhöhte Spannung der Unterarmmuskulatur, die wiederum zu eine Dauerspannung und Verkürzung der am Unterarm liegenden Muskulatur führt. Dabei entsteht ein fortwährender Zug auf dem Sehnenansatz am Ellenbogen, der dort zu Minderdurchblutung und Mikroverletzungen führt. Zusätzlich begünstigen Haltungsfehler, eine falsche Sporttechnik, Fehlstellungen von Gelenken und Knochenachsen die Sehnenansatzreizung. Auffällig viele Betroffene haben vor dem Entstehen ihres Tennisarms chronische Verspannungen der Schulter- und Nackenmuskulatur. Sie gehen sehr häufig den Beschwerden im Arm voraus. Da die Muskeln im Arm mit denen der Schulter und des Nackens in Muskelketten zusammenarbeiten, sollten die chronischen Verspannungen immer mit behandelt werden. Ohne deren Beseitigung kann ein Tennisarm nicht vollständig ausheilen.

Wie wird die Diagnose gestellt?

Häufig sind die Beschwerden eines Tennisarms (oder Golferarms) so typisch, dass die Diagnose bereits aufgrund der Anamnese, also durch die gezielte Befragung, und der ergänzenden körperlichen Untersuchung gestellt werden kann: Beim Abtasten finden sich die typischen Druckschmerzen an den Sehnenansätzen außen (Tennisarm) oder innen (Golferarm) am Ellenbogen. Es gibt verschiedene Bewegungstests, die ausgeführt werden, um die Diagnose zu sichern.

Berufskrankheit Tennisarm

In anderen Ländern wie z. B. den USA und Großbritannien ist der Tennisellenbogen offiziell als Berufskrankheit anerkannt. In Australien und den USA gilt er sogar als eine der verbreitetsten Berufskrankheiten.

Thomson Test: Bei gestrecktem Ellenbogen soll der Betroffene die geschlossene Faust gegen den Widerstand der Hand des Fachpersonals im Handgelenk hochstrecken. Führt der Test zu Schmerzen am seitlichen Ellenbogen, ist der Test positiv und spricht für einen Tennisarm.

Stuhl-Test: Betroffene werden gebeten, mit gestrecktem Arm und nach unten schauender Handfläche einen Stuhl anzuheben. Treten dabei Schmerzen seitlich am Ellenbogen und auf der oberen Seite des Unterarms auf, deutet dies auf einen Tennisarm hin.

Daneben gibt es weitere Bewegungstest, die sich ähneln. Sie provozieren die gereizten Strukturen am Ellenbogen und bestätigen bei auftretenden Schmerzen die Verdachtsdiagnose Tennisarm.

Welche Therapiemöglichkeiten gibt es?

Es gibt viele Möglichkeiten, einen Tennisarm zu therapieren, und auf jeden Fall erst einmal konservative! Durch eine konsequente Behandlung können die Schmerzen des Tennisarms bei nahezu allen Betroffenen stark gebessert oder vollständig beseitigt werden. Allerdings braucht es etwas Geduld.

Studien haben belegt, dass Physiotherapie entscheidende Vorteile bringt, wenn sie in der Frühphase zwischen dem 1. und 3. Monat nach Krankheitsbeginn begonnen wird.[35, 36]

Damit Betroffenen physiotherapeutisch nachhaltig geholfen werden kann, müssen erst einmal die auslösenden Ursachen gefunden werden.

Dazu gehört unter anderem dringend eine Analyse der Haltung:

- Wie ist die Haltung allgemein?
- Wie ist die Haltung beim Sitzen am Arbeitsplatz?
- Ist der Arbeitsplatz so gestaltet, dass eine Haltung eingenommen werden kann, die den Arm in eine optimal entlastende Stellung bringt?

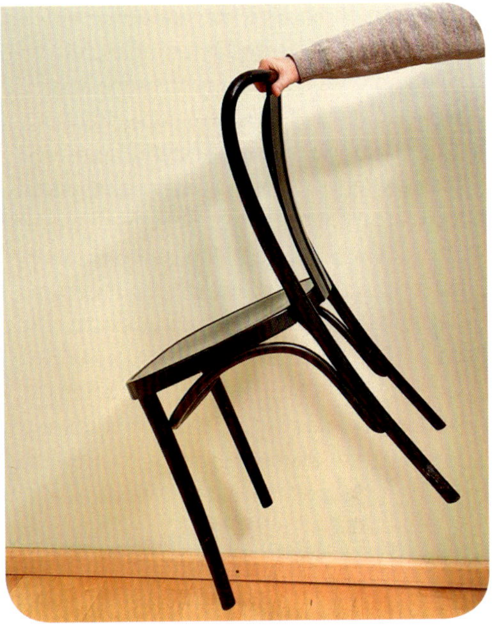

Stuhl-Test.

Um es mit wenigen Worten zu beschreiben: Bestimmte Fehlhaltungen führen dazu, dass bestimmte Muskelketten überlastet werden – aus diesem Grund entsteht sehr häufig ein Tennisarm. Es nützt daher nichts, dass nur auf den Ellenbogen geschaut und lediglich dieser behandelt wird. Wir als Physiotherapeut*innen sind darin geschult, falsche Bewegungsmuster zu analysieren. Wir üben mit den Betroffenen neue Bewegungsmuster ein, damit zukünftig Überlastungen bestimmter Muskelgruppen vermieden werden. Das Ziel ist eine dauerhaft bessere Haltung, die einen Tennisarm gar nicht erst wieder entstehen lässt. Zusätzlich gilt es, den Arbeitsplatz zu optimieren. Wer zum Beispiel viel am Computer arbeitet, sollte ein Auflagepolster vor der Tastatur benutzen und ergonomisch geformte Mäuse, die für eine entspannte Hand- und Armhaltung sorgen. Auch die Tastatur sollte möglichst leichtgängige Tasten haben, da ein großer Widerstand der Tasten mehr Kraftaufwand bedeutet. So werden Überlastungserscheinungen beim Tippen vermieden. Generell gilt: Je früher mit der Therapie begonnen wird, desto größer ist die Aussicht auf Erfolg.

Das sind Tipps, die Sie in der akuten Phase selbst sofort umsetzen können:

- Vermeiden Sie die Belastungen, die die Schmerzen auslösen. Schonen Sie Ihren Arm ein paar Tage! Lassen sich bestimmte Tätigkeiten nicht ganz vermeiden, sollte die Belastung zumindest so weit verringert werden, dass die Schmerzen nachlassen.
- Kühlen Sie Ihren Ellenbogen 6- bis 7-mal am Tag ein paar Minuten – bitte mit einem Handtuch zwischen der Haut und dem Coolpack, oder mit Quarkwickeln.
- Schmerzmittel beeinflussen den Verlauf auf längere Sicht zwar nicht, können jedoch die kurzfristigen Symptomlinderung unterstützen.

- Legen Sie Ihren Arm vor sich auf einen Tisch und massieren Sie mit einer fetthaltigen Creme Ihre Unterarmmuskeln vom Handgelenk hoch bis zum Ellenbogen. Fahren Sie dabei mit dem Daumen die Muskeln entlang – ruhig mit leichtem Druck.
- Nehmen Sie einen Igelball und rollen Sie ihn mit Druck über Ihre Muskulatur. Dabei sollte der Druck so stark sein, dass sich nach 12 Minuten die kleinen »Stacheln« auf der Haut abzeichnen. Eine Faszienrolle können Sie natürlich auch benutzen. Preiswerte Alternativen zu Faszienrollen sind abgeschnittene Schwimmnudeln.

Nach ein paar Tagen bei abklingenden Schmerzen kommen zusätzliche Maßnahmen hinzu:

- Dehnen Sie Ihre Muskulatur mehrfach am Tag – das sollten Sie auch später beibehalten, wenn Sie dazu neigen, einen Tennisarm zu bekommen. Das ist schnell gemacht und dauert täglich nur 2–3 Minuten. Nutzen Sie die kurzen Übungen als kleine Pause von der Arbeit am Computer: Übung 3 (Seite 114), Übung 4 (Seite 115), Übung 5 (Seite 116), Übung 6 (Seite 117), Übung 7 (Seite 118), Übung 8 (Seite 119), Übung 28 (Seite 144), Übung 30 (Seite 146) und Übung 31 (Seite 148) eignen sich für schnelles Entspannen der Muskulatur am Arbeitsplatz.
- Zu Hause sollten Sie unbedingt dafür sorgen, dass die gesamte obere Extremität einschließlich der Brustwirbelsäule beweglich wird. Führen Sie dazu Übung 1 (Seite 112) und Übung 2 (Seite 113) regelmäßig durch.
- Sobald die Schmerzen weiter nachlassen, kommen tägliche Kräftigungsübungen hinzu, um den Arm belastbarer zu machen. Bewährt hat sich das sogenannte »exzentrische Training«.[37] Der Schwerpunkt beim exzentrischen Training liegt auf dem langsamen, kontrollierten Herablassen eines (leichten) Gewichts.
- Wenn Sie einen Sport betreiben, bei dem die Arme eingesetzt werden, lassen Sie es langsam angehen und steigern Sie die sportliche Belastung erst ganz allmählich wieder. Dehnen Sie nach dem Sport unbedingt jedes Mal Ihre Unterarmmuskulatur!
- Wärme fördert die Muskelentspannung und lindert den Schmerz – aber erst, wenn der akute Entzündungsschmerz abgeklungen ist, und bitte nur auf die Unterarmmuskulatur und nicht auf das Ellenbogengelenk wirken lassen: ein Gästehandtuch in Wasser tauchen, ausdrücken, in der Mi-

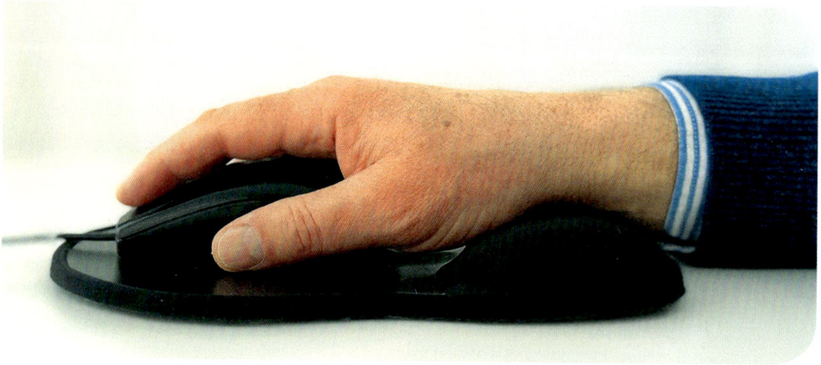

« Eine Handballenauflage für die Maus entlastet die Muskeln und Sehnen des Unterarms.

krowelle erwärmen und die Hand in das erwärmte, feuchte Handtuch wickeln – bitte die Aufheizphase vorsichtig steigern, um Verbrennungen zu vermeiden.

Ein bereits chronisch gewordener Tennisarm benötigt oft Monate zur richtigen Ausheilung.

Was sonst noch angeboten wird – Spritzen und Co

- Kortisonspritzen sollten nur im Notfall verabreicht werden. Die Substanz zeigt zwar eine schnelle und gute Symptomlinderung, sie hilft aber nur kurzzeitig. Eine wiederholte oder gar langfristige Spritzentherapie ist daher nicht empfehlenswert.
- Tens (Transkutane Elektrische Nerven-Stimulation)/Reizstrom: Manche schwören darauf, anderen hilft es nicht. Studien zeigten keinen zusätzlichen Nutzen zu den Übungen.[38]
- Ellenbogenspange/Bandage: Sie sollen durch leichten Druck einen massierenden Effekt erzeugen und die Zugspannung in der betroffenen Muskulatur herabsetzen. Auch hierzu gibt es keine eindeutigen Empfehlungen in Studien. Daher empfehle ich: Probieren Sie es aus, schaden kann es zumindest nicht.
- Tape: Damit verhält es sich ähnlich wie mit den Spangen und Bandagen. Es gibt keine Studie, in denen die Wirkung von Tapes beim Tennisarm bewiesen wurde. Ich kenne jedoch viele Betroffene, die es als äußerst entlastend und schmerzlindernd empfanden.
- Ultraschall wirkt schmerzlindernd, durchblutungsfördernd, muskelentspannend, löst Verklebungen im Gewebe und ist frei von Nebenwirkungen.
- Stoßwellentherapie: In einer Auswertung von neun großen Studien konnte kein bedeutender Vorteil gegenüber einer Placebo-Gruppe festgestellt werden.[39] Trotz der sehr widersprüchlichen Datenlage in den Studien wird sie zumindest als letzte Therapie vor einer Operation empfohlen, da sie risikoarm ist. Die Behandlung ist jedoch nicht ganz schmerzfrei.

Wann sollte man einen Tennisarm operieren?

Der Nutzen einer Operation ist umstritten. Dennoch wird sie angeboten, wenn die Schmerzen über Monate auf keine konservative Therapie ansprechen. Bei der Operation werden die kleinen Nerven rund um den äußeren Ellenbogen durchtrennt (Denervation nach Wilhelm). Gleichzeitig werden dort einzelne Sehnenanteile abgelöst – auf diese Weise wird der Zug auf die Sehne vermindert. Der Eingriff wird in der Regel in einer Plexusanästhesie (Schmerzausschaltung der Armnerven) vorgenommen oder auch unter Vollnarkose. Der Arm wird anschließend für 2 Wochen in einer Oberarm-Gipsschiene ruhiggestellt.

Fazit: Zur Behandlung eines hartnäckigen Tennisarms stehen zahlreiche Therapieverfahren zur Verfügung. Viele davon sind jedoch kaum oder noch nicht umfassend genug untersucht. Eine wissenschaftlich basierte Therapie mit in großen Studien nachgewiesener Wirksamkeit existiert zurzeit nicht! Sowohl für die oben genannten konservativen als auch die operativen Maßnahmen ist die momentane Datenlage ungenügend. Das heißt für Betroffene: Beginnen Sie mit den risikofreien Anwendungen und probieren Sie aus, was Ihnen hilft.

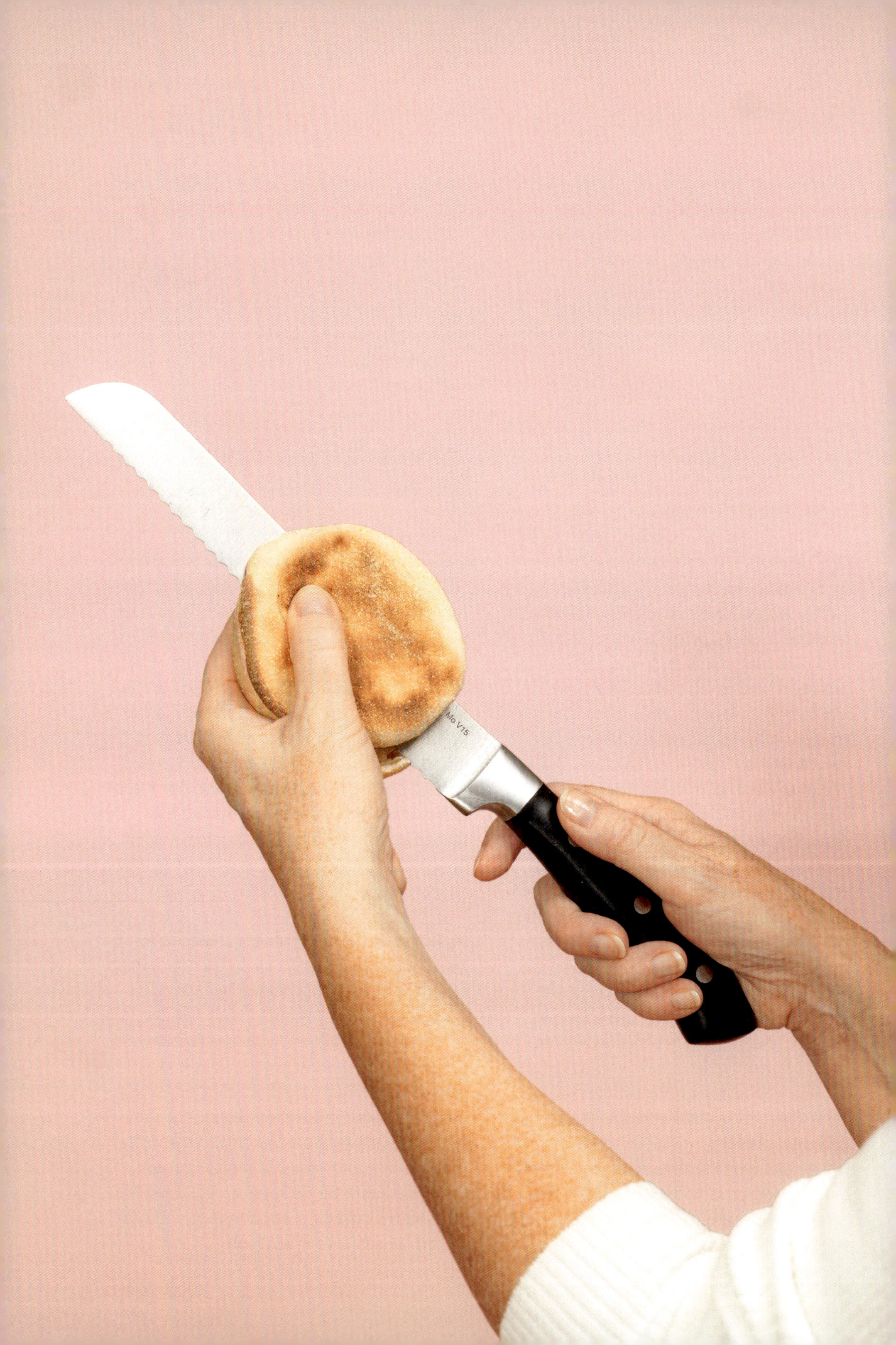
Mo V15

Vorsicht! Verletzungen mit Folgen

Achtung: Es gibt einige vermeintlich harmlose Verletzungen, die zu Beginn nicht ernst genommen werden, jedoch fatale Folgen für die Hand haben können.

Gefahren für Ihre Hand

Es ist wichtig, die Gefahrenquellen zu erkennen und auszuschalten. Passen Sie gut auf Ihre Hände auf!

Nietnägel und Insektenstiche – wie ein Panaritium entsteht

Nietnägel – dieses Problem kennen wir alle und haben es von Zeit zu Zeit. Es handelt sich um einen kleinen Einriss der Nagelhaut, ganz am Rand des Fingernagels. Er entsteht, wenn die Nagelhaut zu trocken ist, und obwohl der Riss nur so klein ist, kann er höllisch wehtun. Normalerweise reicht es, den Nietnagel mit einer desinfizierten Hautschere vorsichtig abzuschneiden. Nicht selten entstehen jedoch Entzündungen, da Keime durch die kleine Wunde in den Körper eindringen können und das Gewebe unter den Fingernägeln befallen – das Nagelbett. Fachleute bezeichnen das als »Panaritium« oder »Paronychie«, der Volksmund kennt es als »Umlauf«. Hinter einer akuten Nagelbettentzündung stecken in der Regel Bakterien – insbesondere die beiden Arten Staphylococcus aureus und Streptococcus pyogenes. Beide Erregerarten leben auf der menschlichen Haut. Gelangen sie durch kleine Wunden ins Körperinnere, entstehen Entzündungen. Erste Symptome einer solchen Entzündung sind eine Rötung der betroffenen Hautstelle und Juckreiz. Später kommt es zu einer Schwellung und lokalen Überwärmung des Gewebes, die Haut glänzt rötlich und ist druckempfindlich. Im weiteren Verlauf der Entzündung entstehen mäßige bis starke Ruheschmerzen, der Finger pocht und manchmal ist sogar eine Eiterblase sichtbar.

Genau das Gleiche kann nach einem Insektenstich geschehen. Auch der erscheint erst einmal harmlos, aber ich kann Ihnen aus eigener Erfahrung von keineswegs harmlosen Verläufen berichten. Hier im Bild sehen Sie meinen Finger mit einem zwei Stunden alten Insektenstich direkt unter der Nagelhaut. Das sah nicht dramatisch aus und normalerweise würde niemand damit in eine ärztliche Praxis gehen. Der Stich juckte stark und leider habe ich dann auch gekratzt. Einen Tag später war der Finger dick geschwollen und es hatte sich eine Infektion entwickelt.

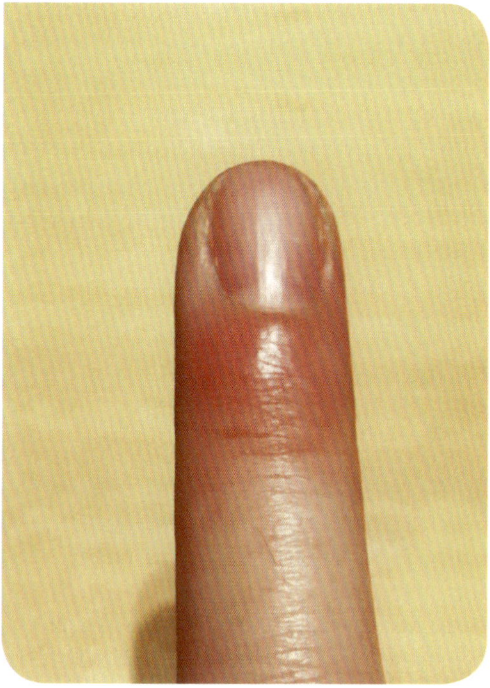

⮝ Drei Stunden nach dem Stich

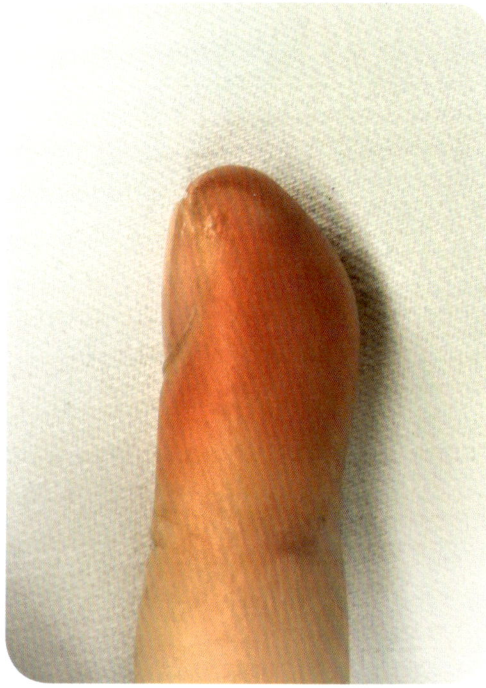

⮝ 24 Stunden später – die Entzündung breitet sich aus, der Finger schwillt an, die Haut wirkt glasig

Wahrscheinlich hatte ich mir durch das Kratzen Keime in die Einstichstelle »gerubbelt« und mir ein Panaritium zugezogen. Der Finger schmerzte zunehmend und war äußerst berührungsempfindlich. Wenn Ihnen das jemals passieren sollte, wäre das die Zeit, eine ärztliche Praxis aufzusuchen, denn man benötigt ein Antibiotikum!

Unbehandelt dehnt sich die Infektion aus, die Lymphknoten schwellen an und Betroffene bekommen Fieber. Weil die Fingernägel den Abfluss von Eiter erschweren, breitet sich die Infektion vom Finger aus bis in die Handfläche hinein. Dort kann der Keim alles angreifen und zerstören, was in der Hand an empfindlichen Strukturen vorhanden ist: Gelenke, Sehnen und Knochen. Sogar eine Blutvergiftung kann entstehen. Auch wenn die Verletzung klein und harmlos erscheint und ganz gleich, ob durch einen Nietnagel oder einen Stich verursacht: Beobachten Sie bitte Ihren Finger! Breitet sich die Entzündung aus, sollten Sie sich dringend eine ärztliche Praxis aufsuchen, dort wird man Ihnen ein Antibiotikum verschreiben.

Damit Sie gar nicht erst in diese Lage geraten, sollten Sie ein paar Tipps beachten:

- Die unverletzte Nagelhaut nicht mit der Schere schneiden, sondern aufweichen und vorsichtig zurückschieben.
- Pflegen Sie Nägel und Nagelhaut regelmäßig mit fetthaltigen Cremes.
- Fingernägel müssen rund gefeilt werden. Achten Sie dabei darauf, nicht zu tief in den seitlichen Wall zu feilen.

- Tragen Sie beim Putzen Handschuhe, damit Ihre Haut nicht austrocknet.
- Bei Insektenstichen benutzen Sie eine Antihistaminikum-Salbe, die den Juckreiz schnell mildert.

Die Avocado-Hand – gefährliche Schnitte

Sie fehlt in keiner Bowl und ist eine der Lieblingsfrüchte ernährungsbewusster Menschen: die Avocado. Aber Sie ahnen ja gar nicht, wie viele Verletzungen sie verursacht! Natürlich ist nicht die die Avocado selbst gefährlich, sondern ihre Zubereitung. Wenn man sie so hält wie auf dem Foto, gleitet das Messer beim Schneiden wie durch Butter.

Achtung beim Schneiden einer Avocado, das Messer rutscht leicht aus der bzw. in die Hand.

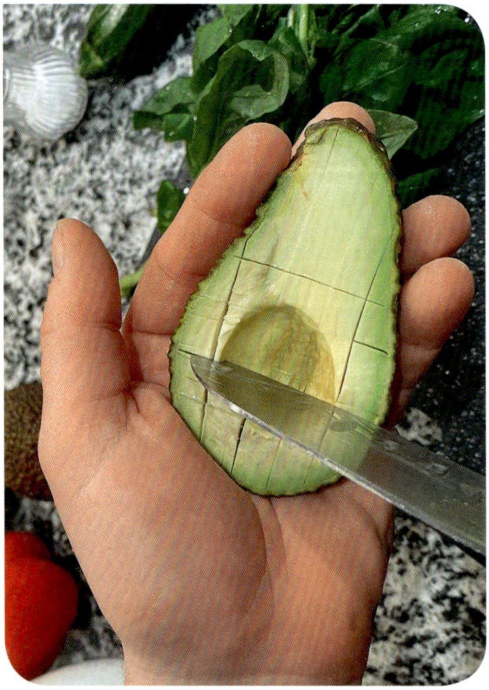

Ein unachtsamer Moment oder ein kurzes Abrutschen – und man schneidet bis in die Beugesehnen und Nerven hinein, die wenig geschützt direkt unter der Haut liegen. Fachleute fordern wegen der steigenden Verletzungszahlen bereits einen Warnhinweis auf der Frucht. Nein, das ist wirklich kein Witz. Daher mein Rat: Holen Sie das Fruchtfleisch lieber mit dem Löffel heraus.

Bisse von Hund, Katze und Mensch

Schätzungsweise werden in Deutschland jährlich ca. 30 000 bis 50 000 Menschen gebissen.[40] Die Dunkelziffer dürfte höher sein, denn Bisswunden sind in Deutschland nicht meldepflichtig. 60–80 % werden durch Hunde herbeigeführt, 20–30 % durch Katzen. Menschenbisse kommen seltener vor. Jedoch nicht so selten, wie man denken könnte – sie ereignen sich direkt als Abwehrbisse, beim Liebesspiel oder auch indirekt beim Faustschlag gegen die Schneidezähne.

Die Hände sind am häufigsten betroffen, gefolgt von Armen, Beinen und dem Gesicht.

Gefährlich bei allen Bissen sind die lokalen Verletzungen am Gewebe, die von oberflächlichen Schürfwunden bis zu tiefsten Fleischwunden mit Knochenbeteiligung und Nervenverletzungen reichen, vor allem aber die Erreger im Speichel, die durch den Biss in die Wunde gelangen. Menschen, die durch einen Biss tiefe Wunden erleiden, werden sich natürlich ärztlich versorgen lassen und sind daher unter Beobachtung, auch hinsichtlich einer drohenden Infektion.

Tückisch sind die kleinen Wunden, die aufgrund ihrer scheinbaren Harmlosigkeit von

Betroffenen als Bagatellverletzungen abgetan und zu Hause bloß mit einem Pflaster versorgt werden. Sehr häufig geschieht das nach Katzenbissen: Die Wunde ist klein und punktförmig, wirkt harmlos und blutet kaum. Die Katze hat jedoch mit ihren kleinen, spitzen Zähnen Erreger aus ihrem Speichel tief in das Gewebe befördert, die kaum verletzte Haut schließt sich und äußerlich ist nichts mehr zu sehen. Die Entzündung kann sich jedoch unter der geschlossenen Haut weiter ausbreiten. Bei Bissverletzungen an der Hand und den Fingern muss an die anatomische Besonderheit der gemeinsamen Sehnenfächer gedacht werden. Ist der Keim erst einmal dort angelangt, breitet er sich rasend schnell aus. Es ist daher nicht verwunderlich, dass Katzenbisse in 30–50% der Fälle zu mehr oder weniger schweren Entzündungen führen – insbesondere an den Händen, bei denen wichtige Strukturen direkt unter der Haut liegen.

Infektionsraten und Lokalisationen nach Bissen. Tabelle basiert auf Daten aus Rothe et al. (2015).[41]

	Infektionsraten
Katzen	30–50%
Mensch	15–25%
Hunde	5–25%
Gesamt	10–20%
Hände	18–36%
Arme	17–20%
Beine	7–15%
Gesicht	4–11%

Die kleinen, spitzen Zähne einer Katze erreichen mühelos Knochen und Gelenke. Darüber hinaus bieten Hände durch die langen Sehnen und Sehnenscheiden gute Ausbreitungswege für Krankheitserreger. Dehnt sich die Entzündung aus, schwellen die Lymphknoten an und eine Blutvergiftung droht. Schwere Komplikationen wie Hirnhautentzündung oder Knochenentzündung können die Folge sein. Bei den Hundebissen liegt die Infektionsrate bei 5–25% und bei Menschenbissen bei immerhin 15–25%. Suchen Sie bitte nach jeder Bissverletzung unbedingt eine ärztliche Praxis auf, ganz gleich, wie harmlos die Wunde erscheint!

Computerarbeit

Millionen von Menschen sitzen täglich im Büro und damit stundenlang vor dem PC. Sie führen Hunderte von Klicks in der Stunde auf der Computer-Maus und der Tastatur aus. Monotone, sich ständig wiederholende Bewegungsabläufe zwingen sie in eine starre Arm- und Sitzhaltung.

Vor allem die Dauer der täglichen Computerarbeit belastet Hand, Handgelenk und Unterarm. In diesem Zusammenhang beobachten Fachleute die Zunahme von Schmerzzuständen, die unter dem Begriff »RSI-Syndrom« zusammengefasst werden. RSI steht für »Repetitive Strain Injury« und bedeutet übersetzt so viel wie »Verletzung durch wiederholte Belastung«, »Syndrom« steht für eine Kombination verschiedener Symptome. Das RSI-Syndrom ist also keine klar abgrenzbare Erkrankung, sondern ein Sammelbegriff für unterschiedliche Beschwerden vor allem an der Hand und am Unterarm.

Als Ursache für das RSI – im Volksmund auch Mausarm genannt – gelten vor allem die schnellen, sich stundenlang wiederholenden, monotonen Bewegungen. Durch diese Belastungen treten Mikroverletzungen an Muskel- und Sehnengewebe auf, das sich in der arbeitsfreien Zeit nur unzureichend regenerieren kann.

Die Beschwerden können zunächst sehr unspezifisch sein und sich in Nacken-, Arm- oder Handbeschwerden äußern. Einige Betroffene bekommen darüber hinaus Sensibilitätsstörungen wie Kribbeln oder Taubheitsgefühle in der Hand und den Fingern. Auch Symptome wie Bewegungsschmerz, Muskelkrämpfe, Kraftverlust und Einschränkung der Beweglichkeit kommen vor. Risikofaktoren wie Stress und ungünstige Körperhaltung begünstigen die Entstehung eines RSI-Syndroms. Bei einigen Betroffenen stimmen die Beschwerden mit der Symptomatik anderer bekannter Erkrankungen wie Tennisarm, Sehnenscheidenentzündung und Karpaltunnelsyndrom überein. Die Abgrenzung von diesen Erkrankungen ist daher schwer. Der auffälligste Unterschied ist das Fehlen von Ruhe- und Druckschmerz beim RSI-Syndrom, zumindest im frühen Stadium. Werden die wiederholten, schnellen Bewegungen jedoch ausgeführt, treten Kraftverlust, Missempfindungen und Schmerzen auf, die mehrere Stunden anhalten können.

Unbehandelt können sich die Symptome verstärken und die Bildung eines Schmerzgedächtnisses droht – die Hand »spricht« mit dem Gehirn, sendet Schmerzsignale und das Gehirn reagiert darauf. Werden die Symptome ignoriert, besteht die Gefahr, dass die Erkrankung chronifiziert. Aus diesem Grund ist die Prävention besonders wichtig. Den haltungsbedingten Überlastungen sollte wirksam begegnet werden, indem folgende Bereiche optimiert werden:

- Der Arbeitsplatz muss ergonomisch eingerichtet sein, z. B. mit einem höhenverstellbaren Schreibtisch.
- Ergonomisch geformte Mäuse, Handgelenkauflagen und evtl. geteilte Tastaturen entlasten die belasteten Strukturen an der Hand und verhindern das Abknicken der Handgelenke.
- Die Tastatur sollte möglichst flach sein, damit Sie die Hand nicht zu stark anheben müssen.
- Achten Sie drauf, dass Ihre Sitzhöhe der Schreibtischhöhe angepasst wird, denn durch zu hohes oder zu niedriges Sitzen verkrampft Ihr Unterarm bis hoch in den Schulter- und Nackenbereich.
- Die Anordnung der Arbeitsgeräte, die Höhendifferenz zwischen Tastatur und Ellenbogen und die Monitorhöhe sollte überprüft werden.
- Regelmäßige Pausen mit kurzen Dehn- und Mobilisationsübungen beugen Beschwerden vor.
- Ebenso wirkt Sporttreiben prophylaktisch.[42]

Das Ziel der Behandlung ist das Erlernen geänderter Bewegungsmuster der Hände, des Unterarms und des Nackens, die die langfriste schmerzfreie Berufstätigkeit sicherstellen. Daher müssen Betroffene umdenken und alte Gewohnheiten und schädigende Bewegungsmuster ändern. Allein und ohne fachkundige Beratung ist das jedoch schwer möglich, weil Laien nicht genügend Kenntnisse über Ergonomie besitzen. Es ist daher ratsam, sich von geschulten Physio- oder Ergotherapeuten beraten zu lassen.

Smartphones

Auch viele junge Menschen klagen über Schmerzen in Händen und Fingern. Häufig ist das Smartphone der Auslöser. Es gibt einige typische Beschwerden, die auf übermäßiges Nutzen des Smartphones zurückzuführen sind.

Smartphone-Daumen: Der Daumen ist unser beweglichster Finger. Anatomisch ist diese Beweglichkeit wichtig, damit der Daumen den anderen vier Fingern gegenübergestellt werden kann – das Greifen wäre andernfalls unmöglich. Sein großer Bewegungsumfang verführt aber förmlich dazu, Textnachrichten ausschließlich mit ihm zu schreiben. Exzessives Texten und Wischen auf Smartphones überlastet jedoch die Beuge- und Strecksehnen des Daumens, die dafür nicht gemacht sind. Die Evolution hat das ständige Nutzen von Smartphones einfach noch nicht eingeplant. Die Folge ist eine Reizung bis hin zur Entzündung der Sehnen im Daumen. Tipp: Vermeiden Sie das Tippen mit nur einem Daumen. Wenn Sie stattdessen beide benutzen, halbieren Sie die »Strecke«, die ein Daumen überwinden muss, um an alle Buchstaben zu gelangen. Versuchen Sie auch, den Zeigefinger einzubinden – Ihr Gehirn wird sich über die neue Herausforderung freuen! Beachten Sie beginnende Überlastungszeichen, denn werden die Warnsignale nicht ernst genommen und das Verhalten nicht geändert, kann der Schmerz chronisch werden.

Der sogenannte Handy-Daumen oder auch Whatsappitis.

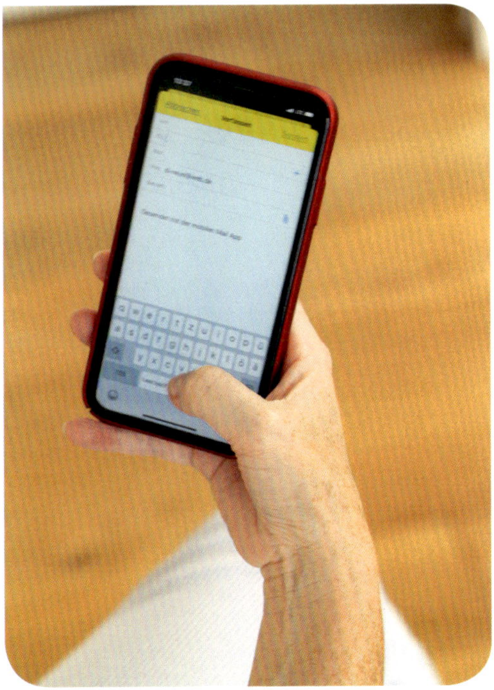

Die gekrümmte Haltung des Nackens beim Blick auf das Handy.

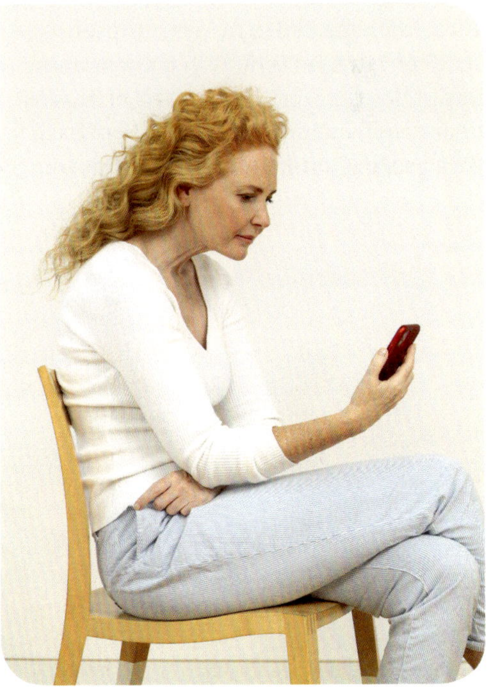

Whatsappitis: Es klingt wie ein Witz, ist aber leider keiner: 2014 wurde in der renommierten medizinischen Fachzeitschrift »The Lancet« ein neues Krankheitsbild vorgestellt: die Whatsappitis.[43] In dem Artikel wurde über eine Spanierin berichtet, die ins Krankenhaus eingeliefert werden musste, nachdem sie über sechs Stunden Nachrichten auf ihrem Smartphone bei WhatsApp geschrieben hatte. Durch das Halten und das stundenlange Tippen mit beiden Daumen hatte sie eine starke Entzündung in den Handgelenken erlitten. Die Therapie: Ruhe! Oder auch für ein paar Tage das Smartphone weglegen.

Handy-Nacken: Wer beim Stehen und Gehen ständig auf sein Smartphone schaut, überbeansprucht seine Nackenmuskulatur und bekommt mit der Zeit Nacken- und Schulterschmerzen. Da die Nerven für unsere Arme und Hände der Halswirbelsäule entspringen, können die gestressten Nerven auch Probleme in den Armen auslösen. Unser Kopf wiegt im Schnitt 4–6 Kilogramm. Das ist das Gewicht, das die Nackenmuskulatur halten muss. Je weiter der Kopf nach vorn gebeugt wird, desto stärker muss die Muskulatur arbeiten. In einer Studie wurde untersucht, was das ständige Herunterneigen des Kopfs für die Wirbelsäule bedeutet. Ergebnis: Bei einer Neigung des Kopfes um 30 Grad nach vorn lasten 18 Kilogramm auf dem Nacken und bei 45 Grad Kopfneigung muss der Nacken sogar 22 Kilogramm tragen.[44] Wer auf sein Mobilgerät schaut, hat den Kopf häufig sogar um 45 Grad gesenkt. Zusätzlich sind die Schultern nach vorn gekrümmt. Achten Sie also auf eine gute Position Ihrer Halswirbelsäule und folgen Sie diesen Empfehlungen:

- Vermeiden Sie es, lange nach unten zu schauen, und heben Sie das Smartphone möglichst oft auf Augenhöhe – im Sitzen geht das beispielsweise sehr gut mit einem Kissen unter dem Ellenbogen.
- Lockern Sie die Muskulatur, indem Sie den Kopf von rechts nach links bewegen und sich selbst über die Schulter schauen.
- Dehnen Sie Ihre Muskulatur, indem Sie das rechte Ohr zur rechten Schulter senken, bis ein Zug in der Nackenmuskulatur spürbar wird, dann die Dehnung auf der linken Seite durchführen.
- Senken Sie die Augen statt den Kopf.

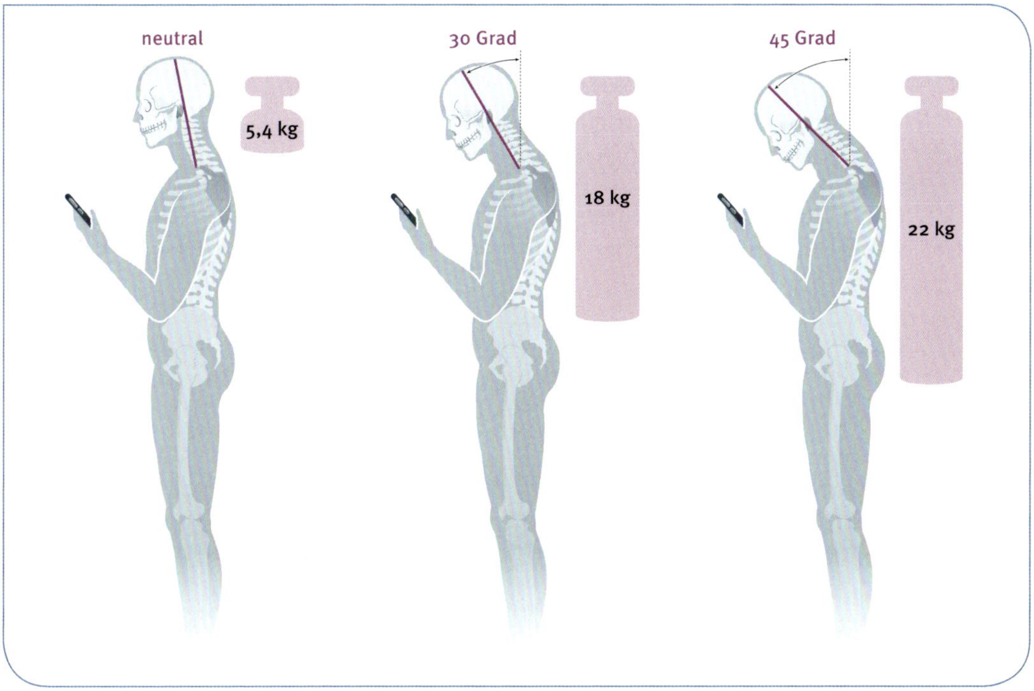

▲ Beim Blick auf das Smartphone wird der Kopf um ca. 45 Grad gebeugt. Dabei lasten über 20 KG auf der Halswirbelsäule – so viel wie ein voll gepackter Reisekoffer oder ein Kasten voller Wasserflaschen. Das ist eine enorme Herausforderung für die Halsmuskulatur, die dieses Gewicht abfangen muss. Wird diese Kopfhaltung über längere Zeit eingenommen, entstehen zwangsläufig Überlastungsschäden.

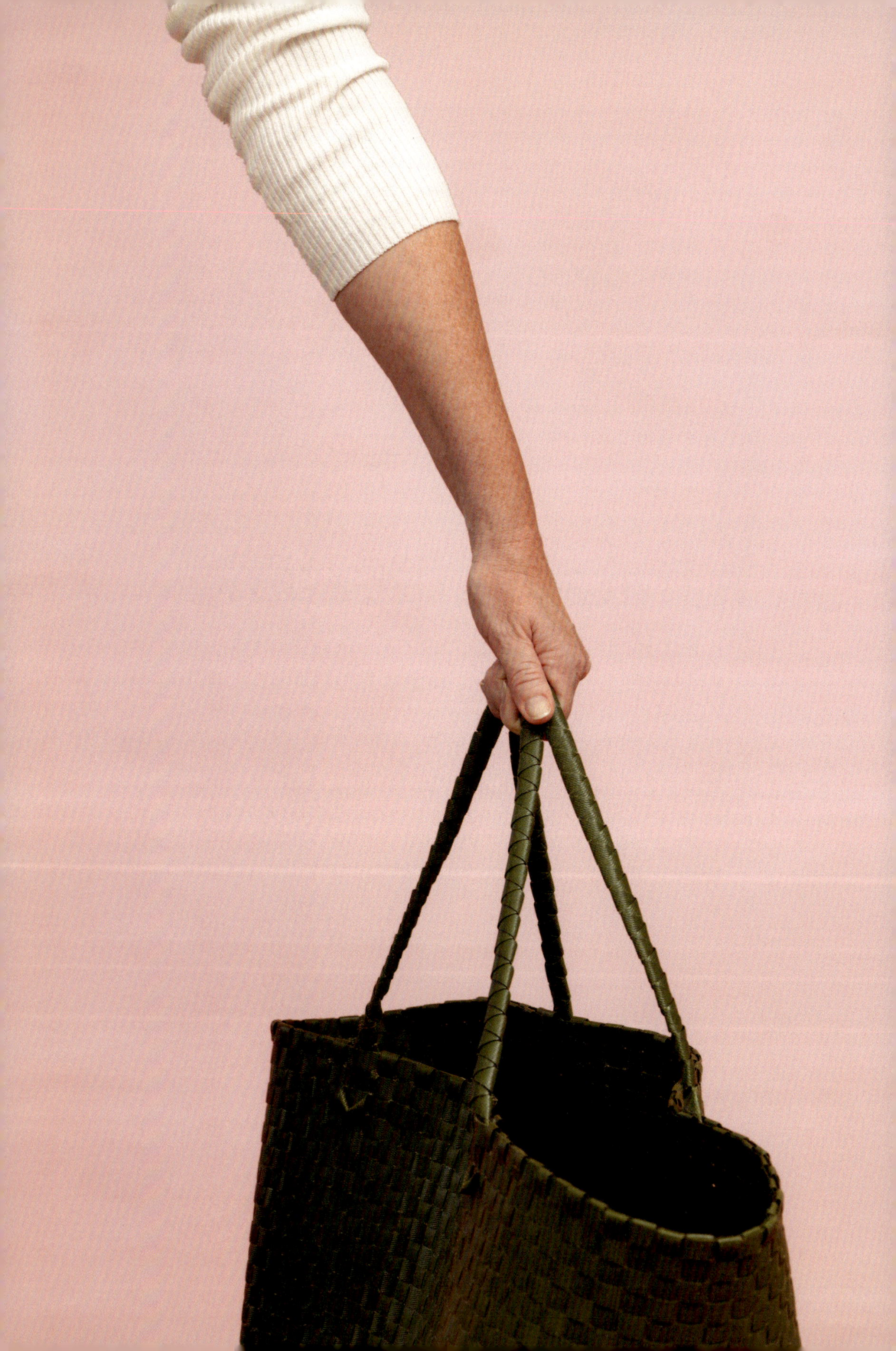

Training für starke Hände

Unsere Hände sind pausenlos im Einsatz. Nehmen Sie sich täglich 10 Minuten Zeit, um ein paar Übungen durchzuführen. So bleiben Ihre Hände fit!

Haltung – was hat sie mit den Armen zu tun?

Das ist schnell erklärt: Unsere Arme sitzen am Oberkörper, wie die Äste eines Baumes am Stamm. Der Stamm gibt den Ästen Halt, so wie der Oberkörper unseren Armen Halt gibt. Wenn wir mit ausgestreckten Armen etwas anheben wollen, sind es der Oberkörper mit seiner Brustwirbelsäule und den dazugehörigen Muskeln, die die Stabilität und die Voraussetzung dafür schaffen, etwas anzuheben.

Unsere Arme und Hände können keine Tätigkeit mühelos und kräftig ausführen, wenn die Brustwirbelsäule zu krumm und die Muskulatur am Rumpf zu schwach ist. Der Teufelskreis beginnt: Die Halswirbelsäule, die auf den Brustwirbeln sitzt, versucht, diese Krümmung auszugleichen, und nimmt die sogenannte Geierhaltung ein: der Kopf schiebt sich nach vorn, es kommt zu schmerzhaften Verhärtungen einzelner Muskeln oder ganzer Muskelgruppen. Diese können Druck auf die umliegenden Nervenbahnen ausüben und Schmerzen verursachen, die bis in die Arme ziehen.

Auch die Beweglichkeit unserer Schultern ist von der Haltung des Oberkörpers abhängig. Machen Sie einen einfachen Test: Stellen Sie sich aufrecht hin und strecken Sie die Brustwirbelsäule. In dieser Position heben Sie einen Arm so weit hoch, dass die Fingerspitzen zur Decke zeigen. Lassen Sie den Arm in dieser Haltung und machen Sie nun einen Buckel. Sehen Sie, wie der Arm absinkt? Es hat also häufig nichts mit der Schulter zu tun, dass der Arm nicht mehr richtig angehoben werden kann, sondern mit Ihrer Haltung und der Stellung der Brustwirbelsäule! Es hängt also alles miteinander zusammen und voneinander ab.

Damit alle Muskeln, Gelenke und Nerven des Arms geschmeidig und voll funktionsfähig bleiben, sollten wir also auch die Wirbelsäule ein wenig beachten. Das geht ganz schnell und Sie werden merken, wie beweglich Ihre Brustwirbelsäule nach einer Weile wird – Ihre Schultern und Arme werden es Ihnen danken.

Aufbau der Übungen

Mit den ersten acht Übungen dehnen wir die Schulter, die die Schulter umgebende Muskulatur sowie die Unterarmmuskulatur und strecken die Brustwirbelsäule. So schaffen wir Raum, damit alle diese Muskeln, die dazugehörigen Faszien und Sehnen sowie die bis in die Hand ziehenden Nerven gut funktionieren können.

Ab Übung 9 (Seite 120) geht es weiter mit Übungen für die Hand und die Finger! Die folgenden Übungen sollten Sie möglichst täglich durchführen. Dabei müssen Sie jedoch nicht jede einzelne Übung jeden Tag machen. Suchen Sie sich die Übungen heraus, die Ihnen am schwersten fallen. Und wenn Ihnen diese nach ein paar Tagen leichter fallen, tauschen Sie sie gegen andere Übungen aus. Erfahrungsgemäß findet man nach einer Weile seine Lieblingsübungen. Beachten Sie dabei, dass Sie täglich mindestens 10–15 Minuten üben sollten, damit Sie einen Trainingseffekt erreichen.

Kontraindikation für diese Übungen sind plötzlich geschwollene, überwärmte Gelenke. In diesem Fall muss erst die akute Entzündung abgewartet werden, bevor Sie mit dem Training beginnen können. Ich habe bewusst Übungen gewählt, bei denen Sie keine großen Anschaffungen tätigen müssen. Ein Igelball oder eine Schwimmnudel sind Anschaffungen, die sich lohnen, aber nicht teuer sind. Los geht's!

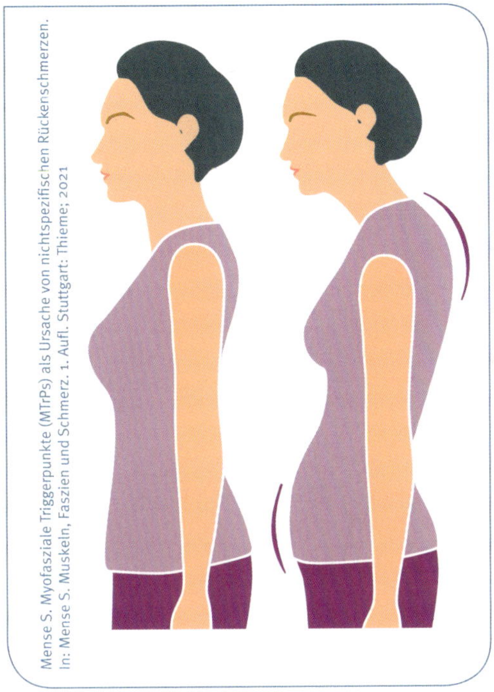

Auswirkung der Haltung auf Hals und Arme.

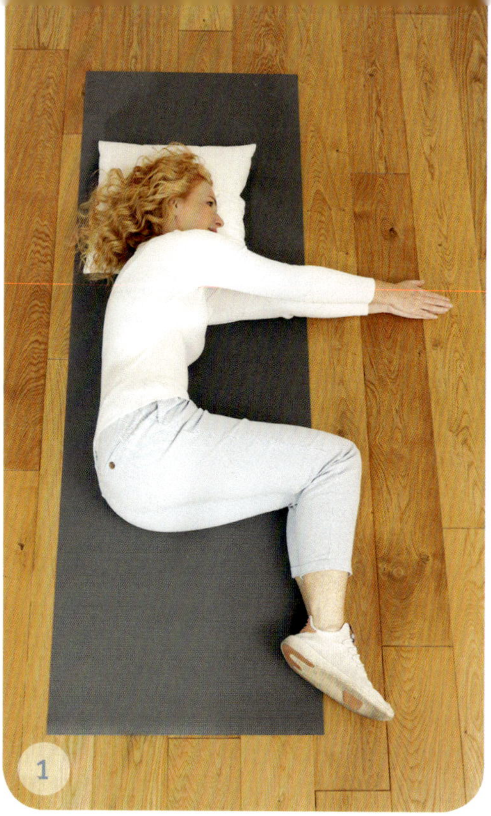

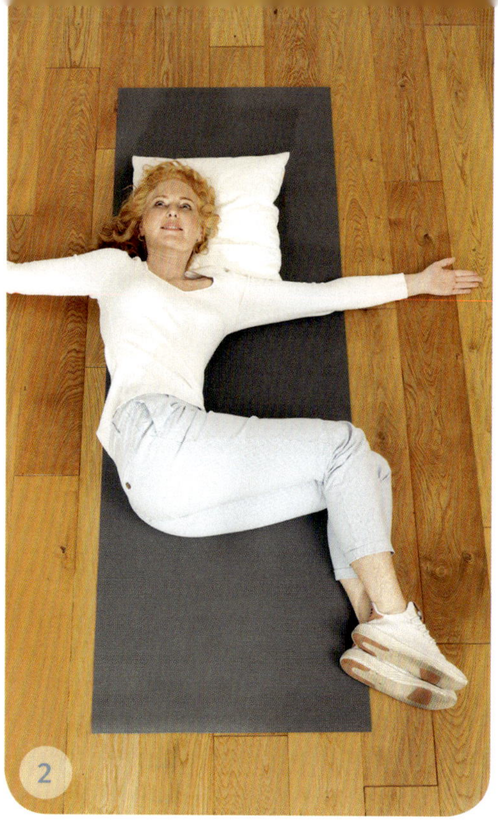

Übung 1 Mobilisation der Brustwirbelsäule

Legen Sie sich auf eine Seite, der Kopf ist mit einem Kissen unterstützt, die Beine sind in der Hüfte und im Knie im rechten Winkel gebeugt. Die obenliegende Hand schiebt sich bis über die Fingerspitzen der untenliegenden Hand ❶, dann wird der Arm abgehoben, die Augen schauen hinterher und der Arm zieht möglichst weit zur anderen Seite. Dabei sollten die Knie liegen bleiben. ❷

Das Ziel ist, den Arm auf dem Boden abzulegen – das wird in der ersten Zeit meist nicht gelingen, weil Ihre Brustwirbelsäule noch zu steif und Ihre Brustmuskeln noch verkürzt sind. Atmen Sie in der gedehnten Stellung 3-mal ein und aus und versuchen Sie, bei jeder Ausatmung einen Millimeter tiefer mit dem Arm zum Boden zu ziehen. Dann zurück in die Ausgangsstellung.

Wiederholung: 10-mal, dann auf die andere Seite legen und dehnen.

Achtung:

- Dies ist eine sanfte Übung, »ruckeln« Sie also nicht, nur um weiter Richtung Boden zu kommen.
- Der Kopf dreht nur so weit mit, wie es angenehm ist. Er kann auch in der Mittelstellung mit dem Blick zu Decke liegen bleiben.
- Es ist völlig normal, dass es in der Brustmuskulatur und im Bereich des Bizeps zieht.

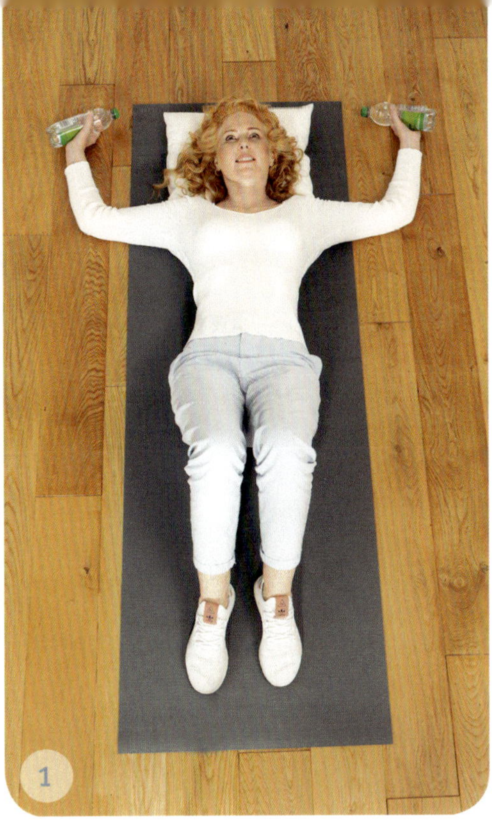

1

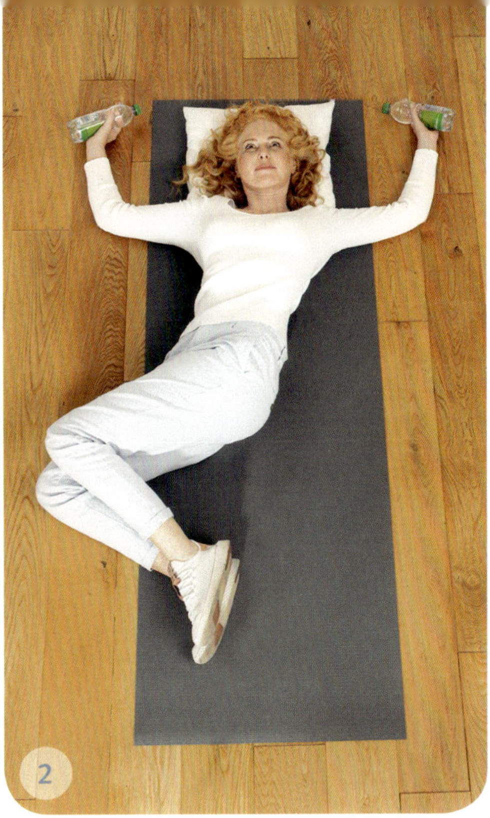

2

Übung 2 Mobilisation der Wirbelsäule

Legen Sie sich auf den Rücken und stellen Sie die Beine an. Beide Hände halten ein leichtes Gewicht (z. B. eine kleine Wasserflasche oder eine leichte Hantel mit dem Gewicht von 0,5 Kilogramm oder 1 Kilogramm). Beugen Sie beide Ellenbogen im rechten Winkel an und legen Sie die Hände neben dem Kopf ab. ❶

Kippen Sie beide Knie nach rechts. Dabei sollten die Arme liegen bleiben, auch die Ellenbogen. ❷ Atmen Sie 3-mal ein und aus, dann kippen Sie die Beine nach links. Beide Schulterblätter bleiben dabei auf dem Boden liegen.

Wiederholung: Die Knie 10-mal zu jeder Seite kippen.

Achtung:

- Allein das Hinlegen der Arme mit den Gewichten in der Hand kann in den Schultergelenken ziehen. Wenn der Schmerz zu stark wird, reduzieren Sie das Gewicht oder lassen es ganz weg.
- Auch in den Rippen oder dem Rücken kann es ziehen, das kommt durch die Dehnung der verkürzten Muskulatur. Ist Ihnen diese Dehnung zu Beginn zu stark, kippen Sie nicht vollständig mit den Knien zur Seite.
- Wahrscheinlich werden der Arm und das Schulterblatt auf der entgegengesetzten Seite abheben, wenn Sie die Knie weit Richtung Boden kippen. Das ist kein Problem. Atmen Sie langsam aus und versuchen Sie, das Schulterblatt sanft zurück Richtung Boden zu ziehen.

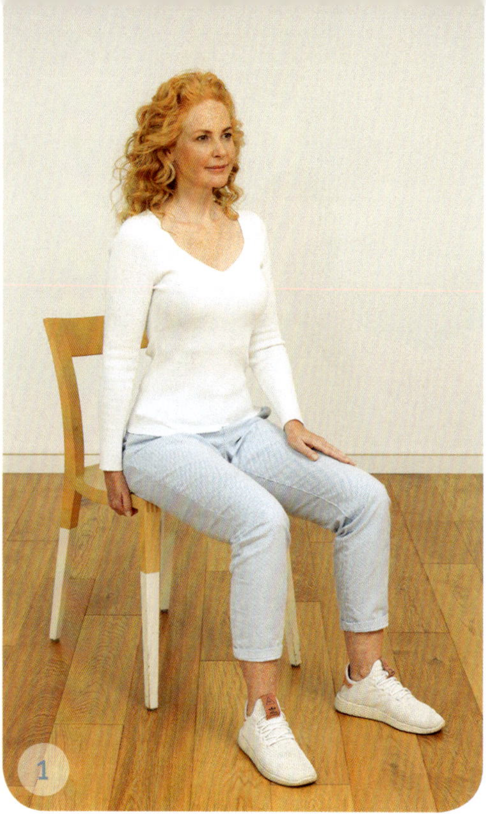

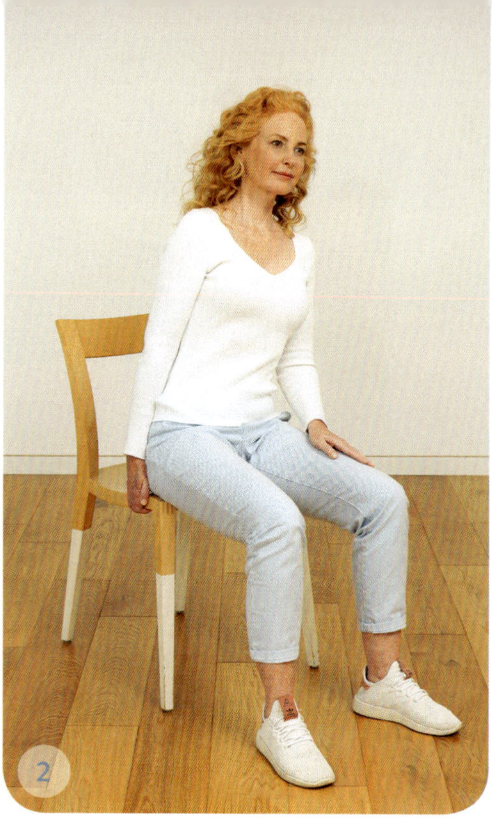

Übung 3 Dehnung der Halsmuskulatur und der Schultergelenkkapsel

Setzen Sie sich aufrecht auf einen Hocker oder Stuhl, beide Knie mehr als hüftbreit auseinander, die Füße sind leicht nach außen gedreht. Fassen Sie mit einer Hand unter die Sitzfläche und halten Sie sich fest. ❶

Nun ziehen Sie mit dem ganzen Oberkörper (nicht mit dem Kopf) zur anderen Seite, während Sie sich mit der Hand weiter festhalten. ❷ 2-mal tief ein- und ausatmen, den Oberkörper langsam zurück zur Mitte bewegen und die Hand lösen. Dann Seitenwechsel.

Wiederholung: 2-mal auf jeder Seite

Achtung:

- Lassen Sie bei der Übung die Nackenmuskulatur locker – der Arm soll langgezogen werden und das wird er nicht, wenn Sie den Nacken anspannen.
- Halten Sie sich während der gesamten Übung gerade, sonst geht die Dehnung verloren.
- Es ist völlig normal und auch gewünscht, wenn Sie einen leichten Dehnschmerz im Arm spüren. Es wird dort am meisten ziehen, wo Sie Ihre stärksten Verkürzungen haben.

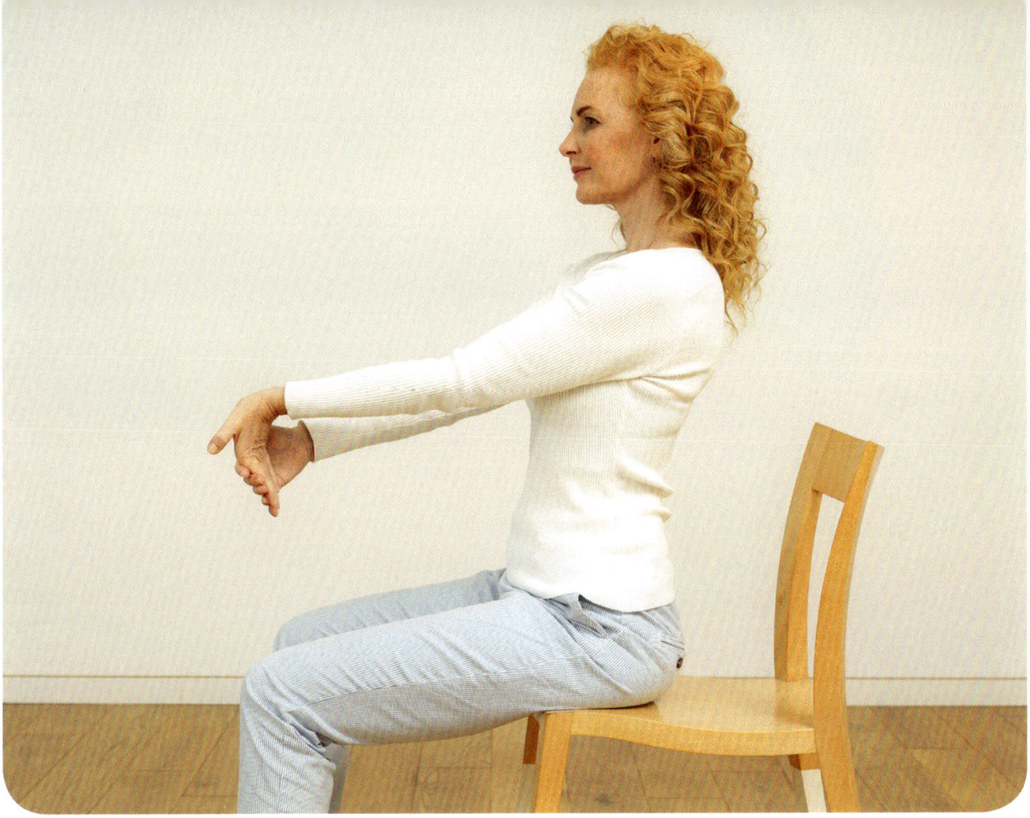

Übung 4 Dehnung der Hand- und Fingerbeugemuskulatur, Dehnung des Handgelenks

Setzen Sie sich aufrecht auf einen Stuhl, umfassen Sie alle Finger mit der anderen Hand. Drehen Sie die Ellenbeuge zur Decke, strecken Sie den Arm gerade und ziehen Sie die Finger in die Dehnung. Achten Sie dabei darauf, dass der Schultergürtel locker bleibt. 10 Sekunden halten, dann die Seite wechseln.

Wiederholung: Mit jeden Arm 2- bis 3-mal strecken, bei akuten Beschwerden wie einem Golferarm die Übung mindestens 3-mal täglich ausführen.

Achtung: Die Dehnung sollte deutlich am Unterarm zu spüren sein – dort verlaufen die Muskeln, die Sie bei dieser Übung dehnen. Es darf auch ein Dehngefühl an den Fingern, in der Handfläche und am Handgelenk auftreten.

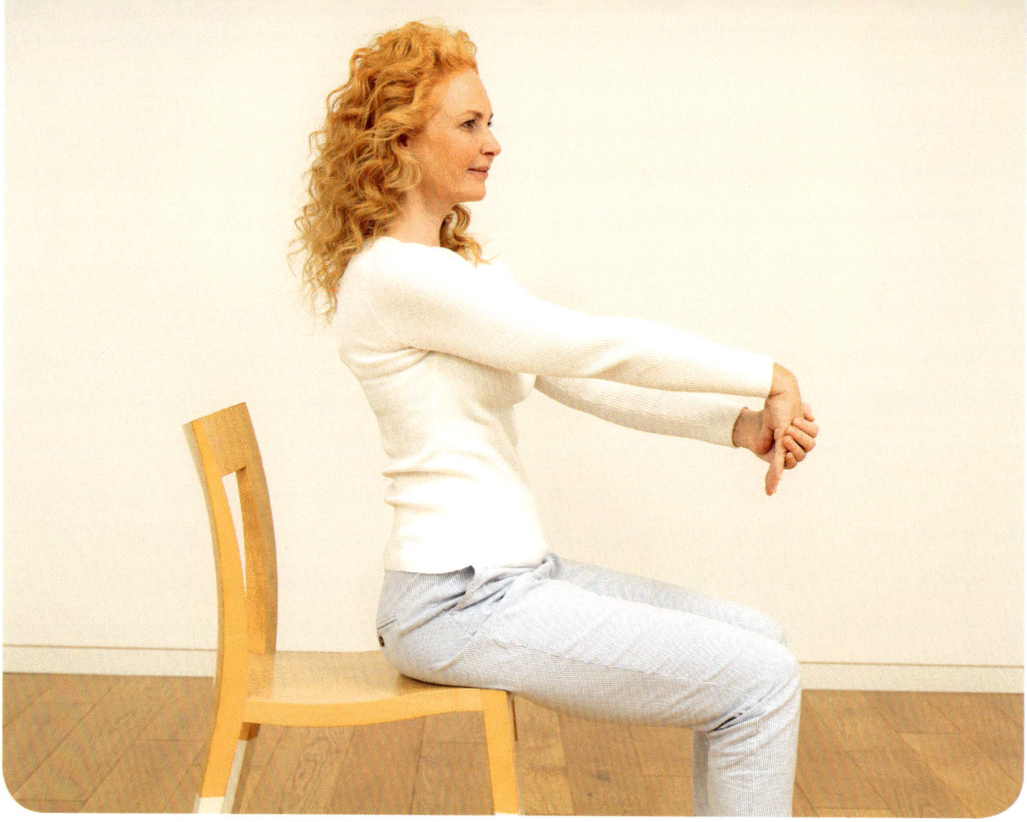

Übung 5 Dehnung der Hand- und Fingerstreckmuskeln, Dehnung des Handgelenks

Strecken Sie den Arm im Ellenbogen und beugen das Handgelenk nach unten. Mit der anderen Hand dehnen Sie das Handgelenk sanft weiter in die Beugung, bis ein deutlicher Zug im Unterarm zu spüren ist. Zur Verstärkung der Übung können die Finger zur Faust geschlossen werden. Der Schultergürtel sollte locker bleiben. 10 Sekunden halten, dann die Seite wechseln.

Wiederholung: Jeden Arm 2- bis 3-mal, bei akuten Beschwerden wie Tennisarm und Sehnenscheidenentzündungen die Übung mindestens 3-mal täglich ausführen.

Achtung: Es sollte eine deutliche Dehnung an der oberen Seite des Unterarmes zu spüren sein, die bis in den Handrücken ziehen kann.

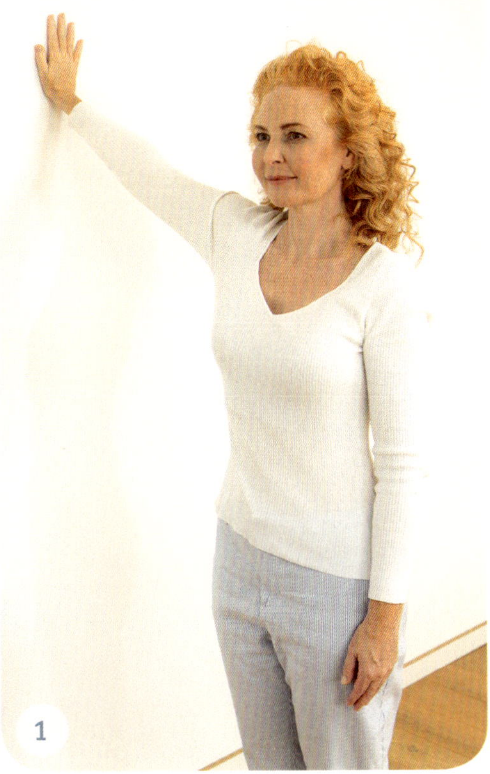
1

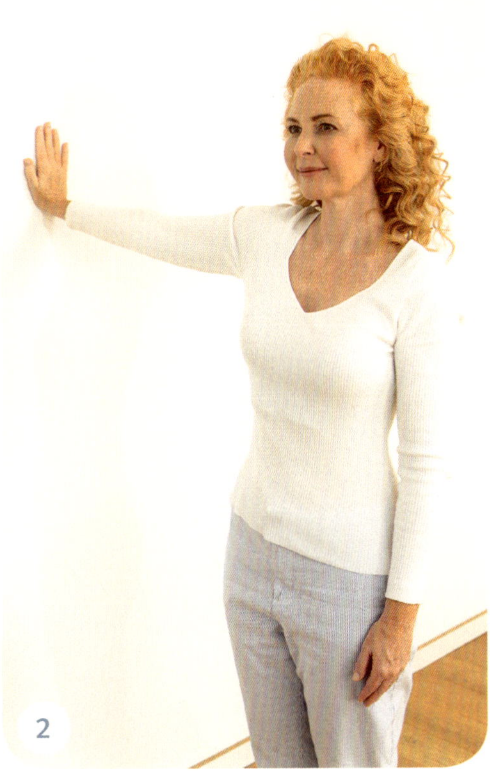
2

Übung 6 Dehnung der Hand- und Fingerbeugemuskulatur, Dehnung des Handgelenks

Stellen Sie sich seitlich mit der Schulter an die Wand und setzen Sie die Hand so hoch wie möglich flach an der Wand auf, strecken Sie den Ellenbogen ❶ und rutschen Sie langsam mit gestrecktem Ellenbogen und vollständig aufgelegter Hand die Wand herunter, bis Sie eine deutliche Dehnung im Handgelenk spüren. Belassen Sie die Handfläche immer an der Wand. ❷ 10 Sekunden halten, dann den Arm wechseln.

Wiederholung: Mit jedem Arm 2-mal an der Wand nach unten gleiten.

Achtung:

- Die Dehnung sollte deutlich an der Unterseite des Unterarmes zu spüren sein – dort verlaufen die Muskeln, die Sie bei dieser Übung dehnen. Es darf auch ein Dehngefühl an den Fingern, in der Handfläche und am Handgelenk auftreten.
- Machen Sie an der Wand doch ein kleines Zeichen mit einem Bleistift, wie weit Sie es mit der Hand geschafft haben – so können Sie Ihre Fortschritte verfolgen.

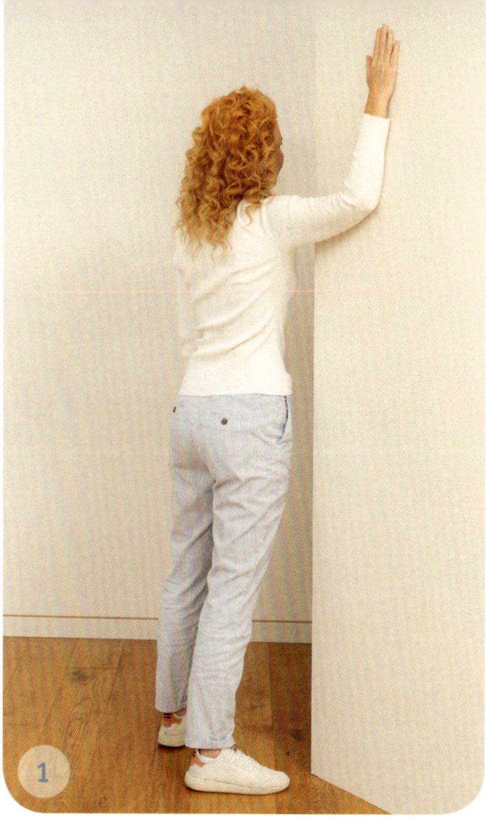

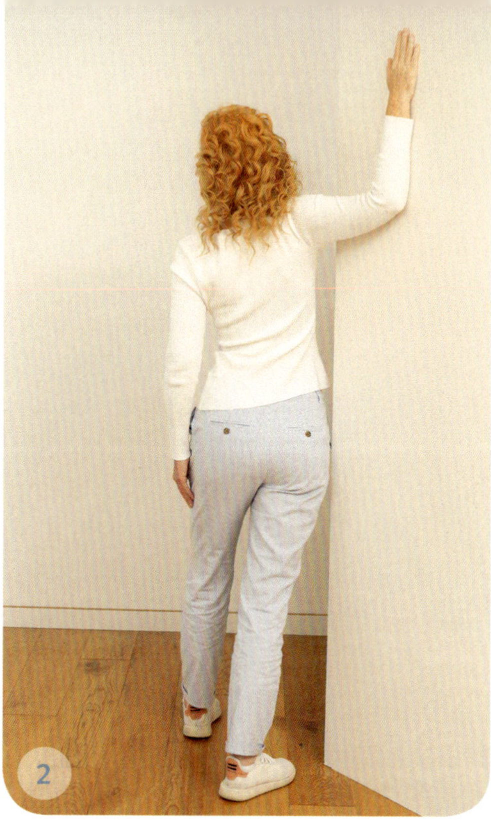

Übung 7 Dehnung der Brustmuskulatur

Stellen Sie sich in Schrittstellung aufrecht in einen Türrahmen oder an einen Wandvorsprung. Legen Sie den gesamten Unterarm an die Wand, der gebeugte Ellenbogen sollte dabei etwa in Höhe der Schulter sein und auch an der Wand lehnen. ❶

Nun drehen Sie Kopf, Oberkörper und Becken nach außen, bis Sie eine Dehnung im Brustbereich der angelehnten Schulter spüren. ❷ Atmen Sie 3-mal ein und aus und versuchen Sie mit jeder Ausatmung ein wenig weiter zu dehnen. Setzen Sie Ihren angelegten Unterarm auch mal ein paar Zentimeter höher oder tiefer und probieren Sie, in welcher Stellung es am meisten zieht. Dort noch einmal eine Dehnung durchführen.

Wiederholung: Jeden Arm 2-mal dehnen.

Achtung:

- Behalten Sie die Schrittstellung während des ganzen Dehnvorganges bei, damit Sie nicht ins Hohlkreuz kommen.
- Lassen Sie die Dehnung zu, verspannen Sie nicht Ihre Schultergürtelmuskulatur.

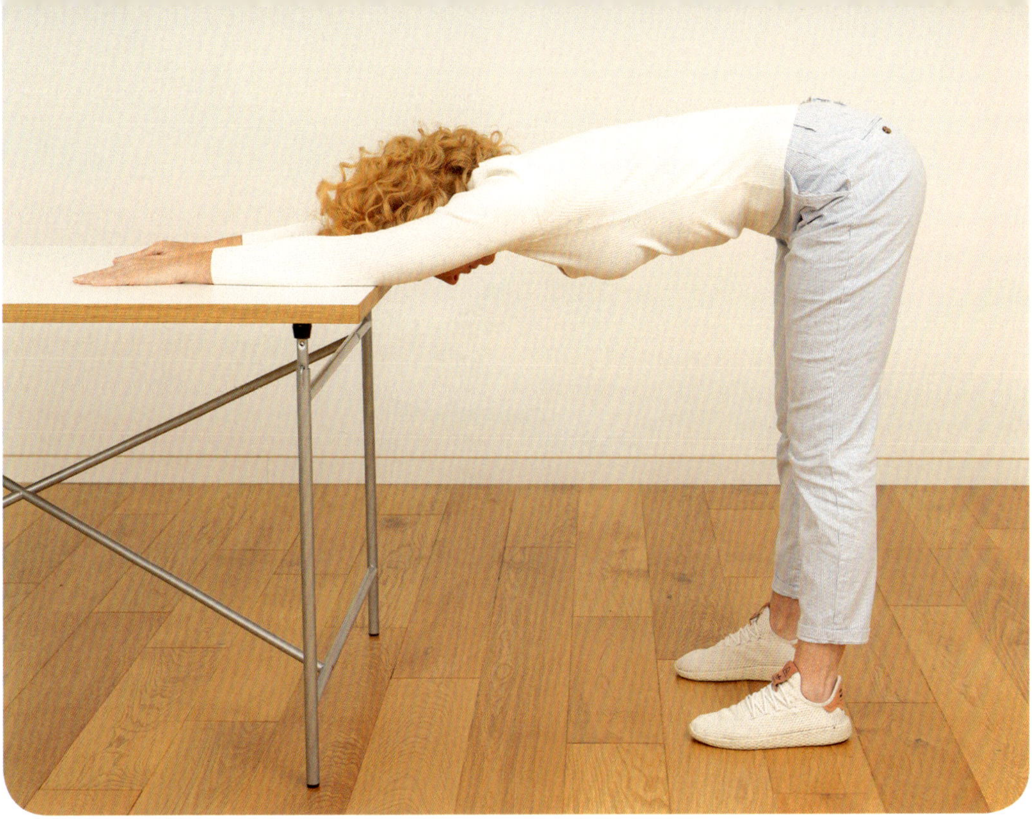

Übung 8 Dehnung des vorderen Schultergürtels, Streckung der Brustwirbelsäule

Stellen Sie sich vor einen Tisch und legen Sie beide Hände auf die Tischplatte. Gehen Sie einen großen Schritt zurück und beugen Sie den Oberkörper mit gestrecktem Rücken und gestreckten Knien nach unten, sodass Sie einen rechten Winkel im Hüftgelenk bilden, der Kopf wird locker zwischen den Schultern gehalten. Schieben Sie den Po weit nach hinten. Atmen Sie ein und bei der Ausatmung ziehen Sie mit dem Brustbein zum Boden, bei der nächsten Einatmung wieder lösen.

Wiederholung: 3-mal in die Dehnung gehen.

Achtung: Sie werden nicht nur eine Dehnung in der Brustmuskulatur und im Schultergelenk spüren, sondern auch noch in der hinteren Oberschenkelmuskulatur. Die ist bei vielen Menschen verkürzt, weshalb sie nicht mehr bei gestreckten Knien mit den Fingerspitzen auf den Boden kommen. Wunderbar also, wir dehnen gleich die Beine mit!

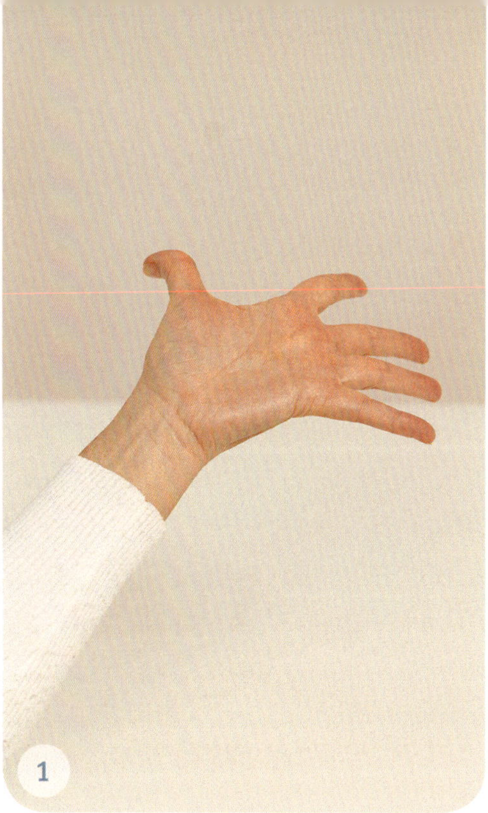

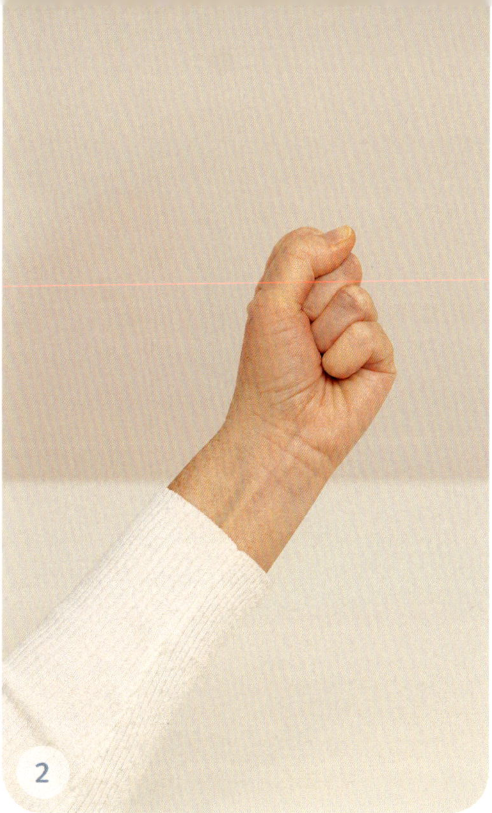

Übung 9 Mobilisation der Fingergelenke, Kräftigung der Fingermuskulatur

Strecken und spreizen Sie die Finger und den Daumen beider Hände maximal, bis Sie einen Zug in der Handfläche und den Gelenken spüren. ❶ Schließen Sie die Hand wieder kräftig zur Faust. ❷ Führen Sie diesen Wechsel 10-mal hintereinander im 2-Sekunden-Takt durch.

Wiederholung: 10-mal öffnen und schließen.

Achtung:

- Vergleichen Sie beide Hände miteinander. Geht die Übung bei einer Hand leichter als an der anderen?
- Haben Sie bei der Übung Schmerzen in einem oder mehreren Fingern? Das ist durchaus möglich und zu Beginn häufig. Sie dürfen Ihre Gelenke durchaus spüren, denn die Übung ist anstrengend, wenn sie korrekt ausgeführt wird. Sollten die Schmerzen jedoch nach kurzer Zeit nicht besser werden, üben Sie bitte mit weniger Kraft.

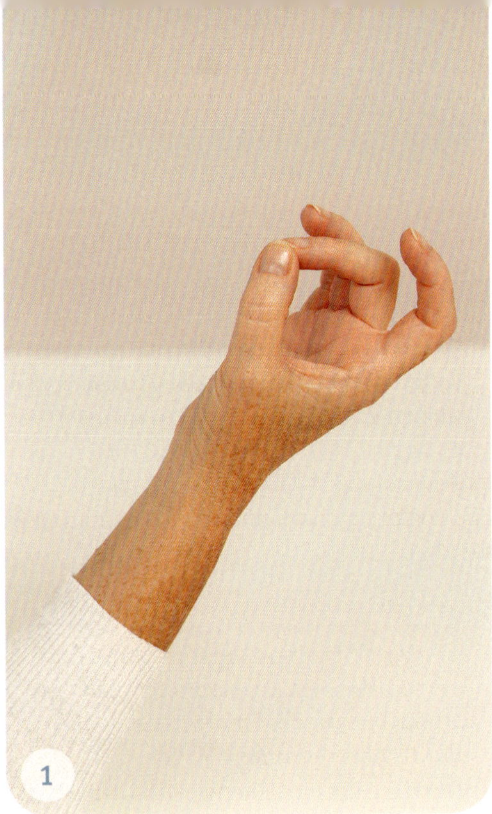

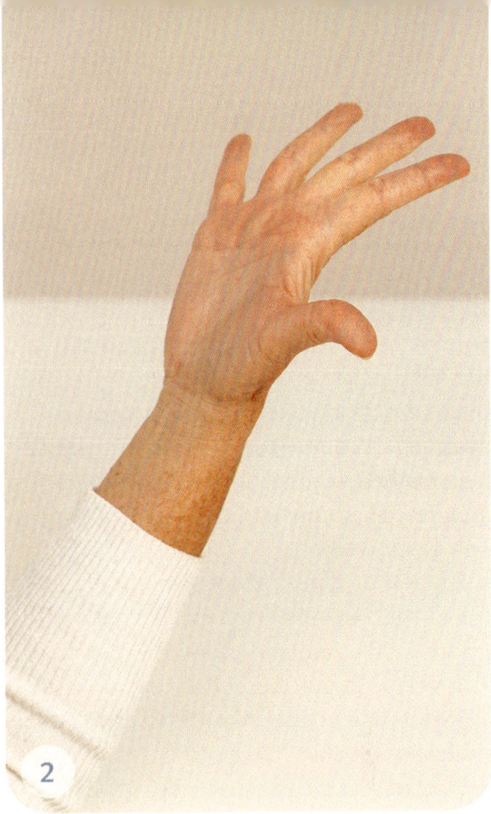

Übung 10 Mobilisation der Finger- und Daumengelenke

Führen Sie die Daumenspitze zur Fingerkuppe des Zeigefingers und bilden Sie dabei ein O. ❶ Strecken Sie alle Finger dann wieder ❷ und wiederholen Sie die Übung dann mit dem Mittelfinger, dem Ringfinger und dem kleinen Finger.

Wiederholung: Bilden Sie mit jeden Finger 10-mal ein O.

Achtung:

- Die Fingerspitzen berühren sich nur leicht, pressen Sie sie nicht aufeinander.
- Bilden Sie mit jedem Fingerpaar so gut wie möglich ein O.

Übung 11 Mobilisation der Fingergelenke – große Faust, kleine Faust, Dach, Streckung

Führen Sie diese Übung beim ersten Mal in der Reihenfolge von links oben nach rechts unten durch, um alle Positionen kennenzulernen. Wenn Sie die Positionen sicher beherrschen, können Sie sie Reihenfolge ändern – es ist nur wichtig, dass alle Positionen geübt werden.

- Stützen Sie den Arm vor sich mit dem Ellenbogen auf den Tisch und schließen Sie Ihre Hände zu einer (großen) Faust. ❶
- Strecken Sie aus dieser Position nur die Mittel- und Endgelenke, die Grundgelenke bleiben gebeugt (Dach). ❷
- Strecken Sie die Finger wieder ganz gerade. ❸
- Beugen Sie nur die Mittel- und Endgelenke an (kleine Faust). ❹
- Strecken Sie dann wieder alle Finger.
- Strecken Sie aus dieser Position nur die Mittel- und Endgelenke, die Grundgelenke bleiben gebeugt (Dach).

Wiederholung: 1 Minute, in der sämtliche Positionen nacheinander eingenommen werden.

Achtung:

- Die »Dach«-Position muss so ausgeführt werden, dass ein Kugelschreiber auf den Grundgliedern der Finger liegen bleiben würde, ohne herunterzufallen.
- Wenn Sie die einzelnen Positionen beherrschen, wechseln Sie gern die Reihenfolge, beispielweise: Faust, kleine Faust, Faust, kleine Faust, Streckung, kleine Faust, Streckung, Dach, Faust, Dach Faust usw.

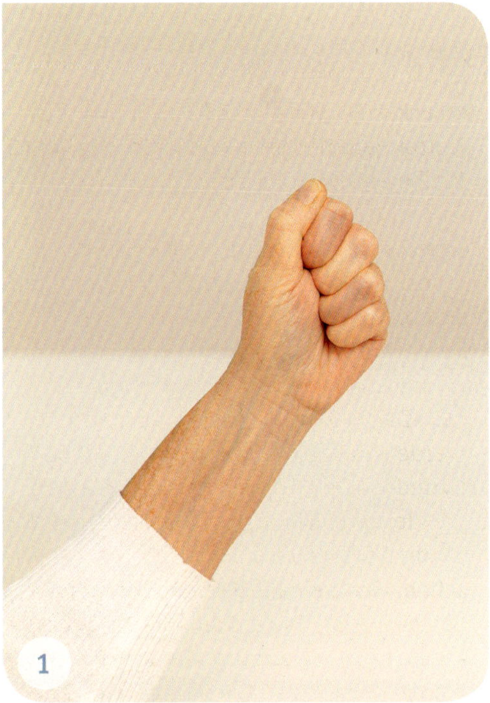
1

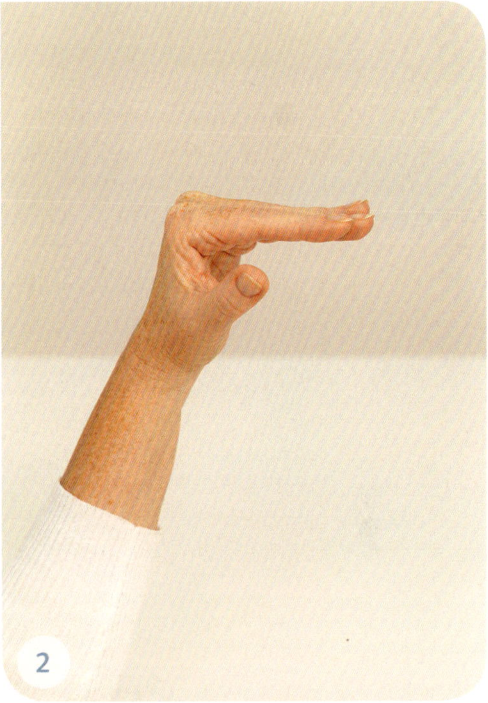
2

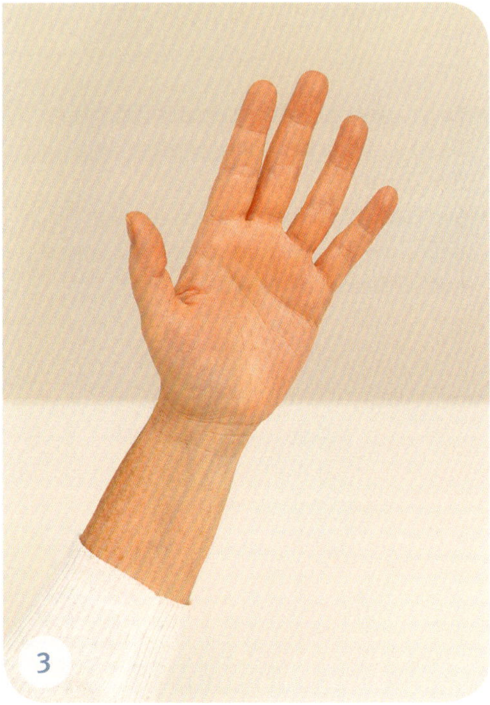
3

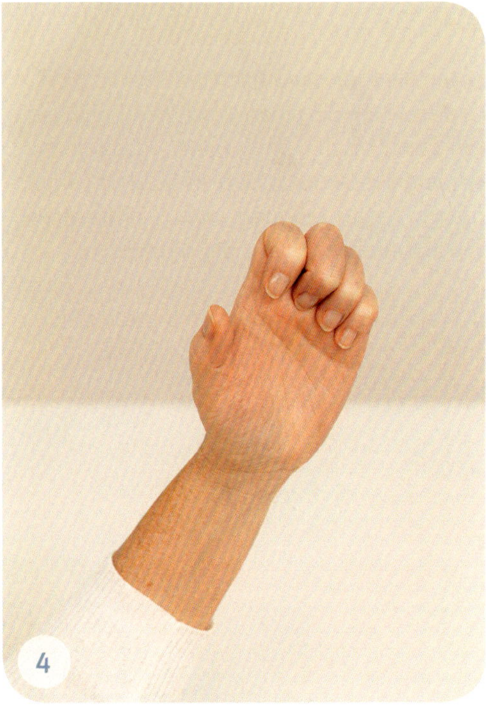
4

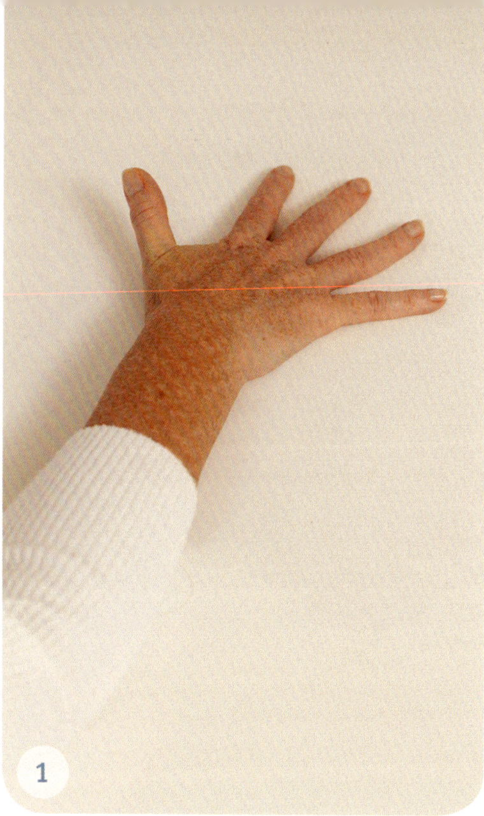
1

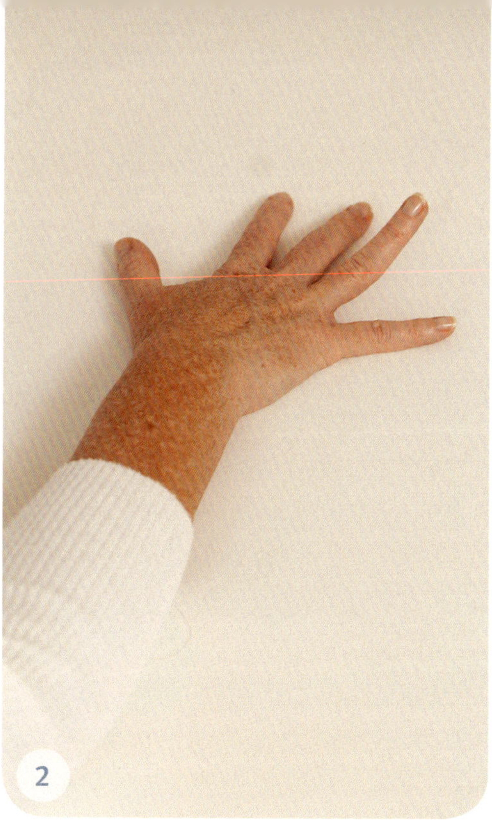
2

Übung 12 Mobilisation der Fingergrundgelenke

Legen Sie Ihre Hand flach auf den Tisch ❶ und strecken Sie jeden einzelnen Finger – mit dem Daumen beginnend – nacheinander von der Unterlage ab. ❷ Es wird jeweils nur ein Finger gehoben, während die anderen auf der Tischplatte liegen bleiben.

Wiederholung: 10-mal vom Daumen bis zum Kleinfinger und wieder zurück.

Achtung:

- Es ist völlig normal, dass der Ringfinger nicht so hoch gehoben werden kann wie der Zeige- oder Mittelfinger.
- Die Handfläche muss flach auf dem Tisch liegen bleiben, während sich die Finger nacheinander strecken.

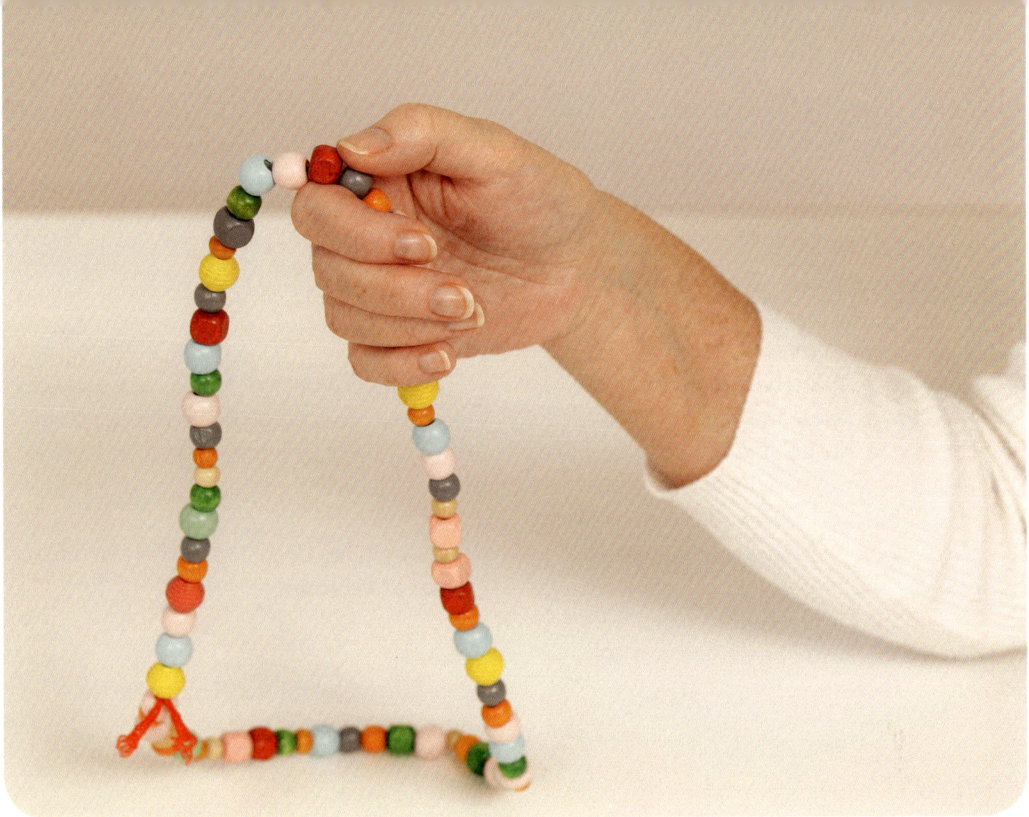

Übung 13 Mobilisation der Daumengelenke, Training der Feinmotorik

Stützen Sie Ihren Arm auf und hängen Sie eine Perlenkette über die leicht gebeugten Finger. Legen Sie den Daumen auf eine Perle und schieben Sie sie in die Handfläche hinein. Führen Sie diese Bewegung mit jeder Perle durch, sodass die Kette über die Finger gleitet. Ist die Kette einmal mit allen Perlen durch Ihre Hand geglitten, die Richtung wechseln: Mit dem Daumen aus der Handfläche eine Perle holen und über die Finger schieben usw.

Wiederholung: Einmal die komplette Kette vor- und wieder zurückschieben.

Achtung:

- Als Steigerung führen Sie die Übung mit geschlossenen Augen durch und verlassen sich allein auf Ihren Tastsinn.
- Nur jede 3., 4. oder 5. Perle in die Hand hinein- oder aus der Hand herauszuschieben ist eine weitere Intensivierung, da der Daumen eine größere Wegstrecke bewältigen muss.

Übung 14 Mobilisation der Fingergelenke, Training der Feinmotorik

Legen Sie die Hand mit der Handfläche nach oben auf den Tisch und nehmen Sie zwei Murmeln in die Hand. Drehen Sie die Murmeln in eine Richtung umeinander herum, sodass eine Murmel um die andere wandert. ❶ Führen Sie 10 »Runden« durch, dann wechseln Sie die Richtung und drehen dort weitere 10 Runden.

Wiederholung: 10-mal rechtsherum und 10-mal linksherum.

Achtung:

- Statt der Murmeln können Sie auch runde Nüsse oder Kastanien benutzen. Qi-Gong-Kugeln sind zu groß, mit ihnen müssten sich die Finger nicht so stark bewegen.
- Stellen Sie sicher, dass sich die Murmeln wirklich umeinander drehen und nicht nur gegeneinander klacken.
- Es ist völlig normal, dass Sie die Murmeln in eine Richtung besser drehen können als in die andere. Mit der »Lieblingsrichtung« beginnt man automatisch zuerst.

Nun stützen Sie ihren Arm so auf dem Tisch ab, dass die Handkante nach unten zeigt. ❷ Versuchen Sie auch in dieser veränderten Position, die Murmeln umeinander zu drehen, rechts- wie linksherum.

Wiederholung: 10-mal rechtsherum und 10-mal linksherum.

Achtung:

- Die Murmeln mit der Handkante nach unten zu drehen, ist weitaus schwieriger – sie werden Ihnen einige Male aus der Hand rollen.
- Probieren Sie doch aus, ob Sie mit beiden Händen gleichzeitig die Übung ausführen können.
- Um die Übung zu intensivieren, drehen Sie die Hände mit der Handfläche nach unten und versuchen aus dieser Position, die Murmeln umeinander zu drehen.

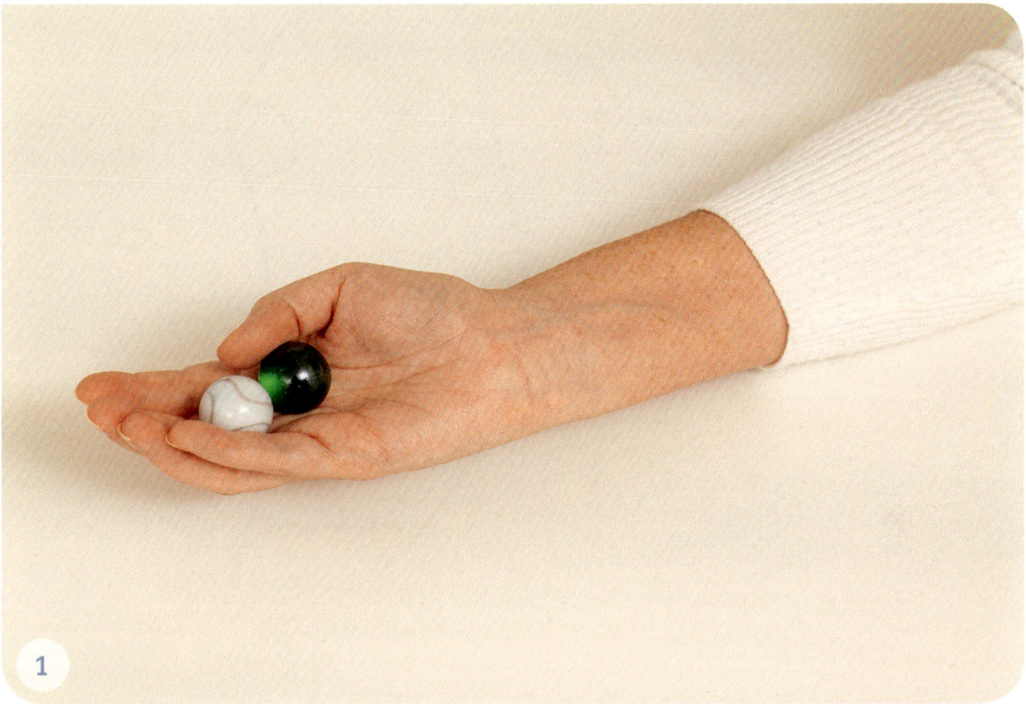

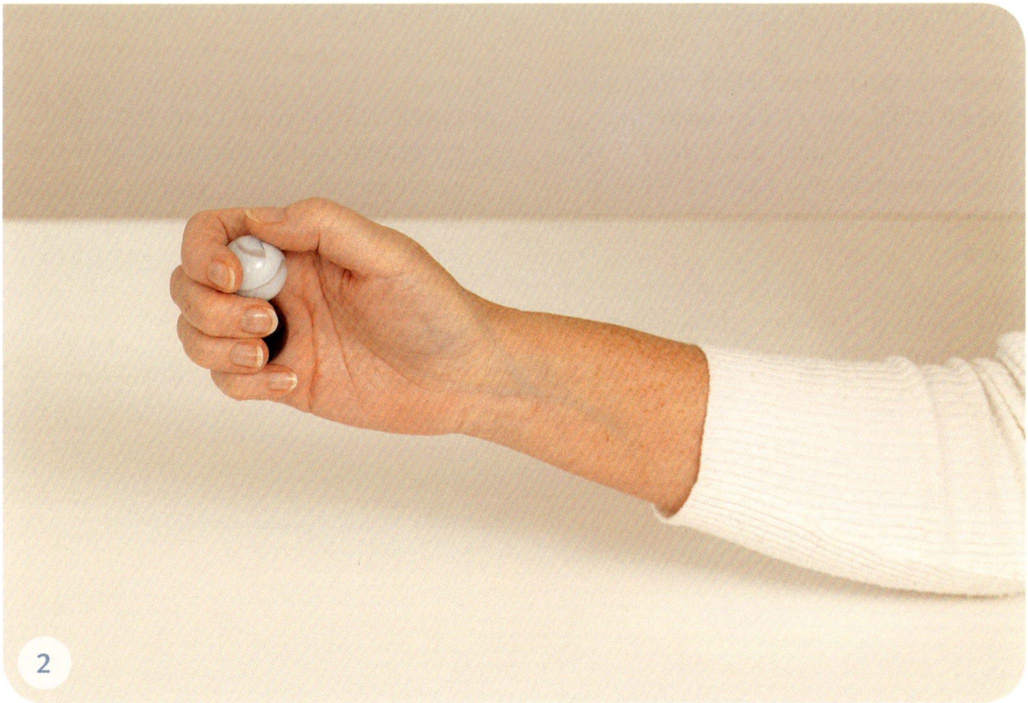

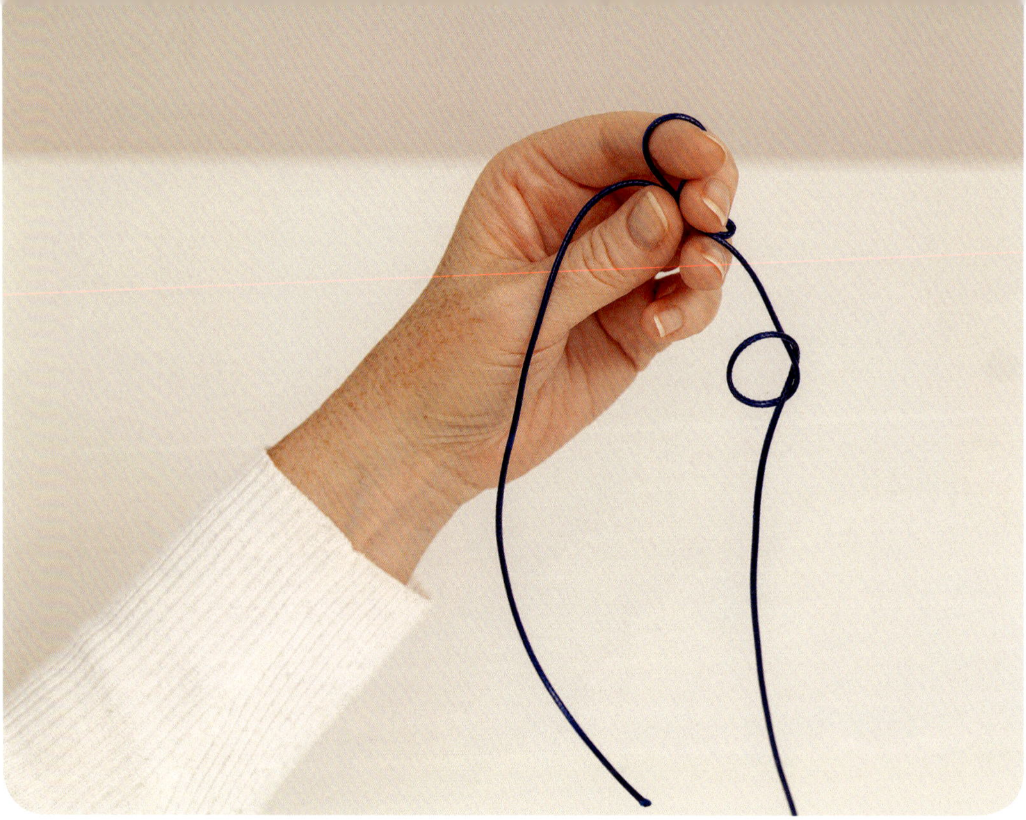

Übung 15 Mobilisation der Fingergelenke, Training der Feinmotorik

Stützen Sie Ihren Arm auf und nehmen Sie ein Lederband, einen Schnürsenkel oder einen dicken Wollfaden in die Hand. Fertigen Sie nun einhändig 3 Knoten nebeneinander, ziehen Sie diese fest und lösen Sie sie wieder.

Wiederholung: 3 Knoten nebeneinander fertigen und wieder lösen.

Achtung:

- Das Lederband muss »in der Luft« geknotet werden, darf also nicht auf den Tisch gelegt werden.
- Als Steigerung werden die Knoten mit geschlossenen Augen geknotet und wieder gelöst.

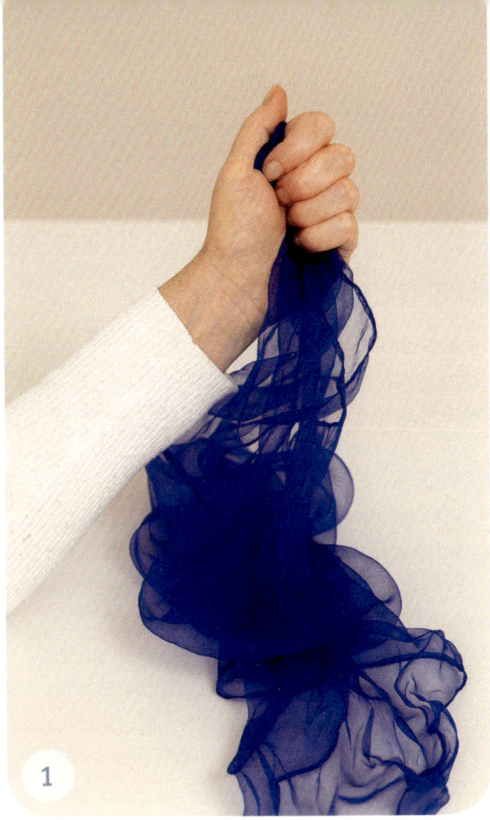

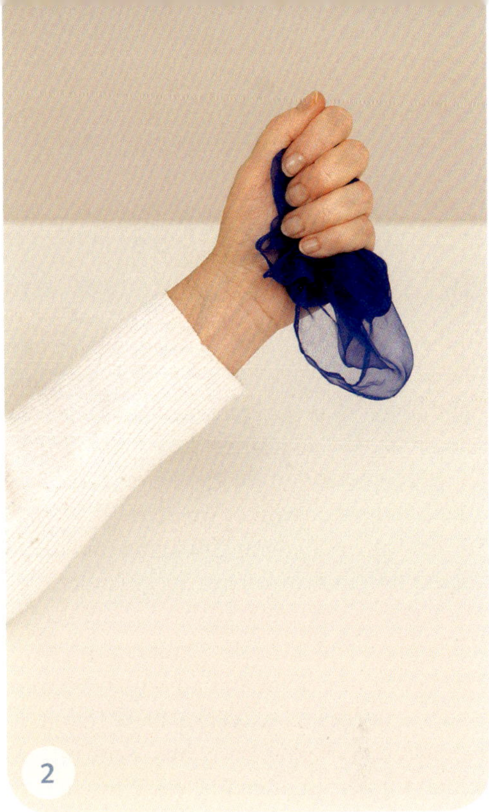

Übung 16 Mobilisation der Fingergelenke, Kräftigung der Fingermuskulatur

Stützen Sie Ihren Arm auf den Ellenbogen und greifen Sie die Ecke eines größeren Tuches. ❶ Arbeiten Sie allein mit der Kraft Ihrer Finger das komplette Tuch so in Ihre Hand, dass nichts mehr von ihm zu sehen ist. ❷ Danach holen Sie es Stück für Stück wieder heraus.

Wiederholung: 2-mal das Tuch komplett in die Hand knüllen und wieder herausziehen.

Achtung:

- Das Tuch sollte nicht auf dem Tisch liegen, sondern in der Hand des aufgestützten Arms.
- Probieren Sie die Übung beidhändig und als Intensivierung mit geschlossenen Augen.

Übung 17 Mobilisation der Fingergelenke, Kräftigung der Fingermuskulatur, Training der Feinmotorik

Stützen Sie den Arm auf und knüllen Sie ein DIN A4 großes Stück Küchenpapier so in die Hand hinein, dass es komplett darin verschwindet. ❶ Knautschen Sie den Papierball, der jetzt entstanden ist, etwa eine halbe Minute fest durch, damit er weich wird. Falten Sie den Papierball dann einhändig und bei aufgestütztem Arm wieder auseinander.

Nehmen Sie eine Ecke des Papiers zwischen Zeigefinger und Daumen und reißen Sie mit beiden Fingern kleine Stücke ab. ❷ Damit Daumen und Zeigefinger gemeinsam gut reißen können, müssen Mittel-, Ring- und Kleinfinger den Rest des Papierstücks gut festhalten! Lassen Sie die abgerissenen Stücke einfach auf die Unterlage fallen und fertigen Sie 10 kleine Papierstücke an.

Legen Sie das große Papierstück beiseite und nehmen Sie eines der kleinen Papierstückchen und fertigen Sie mit den Fingerspitzen eine kleine, feste Papierkugel an. ❸ Führen dies mit allen 10 Papierschnipseln durch.

Dann diese drei Übungsschritte auch mit der anderen Hand ausführen.

Wiederholung: 1-mal am Tag einen Din A4 Bogen Küchenpapier nach Anleitung bearbeiten und 10 Papierkügelchen herstellen.

Achtung:

- Menschen mit künstlichem Gelenkersatz sollten die Übung nur bis zum Knüllen des Papiers durchführen, jedoch keine Papierstücke abreißen.
- Achten Sie darauf, den Papierball gründlich weich zu kneten. Je gründlicher Sie das machen, desto leichter fällt Ihnen später das Abreißen der Papierstückchen.
- Diese Übung ist anstrengend, aber sehr effektiv. Ich habe sie aus meinen Erfahrungen in der Praxis vor Jahren entwickelt, weil mit ihrer Durchführung alle wichtigen Ziele mit einer einzigen Übung erreicht werden: Mobilisation aller Finger- und der Daumengelenke, Kräftigung der Finger- und Daumenmuskulatur sowie Training der Feinmotorik. Alle meine Handpatient*innen müssen diese Übung erlernen und zu Hause fortführen.

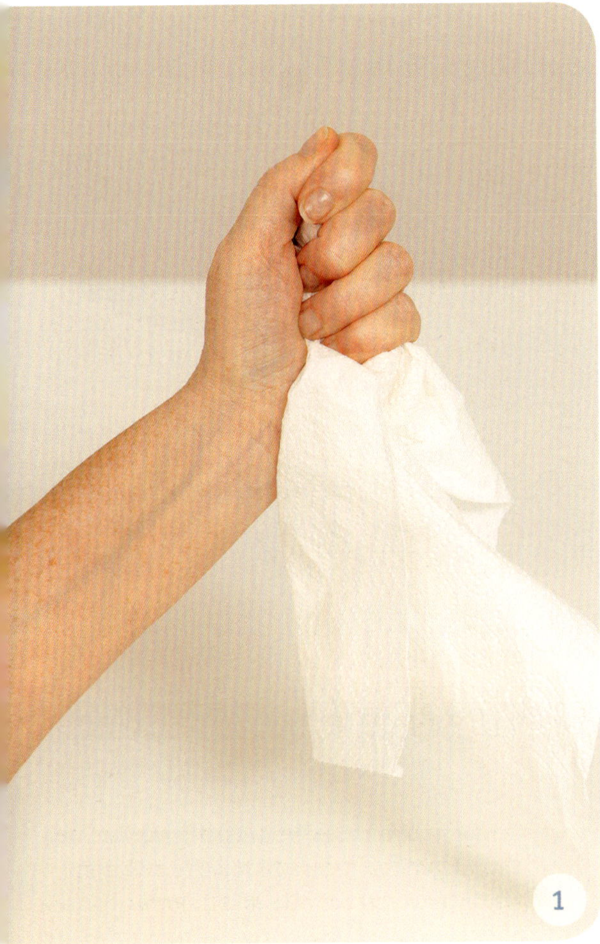
1

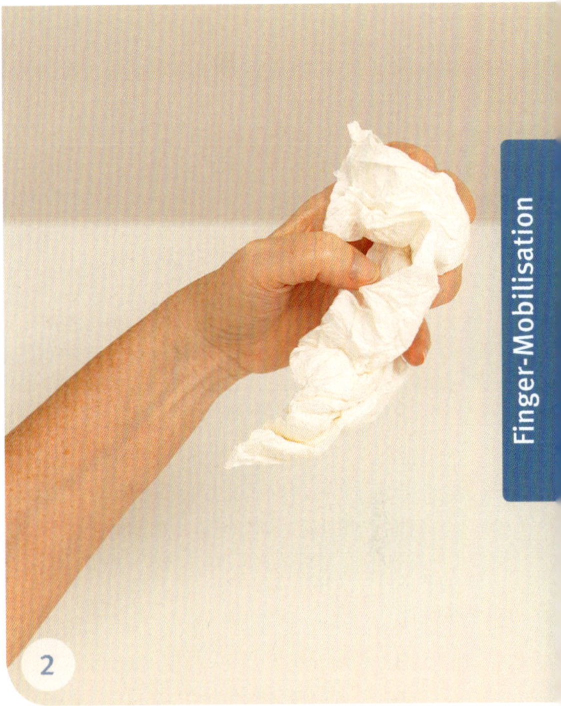
2

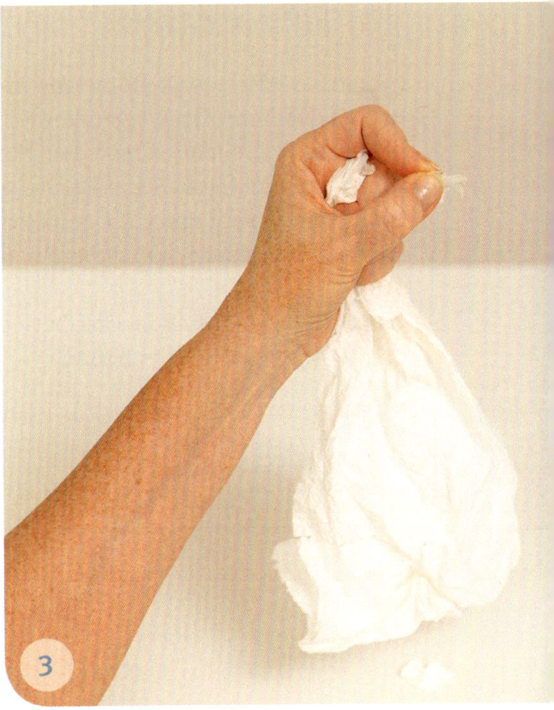
3

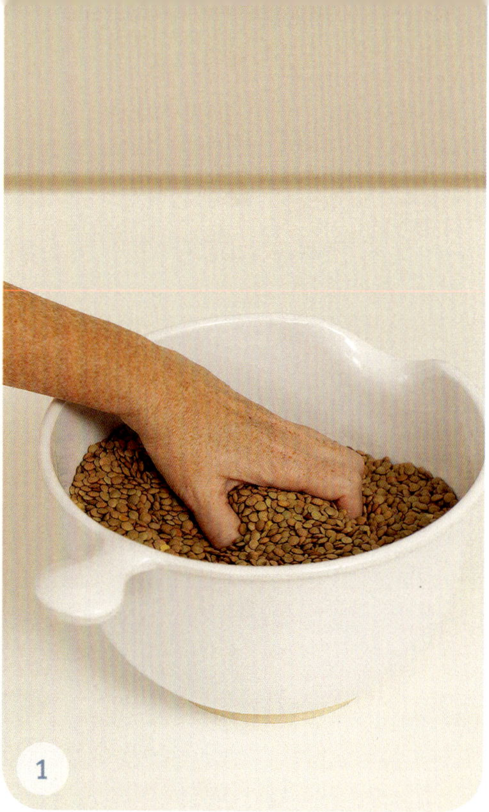

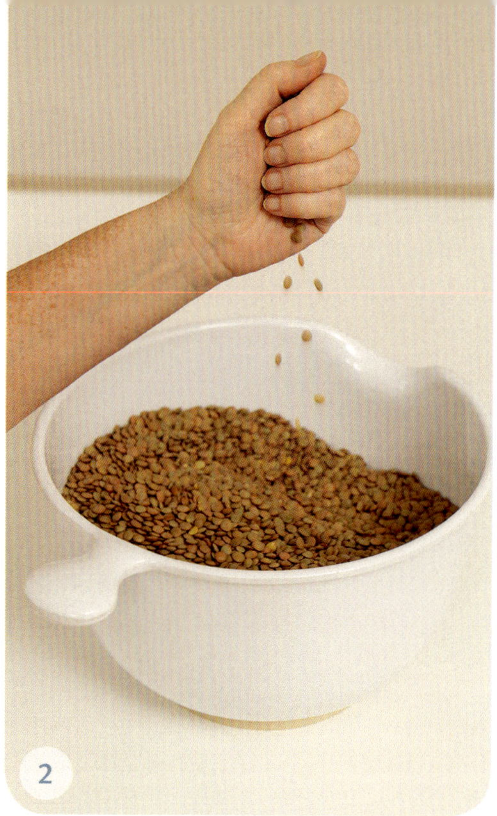

Übung 18 Mobilisation der Fingergelenke, Training der Feinmotorik

Führen Sie 1 Minute Greifübungen mit der Hand in einer mit Linsen gefüllten Schüssel durch. ❶ Greifen Sie dann eine Handvoll Linsen und lassen Sie möglichst wenige Linsen gleichzeitig durch die geschlossene Hand zurück in die Schüssel rieseln. ❷

Wiederholung: 2 Minuten Greifbewegungen und 1 Minute Rieseln der Linsen.

Achtung: Wenn Sie die Linsen zuvor im Backofen oder in der Mikrowelle etwas erwärmen, verstärken Sie den therapeutischen Effekt.

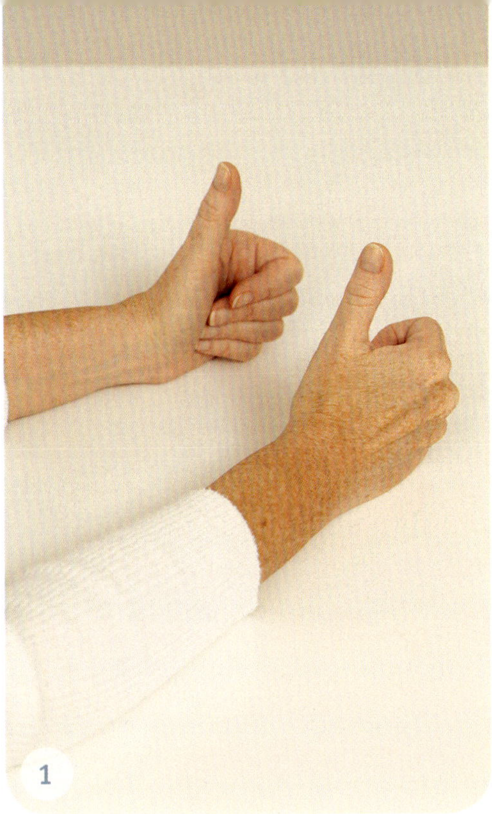

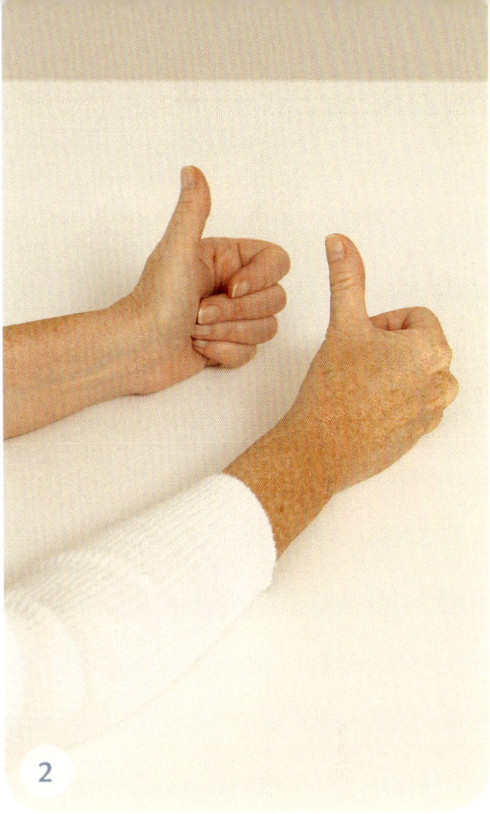

Übung 19 Mobilisation des Daumensattelgelenks

Legen Sie beide Hände auf den Tisch und machen Sie eine Faust. Ziehen Sie den Daumen gestreckt so weit wie möglich nach oben und machen Sie mit beiden Daumen größtmögliche Kreise in beide Richtungen ❶, ❷.

Wiederholung: 10-mal rechtsherum, 10-mal linksherum kreisen.

Achtung:

- Wenn es Sie zu sehr anstrengt, die Hand währenddessen zur Faust zu schließen, strecken Sie die Finger aus.
- Achten Sie darauf, möglichst Kreise und keine ovalen Formen in der Luft zu beschreiben – dazu sollten Sie die Bewegung möglichst langsam ausführen.

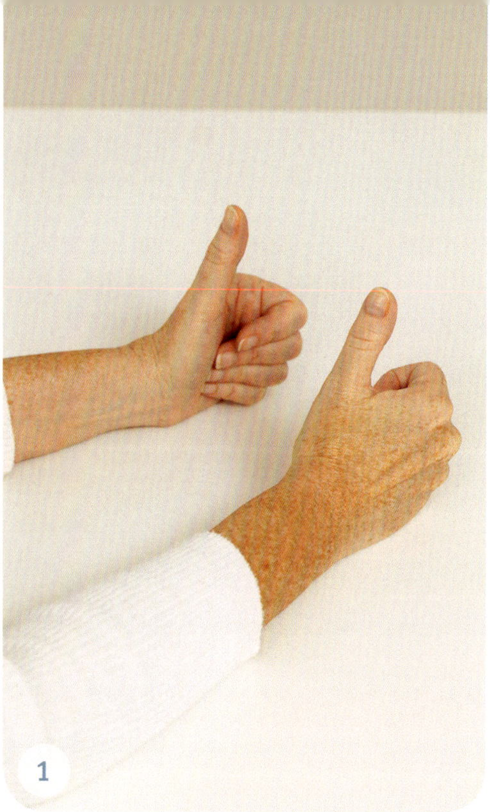

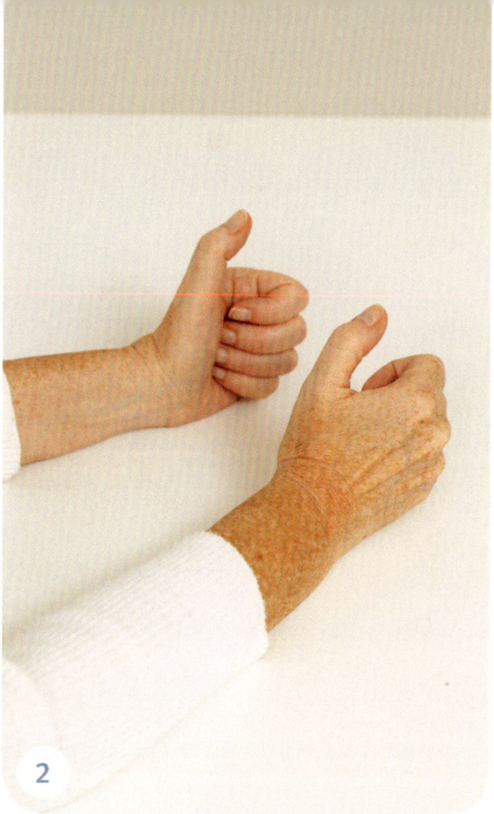

Übung 20 Mobilisation des Daumenendgelenks

Machen Sie mit beiden Händen eine lockere Faust und strecken Sie die Daumen maximal nach oben. ❶ Beugen Sie die Endgelenke beider Daumen an ❷ und strecken Sie sie wieder.

Wiederholung: 10-mal beugen und strecken.

Achtung: Der Daumen sollte beim Beugen nicht Richtung Zeigefinger abfallen, sondern die ganze Zeit gerade nach oben zeigen – die Bewegung findet ausschließlich im Endgelenk statt.

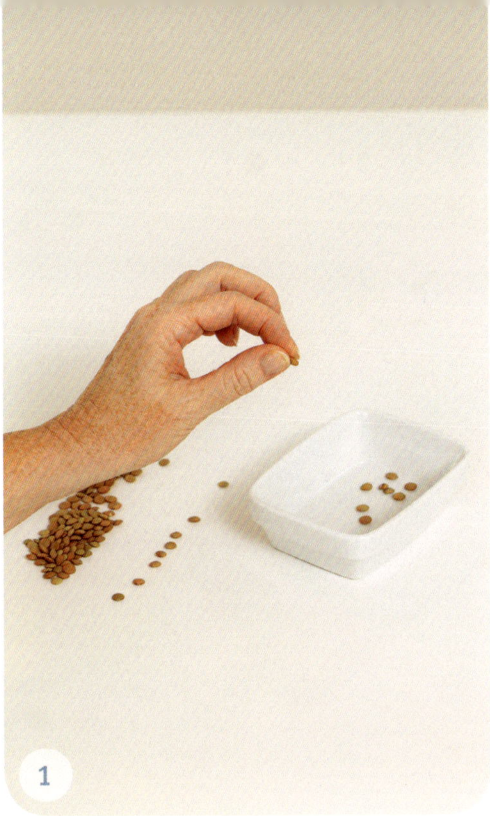

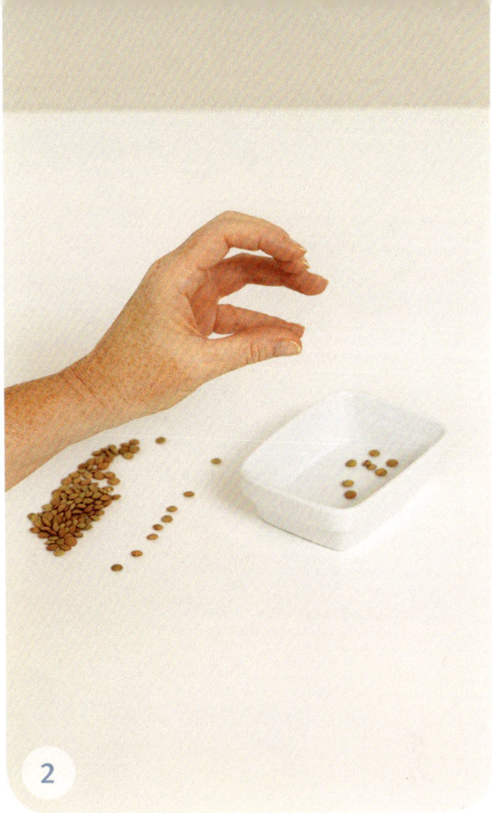

Übung 21 Finger- und Daumenmobilisation, Training der Feinmotorik

Greifen Sie mit Daumen und Zeigefinger eine Linse und werfen Sie sie in ein Gefäß. ❶ Wiederholen Sie den Vorgang mit Daumen und Mittelfingerfinger, Daumen und Ringfinger und Daumen und Kleinfinger. ❷

Wiederholung: Jedes Fingerpaar sammelt mindestens 6 Linsen – das macht 24 Linsen, aber gern auch mehr.

Achtung:

- Sie können auch andere kleine Gegenstände benutzen, beispielsweise kleine Münzen oder winzige Knöpfe. Linsen sind allerdings eine besondere Herausforderung.
- Probieren Sie die Übung auch einmal, ohne hinzuschauen, aus und ertasten Sie die Linsen.

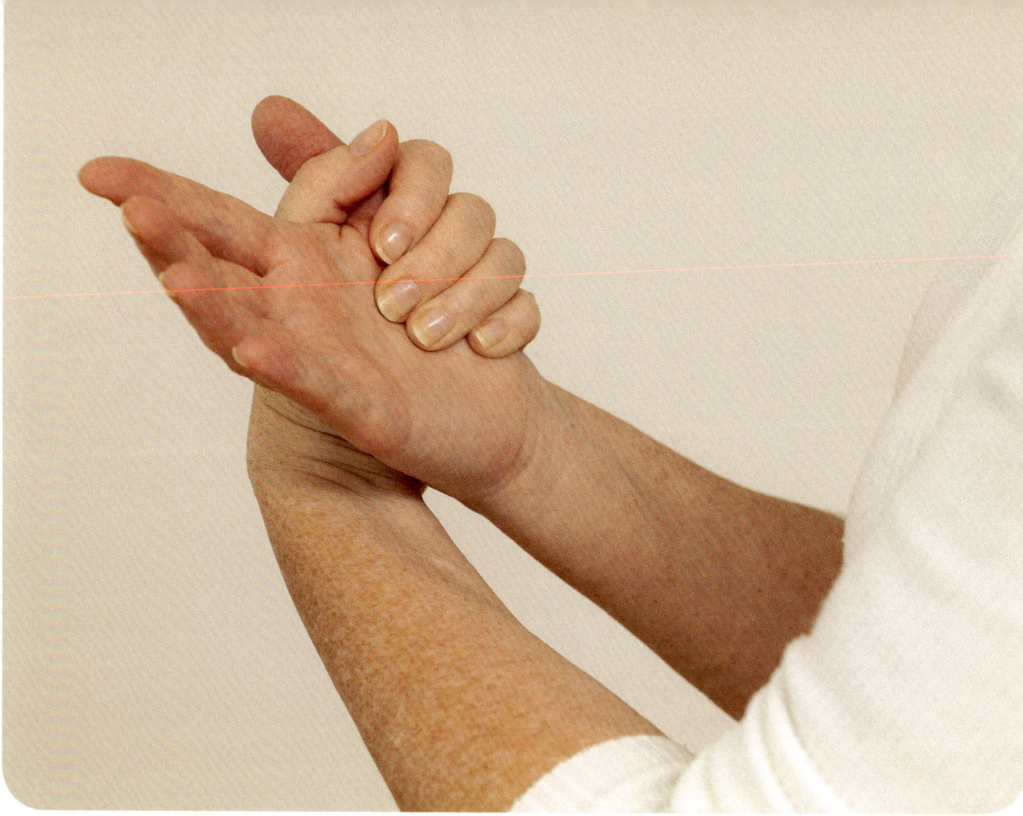

Übung 22 Mobilisation des Daumensattelgelenks

Umgreifen Sie den zu behandelnden Daumen mit der anderen Hand so, dass der kleine Finger fast am Handgelenk anliegt und ziehen Sie den Daumen in die Länge. Halten Sie die Stellung 2–3 Sekunden und lösen Sie den Zug wieder.

Wiederholung: täglich 5- bis 6-mal

Achtung:

- Bei dieser Übung kann es ein wenig im Daumensattelgelenk zwicken. Das ist völlig ungefährlich. Sie dehnen dabei das Daumensattelgelenk auf und halten es beweglich.
- Um das Daumensattelgelenk auseinanderzuziehen, benötigen Sie nicht viel Kraft.

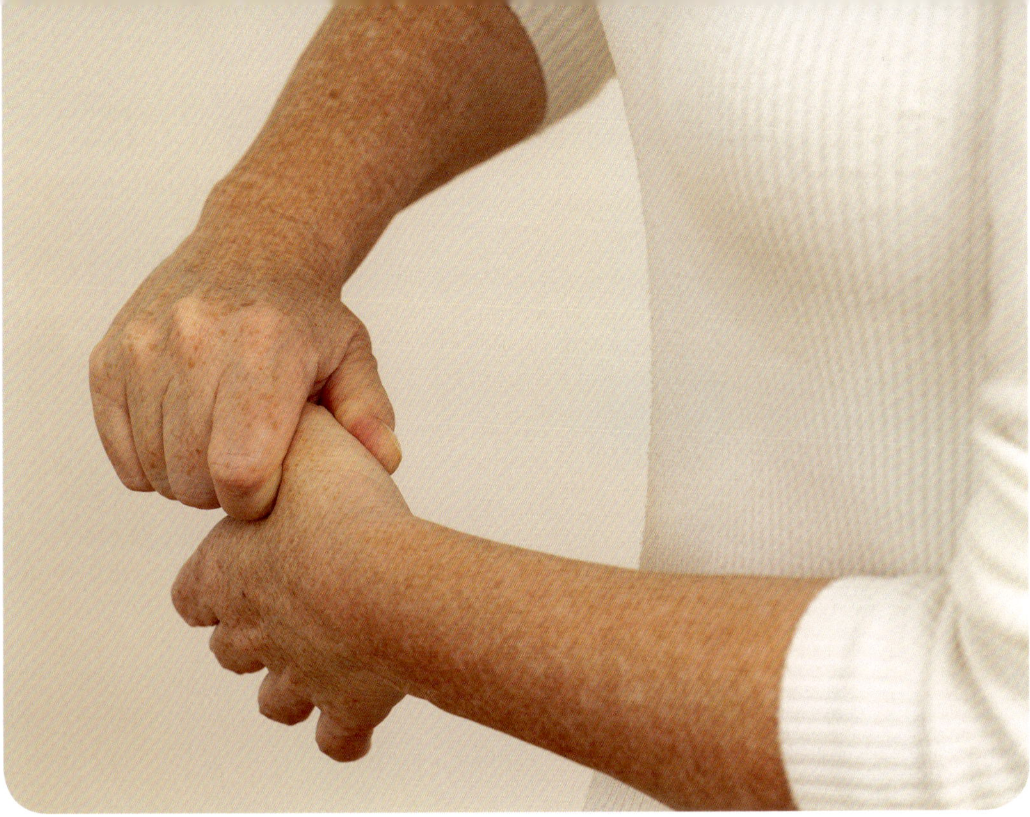

Übung 23 Mobilisation des Daumensattelgelenks

Lehnen Sie Ihren Ellenbogen gebeugt an Ihren Bauch. Greifen Sie den zu behandelnden Daumen mit Mittel-, Ring- und kleinem Finger und halten Sie ihn fest. Daumen und Zeigefinger umschließen das Daumensattelgelenk. Nun ziehen Sie sanft den Daumen in die Länge. Halten Sie diese Stellung 2–3 Sekunden.

Wiederholung: Diese Übung über den Tag verteilt immer wieder machen, mindestens 10-mal täglich.

Achtung:

- Achten Sie darauf, dass Sie den Daumen nicht nach oben oder nach unten ziehen, sondern nur in die Länge.
- Führen Sie die Übung gern mit beiden Daumen durch.

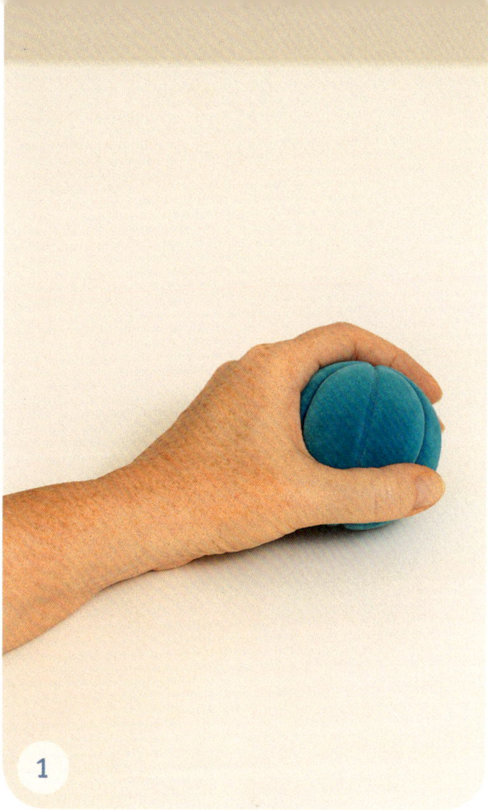

1

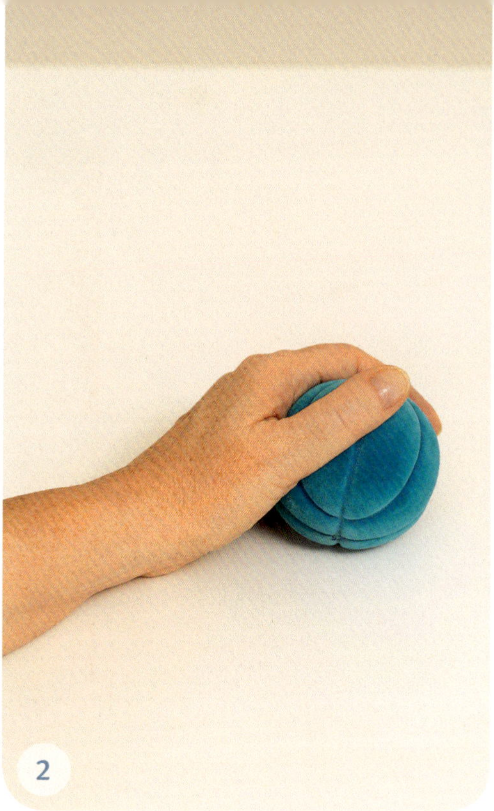

2

Übung 24 Mobilisation des Daumensattelgelenks

Nehmen Sie einen glatten Ball oder einen Apfel in die eine Hand und positionieren Sie den Daumen so, dass ein C entsteht. Die Handfläche sollte eng am Ball liegen. ❶ Nun rutschen Sie mit dem Daumen am Ball in Richtung Zeigefinger ❷ und dann entgegengesetzt so weit wie möglich nach unten, so dass wieder ein C entsteht.

Wiederholung: 2-mal 10 Wiederholungen mit kurzer Pause zwischen den beiden Durchgängen

Achtung:

- Wenn der Daumen Richtung Zeigefinger rutscht, neigt man dazu, die Handfläche vom Apfel entfernen zu wollen, weil das weniger anstrengend ist. Sollten Sie das bemerken, halten Sie den Apfel mit Ihrer anderen Hand zusätzlich fest und drücken Sie ihn ein wenig in die übende Hand.
- Üben Sie gern mit beiden Daumen nacheinander, das hält auch den (noch) nicht schmerzenden Daumen beweglich.

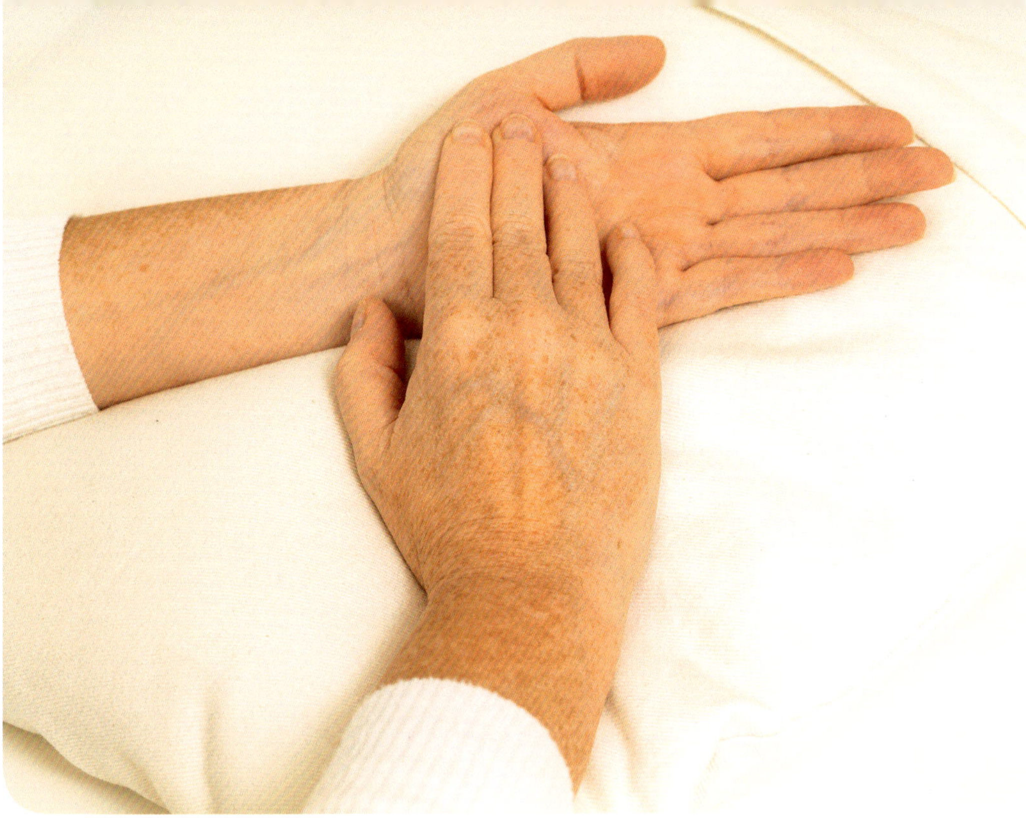

Übung 25 Muskelspannungen am Daumen lösen

Legen Sie Ihre zu behandelnde Hand auf den Schoß oder auf ein Kissen. Setzen Sie die Fingerspitzen der anderen Hand auf den Daumenballen und schieben Sie mit etwas Druck die Muskeln des Daumens nach außen. Suchen Sie die schmerzhaften Punkte und halten Sie dort den Druck, bis die Spannung und der Schmerz nachlassen.

Wiederholung: 10-mal jede Seite

Achtung:

- Dies ist eine Übung, die verspannte Daumenmuskeln entspannen soll. Das darf im Muskel also ruhig ein wenig zu merken sein – ganz so, wie bei einer Nackenmassage auch.
- Machen Sie es sich möglichst bequem, lagern Sie die Hand gut und achten Sie darauf, dass Sie nicht in den Schultern verspannen.
- Behandeln Sie gern beide Daumen.

Übung 26 Mobilisation des Handgelenks

Legen Sie beide Handflächen mit gestreckten Fingern eng aneinander ❶ und kippen Sie die Hände in den Handgelenken nach rechts und links. ❷ ❸ Nachdem Sie das 3- bis 4-mal durchgeführt haben, beginnen Sie eine Weile in den Handgelenken zu kreisen, um schließlich mit den Händen eine liegende Acht in die Luft zu zeichnen. ❹

Wiederholung: 2-mal 1 Minute

Achtung:

- Die Handfläche bleiben während der gesamten Zeit aneinandergeschmiegt und weichen nicht auseinander.
- Das ist eine sanfte Mobilisationsübung. Sollten Sie in bestimmten Bewegungsrichtungen Schmerzen verspüren, führen Sie die Bewegungen kleiner aus.
- Pressen Sie die Hände nicht aufeinander – es reicht so viel Druck, dass Sie ein Stück Papier dazwischenhalten könnten.

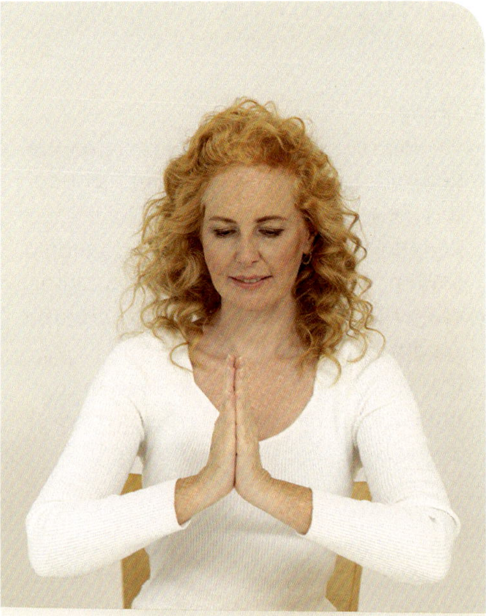

1

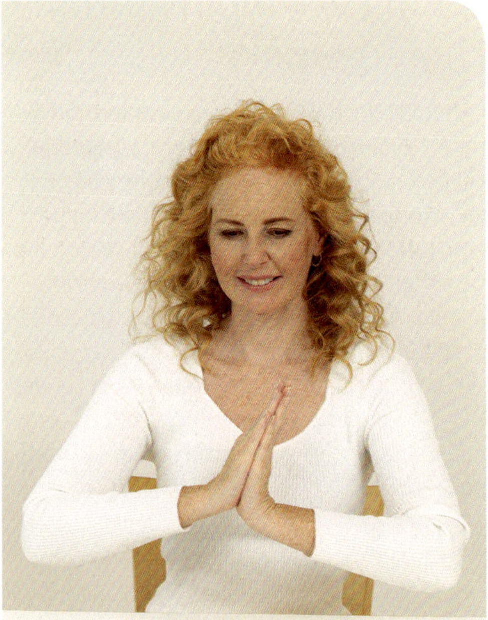

2

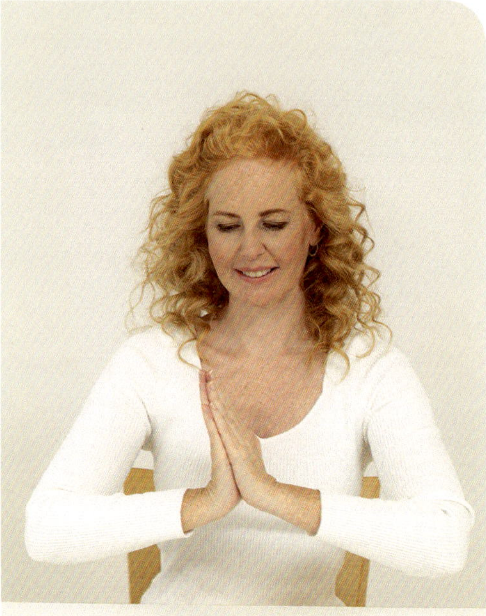

3

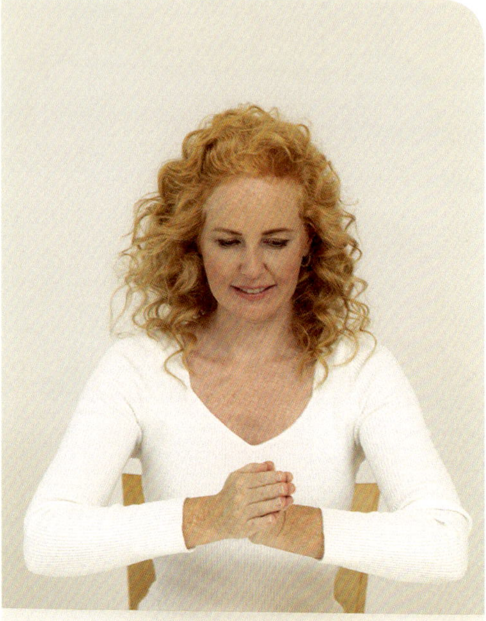

4

Übung 27 Mobilisation des Handgelenks und der Fingergelenke

Legen Sie Ihr Handgelenk auf ein fest aufgerolltes Handtuch, der Ellenbogen liegt auf, beugen Sie das Handgelenk und versuchen Sie, mit den Fingern unter das Handtuch zu gelangen. ❶ Heben Sie nun mit lockeren Fingern die Hand im Handgelenk so hoch Sie können ❷ und halten Sie den Handrücken in dieser Position, während Sie die Finger beugen und strecken. ❸ ❹ Wiederholen Sie das Beugen und Strecken der Finger ein paarmal. Danach gehen Sie zurück in die Mittelposition.

Wiederholung: 2-mal 1 Minute alle Positionen hintereinander.

Achtung:

- Sie können statt des Handtuchs auch eine Rolle Küchenpapier benutzen.
- Während der gesamten Übung sollte der Ellenbogen auf der Unterlage liegen bleiben.
- Als Steigerung der Beugung legen Sie die Handtuchrolle direkt an die Tischkante, Ihre Hand streckt sich über die Kante hinaus, der Ellenbogen bleibt auf dem Tisch liegen.

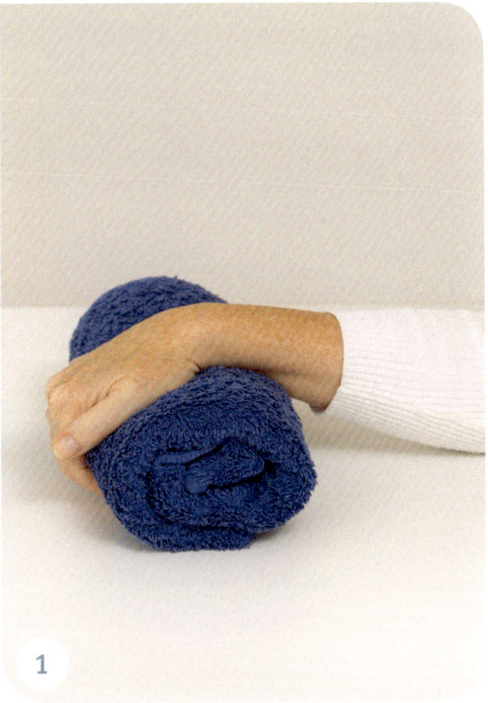
1

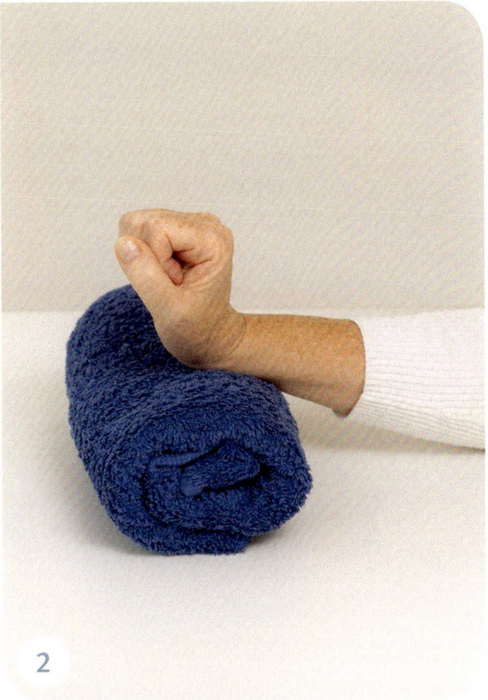
2

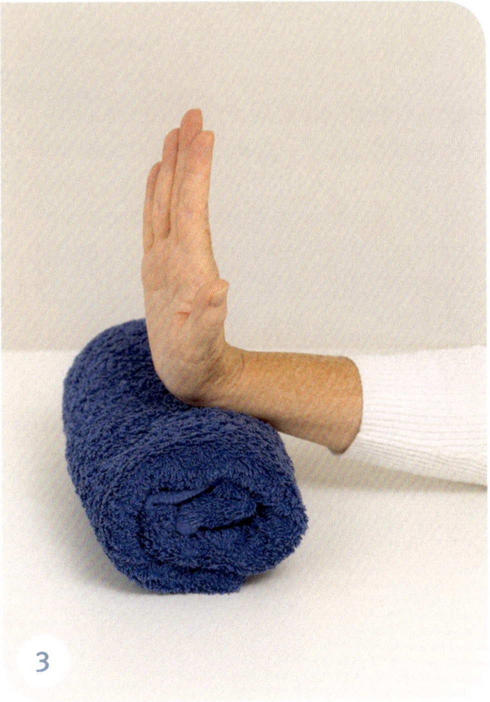
3

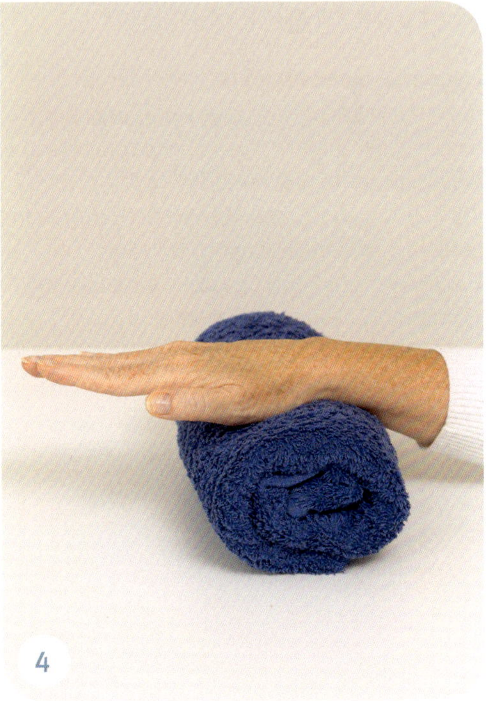
4

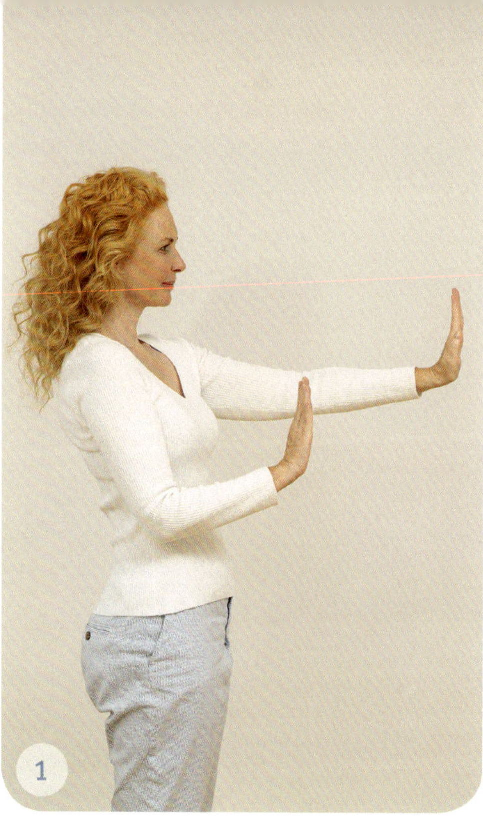

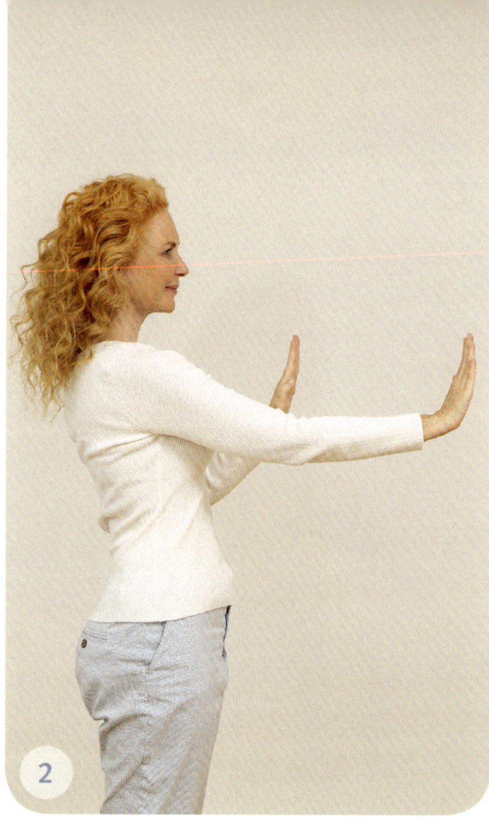

Übung 28 Mobilisation des Handgelenks, Nervenmobilisation

Heben Sie einen Arm mit gestrecktem Ellenbogen und hochgezogener Hand in Schulterhöhe, der andere Arm ist gebeugt. ❶ Nun wechseln Sie in gleichmäßigem Rhythmus die Stellung der Arme: den gestreckten Arm beugen und den gebeugten strecken. Die Hände werden beim Strecken maximal im Handgelenk hochgezogen. ❷

Wiederholung: 10-mal beugen und strecken.

Achtung:

- Bei dieser Übung kann es beim Ausstrecken der Arme etwas ziehen, das ist völlig normal. Wir dehnen bei dieser Übung nicht nur die Unterarmmuskulatur, sondern mobilisieren auch noch den Mittelarmnerv und lassen ihn durch das Gewebe gleiten.
- Zur Intensivierung der Übung schieben Sie die Arme nach links und rechts und nehmen den Kopf jeweils auf die andere Seite: Schiebt der Arm in Schulterhöhe nach rechts, schaut der Kopf nach links und umgekehrt.

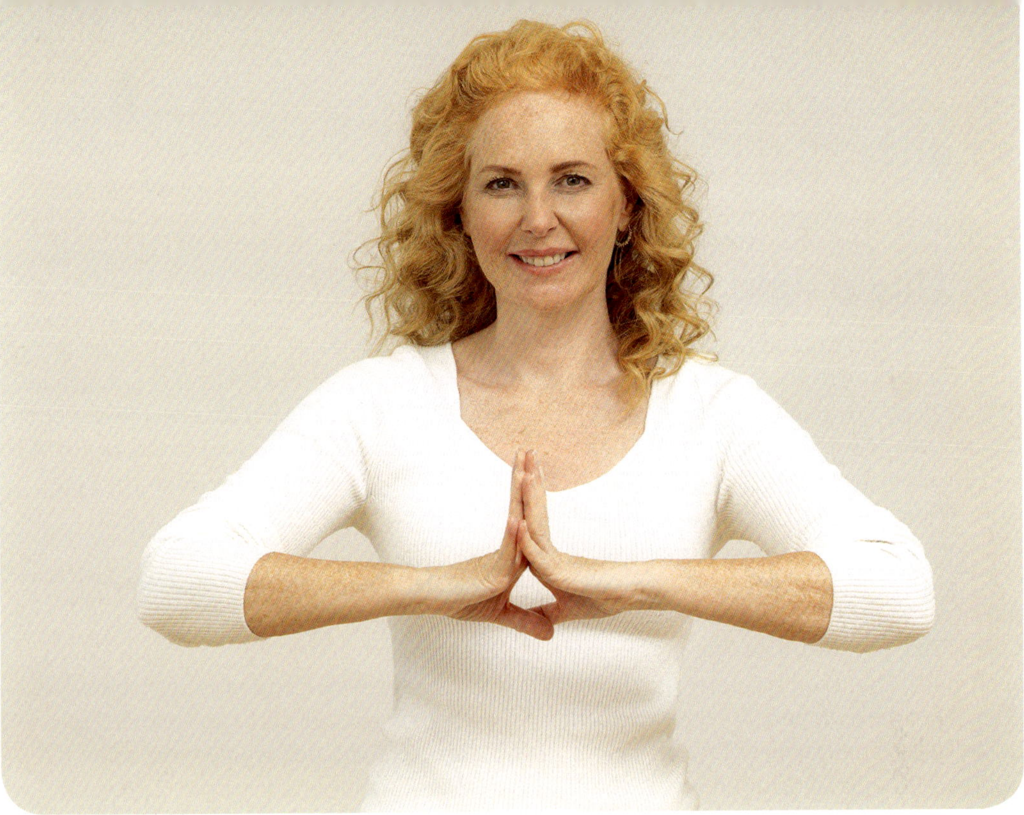

Übung 29 Dehnung der Fingerbeugemuskulatur und aller Strukturen der Handfläche

Legen Sie die Fingerspitzen aneinander und drücken Sie sie zusammen. Nun heben Sie seitlich beide Ellenbogen hoch, bis Sie eine Spannung in der Handfläche und in den Fingern spüren. Halten Sie diese Position 5 Sekunden.

Wiederholung: 3-mal, wobei die Dehnstellung jeweils 5 Sekunden gehalten wird.

Achtung:

- Menschen mit künstlichem Gelenkersatz in den Fingern sollten diese Übung nicht durchführen.
- Es ist erwünscht, dass ein Dehnungsgefühl entsteht – Sie dehnen bei dieser Übung unter anderem die Fingerbeugemuskulatur, deren Sehnen durch die Handfläche bis hoch in den Unterarm ziehen.

Übung 30 Lösen verklebter Faszien, Entspannung der Finger- und Handbeugemuskulatur

Legen Sie Ihren Arm mit nach oben geöffneter Hand auf den Tisch und rollen Sie den Unterarm bis zur Hand mit einem Igelball aus. ❶ Oder legen Sie Ihren Arm auf den Ball. Drücken Sie mit der freien Hand den Arm auf den Ball, während Sie die Muskulatur ausrollen. ❷

Alternativ können Sie auch eine abgeschnittene Schwimmnudel, eine Faszienrolle oder auch einen Tennisball benutzen. Ein Igelball geht durch die kleinen Stacheln zwar mehr in die Tiefe, zum Lösen der Faszien ist eine Faszienrolle oder Schwimmnudel aber effektiver. Dafür durchblutet der Igelball die behandelte Fläche schön. Probieren Sie aus, was Ihnen mehr liegt und die größte Erleichterung bringt.

Das »Ausrollen« ist auch ein wenig anstrengend – versuchen Sie, ob es Ihnen im Stehen leichter fällt, wenn Sie mit dem obenliegenden Arm Druck ausüben, damit die Muskulatur des untenliegenden Armes mit Druck über die Schwimmnudel gleitet. In diesem Fall schaut die Handfläche nach unten – wir wollen die Beugemuskulatur entspannen, die an der Unterseite des Unterarmes entlangläuft. ❸

Oder Sie probieren, ob es Ihnen sogar im Stehen an der Wand besonders gut gelingt. ❹ Die Hauptsache ist, dass Sie mit der obenliegenden Hand genügend Druck ausüben, sodass die Unterseite des Unterarms gut ausgerollt wird.

Wiederholung: täglich 2–3 Minuten

Achtung:

- Das Lösen verklebter Faszien ist nie ganz schmerzfrei, es darf also einen leichten Schmerz während des Ausrollens der Muskulatur geben. Fangen Sie langsam an und prüfen Sie, wie es Ihnen ein paar Stunden nach der Übung geht. Ist nichts weiter als eine Art leichter Muskelkater zu spüren, können Sie beim nächsten Mal mehr Druck auf dem Muskel geben. So tasten Sie sich langsam an Ihre individuelle Grenze heran.
- Spüren Sie während des Ausrollens besonders schmerhafte Punkte, bearbeiten Sie diese, indem Sie häufiger darüberrollen und auch immer wieder stoppen und den Druck halten, bis der Schmerz nach einer Weile nachlässt.

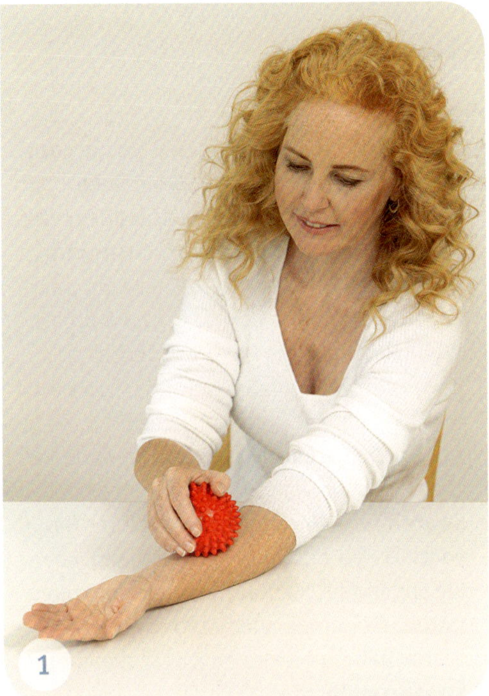
1

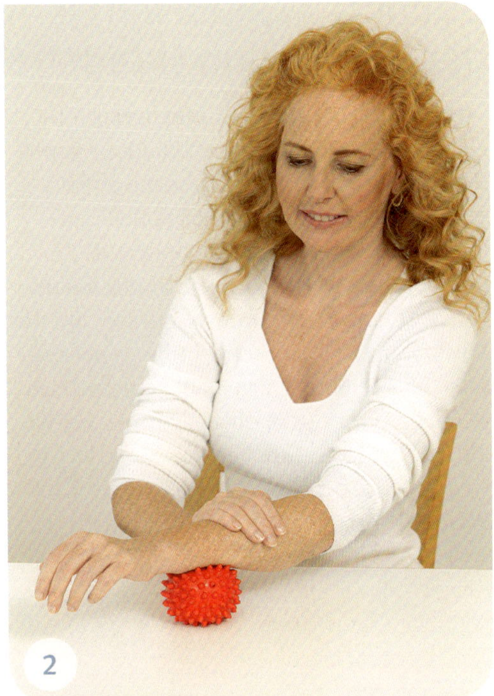
2

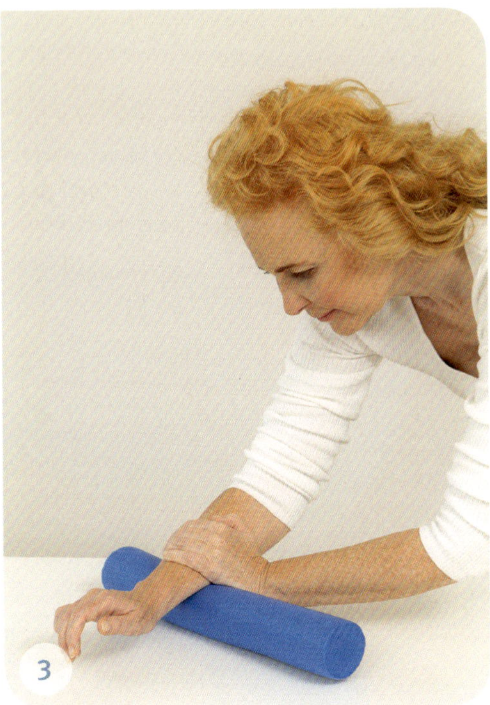
3

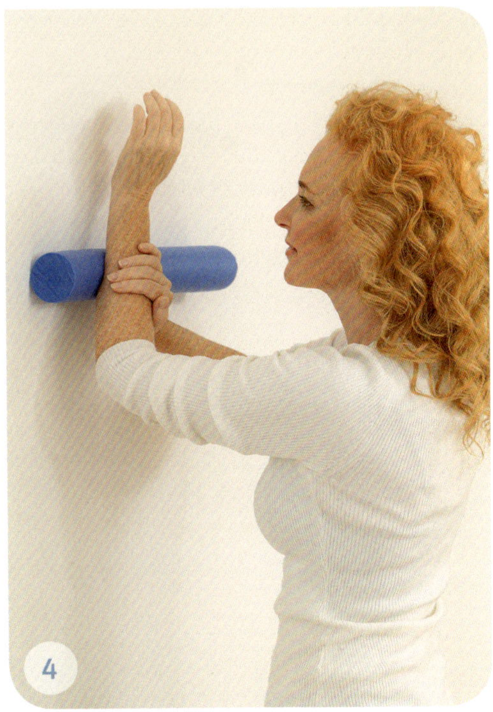
4

Übung 31 Lösen verklebter Faszien, Entspannung der Finger- und Handstreckmuskulatur

Um die Streckmuskulatur und deren verklebte Faszien am Unterarm zu lösen, drehen Sie den Arm bitte so, dass die Streckseite des Unterarmes auf der Rolle liegt. Natürlich können Sie auch – wie in der Übung davor – einen Igelball, einen Tennisball oder eine Faszienrolle benutzen, um die Muskulatur zu bearbeiten. Probieren Sie verschiedene Stellungen aus, ob auf dem Tisch ❶ oder an der Wand ❷, und spüren Sie, wo die Wirkung am stärksten ist.

Wiederholung: täglich 2–3 Minuten

Achtung:

- Das Lösen verklebter Faszien ist nie ganz schmerzfrei, es darf also einen leichten Schmerz während des Ausrollens der Muskulatur geben. Fangen Sie langsam an und prüfen Sie, wie es Ihnen ein paar Stunden nach der Übung geht. Ist nichts weiter als eine Art leichter Muskelkater zu spüren, können Sie beim nächsten Mal mehr Druck auf dem Muskel geben. So tasten Sie sich langsam an Ihre individuelle Grenze heran.
- Spüren Sie während des Ausrollens besonders schmerhafte Punkte, bearbeiten Sie sie, indem Sie häufiger darüberrollen und auch immer wieder stoppen und den Druck halten, bis der Schmerz nach einer Weile nachlässt.

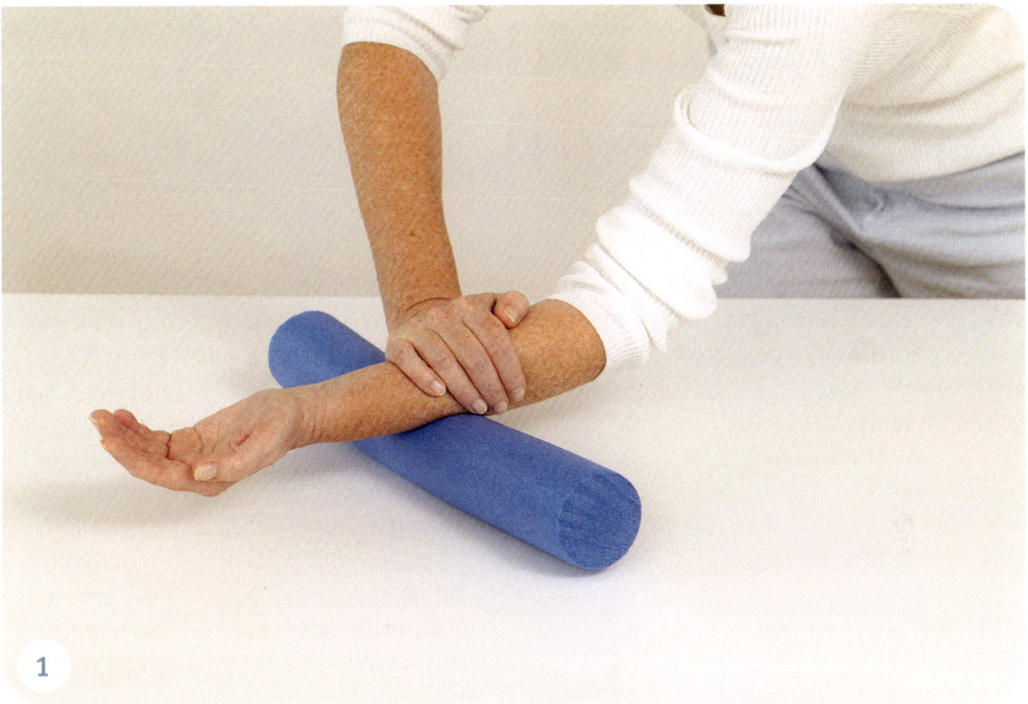

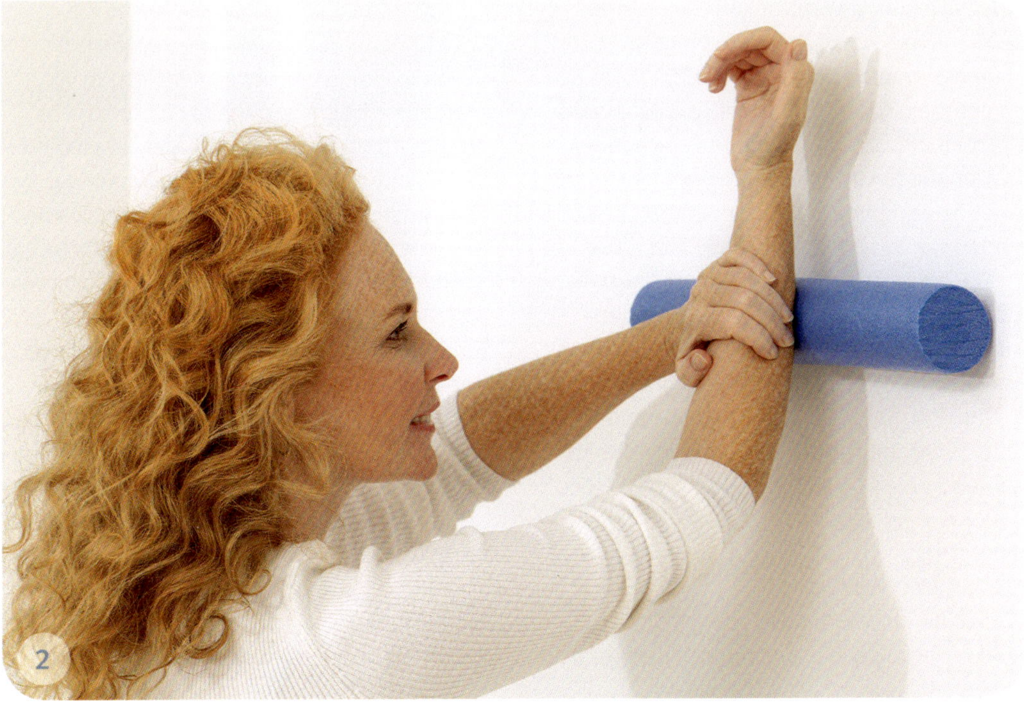

Therapien, die Sie unterstützen

Hier ein paar Therapiemöglichkeiten, die ergänzend zu den Übungen helfen, Schmerzen in den Händen zu lindern und Entspannung schenken.

Wärme und Kälte

Jegliche Form von Temperaturreizen, Kälte oder Wärme, zählt zu den sogenannten »thermischen Anwendungen«. Sie werden zu therapeutischen Zwecken eingesetzt, um Schmerzen und Funktionsstörungen des Bewegungsapparates zu beeinflussen. Sowohl Wärme- als auch Kälteanwendungen beeinflussen die Muskelspannung und die Durchblutung und lindern Schmerzen. Doch wann sollte man Wärme und wann Kälte einsetzen? Ich empfehle Ihnen folgende Faustregel: Wenden Sie bei allen akuten Erkrankungszuständen Kältebehandlungen an, beispielsweise also nach Operationen, bei Prellungen, Stauchungen, Frakturen und akuten Entzündungen der Gelenke oder der Sehnen.

Kälte wirkt

- schmerzstillend,
- entzündungshemmend und
- reduziert Schwellungen und Blutergüsse.

Für die Arme und Hände sind besonders kühle Linsenbäder zu empfehlen.

Um einen kleinen Bereich zu kühlen, sind Eis-Lollis ideal, für größere Bereiche Kältekompressen/Coolpacks aus dem Eisfach. Wichtig: Um Erfrierungen der Haut zu vermeiden, wickeln Sie die Kältekompresse in ein Handtuch oder stecken Sie sie in einen Waschlappen, sodass nichts direkt auf der Haut aufliegt. Eventuell ist es auch angenehmer, die Kältekompresse nicht im Eisfach, sondern im Kühlschrank zu lagern. Probieren Sie es aus! Kalte Wickel sind ebenfalls für größere Bereiche geeignet. Tränken Sie dafür ein Küchenhandtuch in Eiswasser oder fertigen Sie einen Wickel mit kühlem Quark an.

Bei chronischen Erkrankungen wie Arthrosen und Muskelverspannungen hingegen ist die Wärmetherapie vorzuziehen.

Wärme wirkt:

- durchblutungssteigernd,
- muskelentspannend,

- schmerzlindernd und
- verbessert die Elastizität von bindegewebigen Strukturen.

Zu Hause können Sie Wärmebehandlungen auf verschiede Art und Weisen durchführen. Ein altbewährtes Mittel sind Körner- und Kirschkernkissen, die es in verschiedenen Größen zu kaufen gibt und die im Backofen oder in der Mikrowelle erwärmt werden. Auch die gute alte Wärmflasche eignet sich, um trockene Wärme auf Muskelpartien oder Gelenke zu bringen. Etwas aufwendiger, aber sehr wirksam sind feuchtheiße Umschläge, jedoch hält die Wärme nicht lange vor.

Einen sehr guten Effekt hat die »heiße Rolle«. Da es sich hierbei um eine Anwendung mit feuchter Wärme handelt, ist die Behandlung wesentlich effektiver als ein trockenes Kirschkernkissen oder ein Heizkissen. Hierfür tränken Sie aufgerollte Frotteetücher mit heißem Wasser und tupfen die schmerzenden Muskeln und Gelenke damit ab. Die »Herstellung« ist nicht schwer zu erlernen und mit ein wenig Übung können Sie sie zu Hause anwenden:

- Legen Sie ein normal großes Frotteehandtuch der Länge nach einmal zusammen.
- Rollen Sie das Handtuch vom kurzen Ende ausgehend sehr stramm ein, sodass ein kleiner Trichter entsteht. ❶
- Halten Sie den Trichter an der engsten Stelle ganz unten fest und gießen Sie ca. 300 ml kochendes Wasser in die Mitte des Trichters – gießen Sie langsam und vorsichtig ein und nur so viel, dass das heiße Wasser nicht bis an Ihre haltende Hand gelangt. Die heiße Rolle soll sich zu ⅔ vollsaugen und nicht tropfen – so können Sie sie noch gut festhalten. ❷

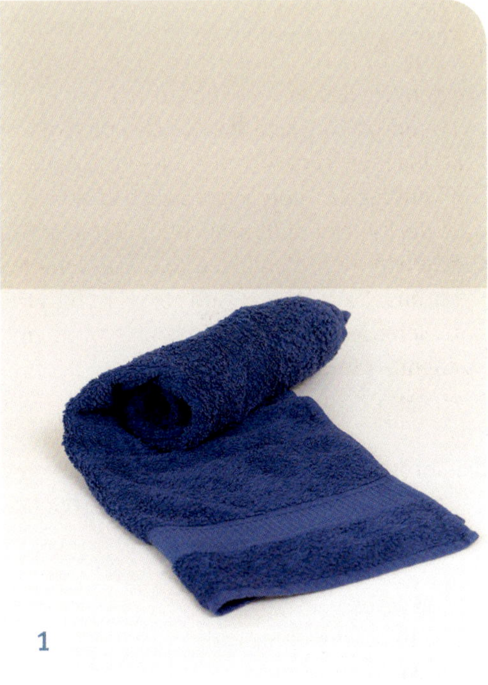

1

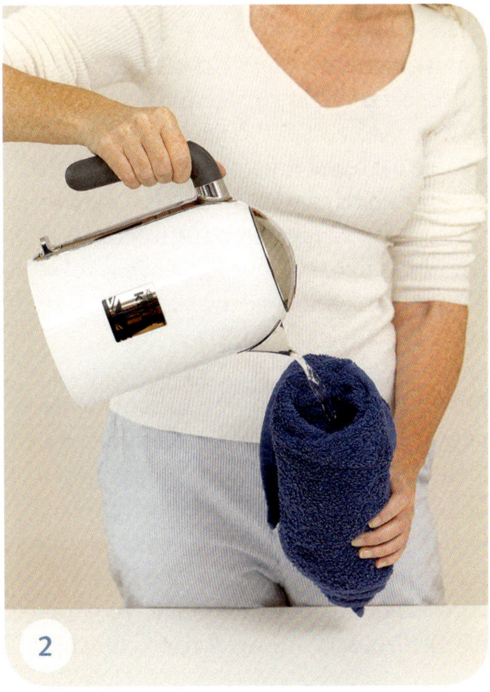

2

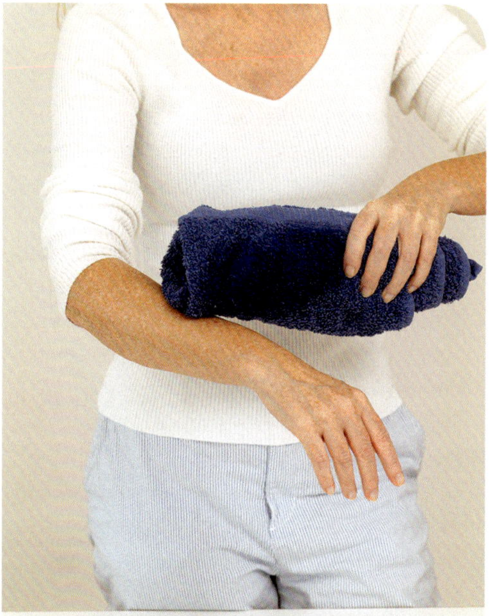

3

Die medizinische Therapie mit Blutegeln ist schon seit Jahrtausenden bekannt. Bis heute ist sie ein häufig angewandtes Verfahren im Rahmen der Naturheilkunde und wird bei chronischen Schmerzzuständen eingesetzt. Bei der Behandlung dreht sich alles um den Speichel der Tiere. Wissenschaftlich nachgewiesen wurden über 100 darin enthaltenen Wirkstoffe, die gerinnungs-, schmerz- und entzündungshemmend sind. Die Ergebnisse bei der Behandlung von Arthrosen der Finger sind gut, häufig werden die durch Arthrose verursachten Beschwerden bereits nach der ersten Blutegelbehandlung spürbar gelindert. Mehrere Studien beweisen auch die wirksame Schmerzlinderung und funktionelle Verbesserung bei Rhizarthrose, Tennisarm und Kniegelenkarthrose.[45, 46]

- Nun tupfen und rollen Sie mit der Spitze der heißen Rolle Ihren Nacken, Ihren Unterarm und die Handfläche ab. ❸
- Wenn die Wärme in der äußeren Schicht der Rolle nachlässt, rollen Sie die heiße Rolle nach und nach auseinander, bis Sie in der Mitte angekommen sind und alle Wärme ganz »aufgebraucht« ist.

Blutegel

Der medizinische Blutegel (Hirudo medicinalis) ist in Europa nur noch in wenigen Gebieten in seiner natürlichen Umgebung zu finden und steht daher in Deutschland und weiteren europäischen Ländern unter Naturschutz. Um den Bestand zu schützen, wird er in Deutschland seit über 10 Jahren für medizinische Anwendungen gezüchtet.

Der Blutegel beißt sich fest.

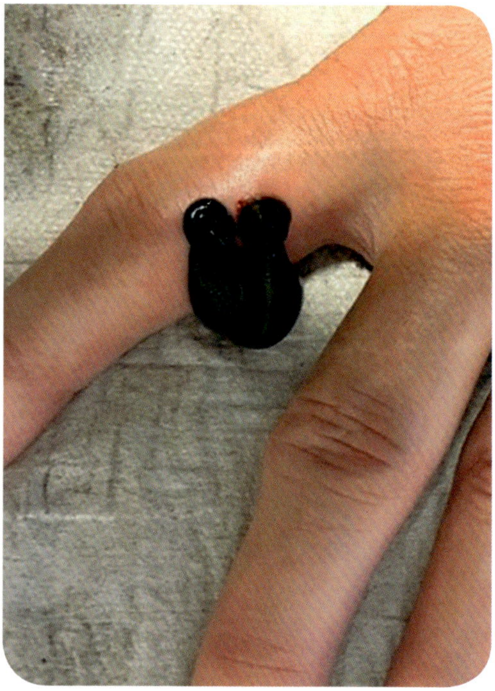

Ablauf der Therapie

Der Egel ist sensibel und hat eine besondere Vorliebe: warmes, gut durchblutetes Gewebe – in kalte Hände beißt er nicht so gern. Damit er nicht irritiert wird, sollte die Haut 1–2 Tage vor der Behandlung nicht parfümiert sowie am Tag der Behandlung auch nicht gecremt werden. Der Biss eines Blutegels ist nur selten schmerzhaft und während er zwischen 20 und 60 Minuten saugt, gibt er den Speichel mit den wirksamen Inhaltsstoffen in die kleine Wunde ab.

Ich zeige Ihnen diese Bilder, um Sie darauf vorzubereiten, dass sich der behandelte Finger nach der Behandlung meist blau verfärben wird. Das hat damit zu tun, dass der Speichel des Egels Stoffe enthält, die gerinnungshemmend sind. Die leichte Nachblutung kann nach der Behandlung noch einige Stunden andauern. Unterbinden Sie diese Nachblutung nicht und pressen Sie keinen engen Verband darauf. Legen Sie stattdessen eine Wundauflage auf die Wunde und fixieren sie sie locker mit einer Binde.

Auch die Bissstelle wird rot und entzündet aussehen. Das ist eine harmlose Reaktion und hat ebenfalls mit den im Speichel enthaltenen Wirkstoffen zu tun. Häufig tritt noch leichter Juckreiz auf. Kratzen Sie bitte nicht, um keine Keime in die kleine Wunde zu reiben.

Lassen Sie sich von den Fotos nicht abschrecken. Die Blutegeltherapie ist ein gut un-

Hat der Egel genug Blut gesaugt, fällt er ab …

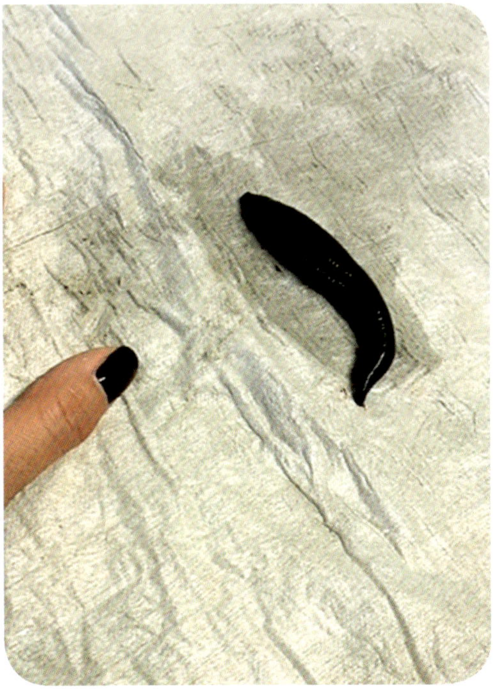

… und hinterlässt eine kleine sternförmige Wunde, in deren Umgebung sich meist ein Hämatom entwickelt.

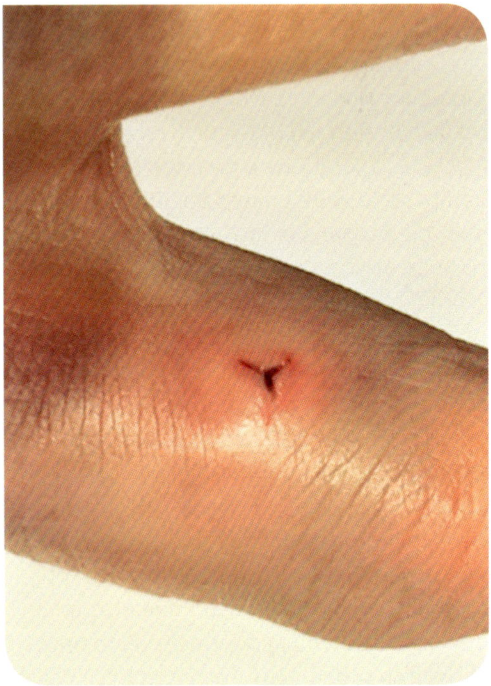

tersuchtes Verfahren, das bereits vielen schmerzgeplagten Menschen geholfen hat.

Osteopathie

Die Osteopathie hat sich mittlerweile als ergänzende Behandlungsform zur Physiotherapie etabliert. Die Körpersysteme werden in ihrer Gesamteinheit untersucht, um die Ursachen der Beschwerden und Funktionsstörungen des Körpers ausfindig zu machen. Die Behandlung kann am Bewegungsapparat (Muskeln, Bänder, Gelenke und Knochen), allen Organen, am Kiefergelenk und am Blut-, Lymph- und Nervensystem erfolgen.

Jeder Körper reagiert individuell auf die Einflüsse und Belastungen, denen er täglich ausgesetzt ist. Das lässt sich sowohl an der Haltung erkennen als auch an der Beweglichkeit der Strukturen und der Spannung des Gewebes ertasten. Kommt jemand beispielsweise wegen Schmerzen in der Schulter zur Behandlung, kann durchaus eine jahrelang zurückliegende Operation im Bauchraum die Ursache dieser Beschwerden sein. Operationsnarben verursachen häufig Verklebungen und Spannungen, die über die Faszien bis in weit entfernte Körperteile wirken und dort zu Bewegungseinschränkungen und Schmerzen führen können. Auch bei systemischen Erkrankungen wie Autoimmunerkrankungen oder starken Schmerzzuständen lohnen sich osteopathische Techniken begleitend zu schulmedizinischen Verfahren.

Die Behandlung zeichnet sich durch überwiegend sanfte Einwirkungen des Osteopathen mit seinen Händen auf den Körper aus, die die Selbstheilungskräfte des Patienten aktivieren sollen. Dafür benötigt der Körper etwas Zeit, sodass zwischen den Behandlungen 4–6 Wochen liegen sollten.

Osteopathie ist keine Zauberei, sondern eine auf Anatomie und Physiologie basierende Behandlungsform und eine hilfreiche Ergänzung bei umfangreichen Krankheitsbildern. Diese sanfte passive Therapie darf jedoch nicht dazu verleiten, als Betroffener passiv zu bleiben. Die Erwartung, dass die Osteopathie Heilung ohne eigenes Zutun bringt, wird sich nicht erfüllen. Aber sie kann auf dem Weg zur Ursachensuche wertvolle Dienste leisten und Betroffene auf den richtigen Weg bringen.

Das Hauptproblem bei der Osteopathie ist die Suche nach einem guten Therapeuten / einer guten Therapeutin. Es sollte ein berufsbegleitendes Studium über 4–5 Jahre absolviert worden sein, das mit einer Abschlussprüfung abgeschlossen wird. Leider ist die Berufsbezeichnung in Deutschland weder gesetzlich geschützt noch staatlich anerkannt. Das heißt: Jede bzw. jeder kann sich Ostheopathin bzw. Osteopath nennen. Erkundigen Sie sich also bei Ihrer Krankenkasse oder dem Verband der Osteopathen nach einer Ostheopathin / einem Osteopathen.

Die fehlende staatliche Anerkennung der Osteopathie führt zu unterschiedlichen Haltungen der Kassen bei der Kostenerstattung. Üblicherweise werden 2–4 Behandlungen pro Jahr übernommen, je nach Krankenkasse auch nur anteilig. Die Kosten für eine Behandlung liegen zwischen 80 € und 120 €.

Ultraschall

Ultraschall ist den meisten unter der Bezeichnung »Sonographie« aus der diagnostischen Medizin bekannt. Damit können unter anderem innere Organe, Gelenke, Blutgefäße und Nerven risikofrei untersucht werden.

Ultraschall hat aber auch eine therapeutische Wirkung. Die Schallwellen wirken antientzündlich, schmerzlindernd, durchblutungsfördernd und muskelentspannend. Darüber hinaus regen sie die Geweberegeneration und die Knochenheilung nach Frakturen an. Ultraschallwellen können nur über direkten Hautkontakt übertragen werden. Unterstützend wird deshalb ein Gel eingesetzt, das auf den Schallkopf aufgetragen wird. Während der 7-bis 10-minütigen Behandlung wird mit dem Schallkopf über die zu behandelnde Körperstelle gefahren. Die Eindringtiefe der Schallwellen ist über die Wahl der Frequenz steuerbar. Es ist ein schmerzloses Verfahren, in manchen Fällen ist lediglich ein Wärmegefühl spürbar. Die Behandlung ist frei von Nebenwirkungen und äußerst schonend.

Indikationen sind:

- Arthrosen
- Schmerzen der Sehnenansätze wie beim Tennis- oder Golferarm
- Sehnenscheidenentzündung
- Muskelzerrungen, Muskelverspannungen
- Schleimbeutelentzündungen
- Prellungen, Blutergüsse
- Nervenkompressionssyndrome wie z. B. das Karpaltunnelsyndrom
- verzögerte Frakturheilung
- Narben
- Dupuytren'sche Kontraktur
- Ganglion
- schmerzhafte Narben

Kontraindikationen im Bereich der Handrehabilitation:

- Fieber
- Thrombosen
- infektiöse Prozesse
- Tumore
- im Bereich der Wachstumsfugen bei Kindern
- krankhaft erhöhte Blutungsneigung
- Gelenksersatz aus Methylmethacrylat oder Polyethylen

Metallimplantate wie Nägel und Platten stellen keine Kontraindikationen dar! Eine besonders praktische Anwendung ist der Ultraschall bei Polyarthrosen an den Fingern. Da es sich meist um den Befall an mehreren Fingergelenken handelt, führt man die Ultraschallbehandlung im Wasserbad aus. Das Wasser dient dann als Medium für die Schallwellen und es wird kein Ultraschallgel benötigt. Auf diese Weise werden alle Gelenke zugleich behandelt. Ich habe mehrere Patientinnen, die regelmäßig im Herbst – wenn die Fingergelenke stärker zu schmerzen beginnen – für eine Behandlungsserie in die Praxis kommen und nach diesen Anwendungen eine deutliche Besserung spüren.

Es gibt auch die Möglichkeit, Medikamente in Salbenform mittels der Ultraschallwellen in das Gewebe zu transportieren. Dieses Verfahren bezeichnet man als **Phonophorese** oder auch **Sonophorese**. Bei dieser Ultraschall-Anwendung kann man beispielsweise Narbensalben, Salben zur Verringerung von Blutergüssen oder Schmerzzuständen tiefer ins Gewebe schleusen.

Ultraschall ist eine Kassenleistung und wird von allen gesetzlichen und privaten Krankenkassen bezahlt.

Ernährung – die Gelenke essen mit

Gibt es eine spezielle Ernährung, die beispielsweise bei Arthrose helfen kann? Die Antwort lautet: Ja und nein! Ein bereits geschädigter Knorpel wird durch den Verzehr bestimmter Lebensmittel nicht nachwachsen. Ganz sicher lassen sich jedoch entzündliche Prozesse, die bei Arthrose häufig eine Rolle spielen, durch die Ernährung beeinflussen, denn es gibt Lebensmittel, die entzündungshemmend wirken. Es gibt aber auch solche, die Entzündungen fördern.

Forscher der Abteilung für Rheumatologie der Harvard Medical School in Boston untersuchten über 6 Jahre die Ernährungsgewohnheiten von 2600 Probanden und den Einfluss der Ernährung auf entstehende (Knie-)Arthrosen. Resultat: Die Probanden, die häufig Pommes frites, verarbeitetes Fleisch und raffiniertes Getreide (z.B. Weißbrot) zu sich nahmen, hatten ein um 70% höheres Risiko, eine Kniearthrose zu entwickeln, als die Probanden, die sich »mediterran« ernährten (Hülsenfrüchte, Gemüse, Früchte, Fisch und Vollkornprodukte).[47] Sie können also auch eine Menge vorbeugend tun.

Und auch wenn Sie bereits eine Arthrose haben, geht es nicht darum, viele Lebensmitteln für alle Zeiten von Ihrem Speiseplan zu streichen. Es ist jedoch von Vorteil, die entzündungsfördernden Lebensmittel zu kennen und so oft wie möglich zu reduzieren. Dazu gehören besonders die Lebensmittel, die viel Arachidonsäure enthalten. Arachidonsäure ist eine Fettsäure, die ausschließlich in tierischen Lebensmitteln vorkommt und die der Körper im normalen Umfang benötigt. Wird sie nicht von außen zugefügt, so bei der veganen Ernährung, kann der Körper sie notfalls auch selbst produzieren. Ist jedoch ein Überschuss an Arachidonsäure im Körper, werden vermehrt Entzündungsstoffe gebildet. Das heißt also: Die Balance ist wichtig!

Omega-3-Fettsäuren gehören zu den mehrfach ungesättigten Fettsäuren, sie sind die natürlichen Gegenspieler der Arachidonsäure. Nimmt man sie reichlich zu sich, wirken sie der Bildung von Arachidonsäure entgegen. Sie haben aber nicht nur positive antientzündliche Effekte, sondern helfen auch bei der Prävention von Herz-Kreislauf-Erkrankungen. Da diese Wirkung mittlerweile bekannt ist und die Umstellung des täglichen Speiseplans einigen Menschen zu mühsam erscheint, kaufen sich viele Fischölkapseln, die Omega-3-Fettsäuren enthalten. Eine Analyse einiger großen Studien mit insgesamt fast 78.000 Teilnehmern hat jedoch ergeben, dass die künstliche Zufuhr von Omega-3-Fettsäuren durch Fischölkapseln keinen vorbeugenden Effekt auf Herz-Kreislauf-Erkrankungen hat.[48] Sparen Sie sich also das Geld und investieren Sie es lieber in hochwertige Lebensmittel und nehmen Sie die guten Wirkstoffe besser über die Nahrung auf – das spart langfristig auch einige Medikamente ein.

Hier ein kleiner Auszug aus der Liste der Nahrungsmittel, die entzündungshemmend und entzündungsfördernd sind:[49, 50]

Entzündungshemmend wirken alle Lebensmittel, in denen viele Omega-3-Fettsäuren oder deren Vorstufen (Alpha-Linolensäure) vorkommen:

- Hering, Lachs, Makrele, Sardine, Aal
- Leinsamen, Chiasamen
- Walnüsse, Pekannüsse, Erdnüsse, Mandeln

- Leinöl, Walnussöl, Weizenkeimöl, Hanf-, Soja- und Rapsöl.

Entzündungsfördernd wirken alle Lebensmittel, die viel Arachidonsäure enthalten:
- Schweineschmalz
- Schweineleber
- Leberwurst
- Speck
- Eigelb
- fettes Fleisch

Darüber hinaus sollten Sie darauf achten, genügend Antioxidanzien zu sich nehmen. Sie wirken antientzündlich und hemmen ebenfalls die Bildung von Arachidonsäure. Sie kommen vor allem in frischem Obst und Gemüse vor.

Das Thema Ernährung ist ein großes, füllt viele Ratgeber und nicht umsonst gibt es einige spezialisierte Berufsgruppen und Gesellschaften, die sich ausschließlich damit befassen. Wo aber findet man objektive, durch die Forschung gestützte Aussagen?

Wollen Sie sich umfassender informieren, empfehle ich die Seiten der Deutschen Gesellschaft für Ernährung e. V. – abgekürzt DGE. Die Ziele des gemeinnützigen Vereins sind Ernährungsaufklärung, Qualitätssicherung in der Ernährungsberatung und die Förderung vollwertiger Ernährung. Der Verein wird zu 70 % von Bund und Ländern finanziert.[51]

Auch die Bundesanstalt für Landwirtschaft und Ernährung hat eine informative Seite ins Netz gestellt. Darauf finden Sie viele aktuelle Beiträge zum Thema Ernährung und Lebensmittel, praktische Tipps und sogar Rezepte rund um gesunde Ernährung und mehr Bewegung. Wenn Sie beispielsweise auf der Seite in der Suchfunktion »Omega 3« eingeben, erhalten Sie viele sehr interessante, weiterführende Informationen.

Hagebuttenextrakt, Teufelskralle & Co

Heutzutage gibt es viele pflanzliche Produkte, deren Wirkung auf Gelenke von den Herstellern angepriesen werden. Ganz vornweg hat es die Hagebutte in das Bewusstsein geplagter Menschen geschafft. Hagebutten enthalten Galaktolipide, das sind sekundäre Pflanzenstoffe, die entzündungshemmend wirken sollen. Doch zu welchen Resultaten kommt man in den Studien?

In einigen kleinen Studien konnte tatsächlich gezeigt werden, dass dieser Inhaltsstoff einen entzündungshemmenden Effekt hat. Insbesondere die Sorte Rosa canina ›Lito‹, die in Dänemark und Schweden vorkommt, enthält sehr viele Galaktolipide[52] und war Bestandteil mehrerer Studien. Allerdings wurde in allen Studien ein standardisierter Hagebuttenextrakt in Kapselform verwendet. So steht die Frage im Raum, ob man die Ergebnisse auf die getrockneten Schalen oder das Hagebuttenpulver übertragen kann. Das ist bis heute nicht geklärt und bislang fehlen aussagekräftige Langzeitstudien.

Wer es trotzdem probieren möchte, muss wissen, dass Galaktolipide hitzeempfindlich sind und ab 40 °C zerstört werden. Ein heiß aufgebrühter Habebutten-Tee enthält also keinen Galaktolipide mehr und auch in der eingekochten Hagebuttenmarmelade findet man nichts mehr von diesem Stoff. Damit die aktiven Inhaltsstoffe also erhalten bleiben, darf die Temperatur beim Produktionsprozess oder die Zubereitungstemperatur 40 °C nicht übersteigen.

Die Teufelskralle ist eine Pflanze, die eine Reihe von Inhaltsstoffen besitzt, die entzündungshemmend und schwach schmerzstillend wirken. Sie wird unter anderem bei Arthrose und anderen rheumatischen Beschwerden eingesetzt. In Studien zeigte sich, dass ihre Wirksamkeit stark dosisabhängig ist und ein Effekt bei 60 mg pro Tag eintritt.[53]

Auch Weihrauch wird unter anderem zur Behandlung rheumatischer Beschwerden eingesetzt. Für die Behandlung chronischer Darmerkrankungen gibt es aussagekräftige Studien mit positiven Ergebnissen. Für den Bereich der arthrosebedingten Beschwerden wurden die Ergebnisse mehrerer Studien in einer sogenannten Metaanalyse verglichen und es zeigten sich Nachweise für die orale Gabe von Boswellia-serrata-Produkten (Indischer Weihrauch).[54]

Und wie steht es um die Wirkung von Kurkuma? Kurkuma, auch Gelbwurzel genannt, hat den Ruf, bei Arthroseschmerzen und rheumatoider Arthritis zu helfen sowie für eine bessere Beweglichkeit zu sorgen. Es gibt tatsächlich einige Studien, die die Wirksamkeit zu belegen scheinen. Jedoch kritisieren Fachleute die große Zahl schlecht gemachter Studien mit schweren methodischen Mängeln, deren Aussagen somit eine eingeschränkte Aussagekraft haben.[55] Es fehlen bis heute also eindeutige wissenschaftliche Belege für die Wirksamkeit.

Fazit: Obwohl es eine ganze Reihe von Pflanzenarten gibt, deren Inhaltsstoffe eine antientzündliche Wirkung haben könnten, sind die wissenschaftliche Daten für die Behandlung bei rheumatischen Beschwerden noch dünn. Wenn Sie trotzdem etwas probieren möchten, holen Sie sich vorher ärztlichen Rat, denn auch pflanzliche Wirkstoffe können Nebenwirkungen haben.

Wo kann ich unabhängige Informationen einholen?

Es ist doch völlig natürlich und verständlich, dass Anbieter von Nahrungsergänzungsmitteln oder pflanzlichen Präparaten ihre Waren verkaufen möchten – bedenken Sie das bei Ihrer Internet-Recherche bitte. Auch in Internet-Foren gibt es haufenweise Berichte von angeblichen Nutzer*innen, die einer wissenschaftlichen Betrachtung niemals standhalten können und nur ins Netz gestellt wurden, um Ihnen das Geld aus der Tasche zu ziehen.

Informieren Sie sich auf Seiten von Anbietern, die ohne finanzielle Interessen sind und wissenschaftlich fundierte medizinische Sachverhalte gut erläutern. Für Laien ist die Suche nicht immer einfach, aber beispielsweise die Seite »Gesundheitsinformation« des Instituts für Qualität und Wirtschaftlichkeit im Gesundheitswesen oder auch die österreichische Seite »Medizin transparent«, die Studien und Forschungsergebnisse für Laien veröffentlichen, kann ich Ihnen ans Herz legen.

Speziell zum Thema Nahrungsergänzungsmittel hat die Verbraucherzentrale eine Seite eingerichtet, auf der Sie sich über gut recherchierte Themen informieren können. Geben Sie beispielsweise »Kurkuma« in die Suchfunktion ein, erhalten Sie alles Wissenswerte aus aktuellen Studien und Untersuchungen.

Alle erwähnten Websites finden Sie weiter hinten im Buch im Service-Teil.

Tape

Sogenannte »Kinesiologisches Tapes«, abgekürzt Kinesiotapes, sind elastische, meist bunte Tapes, deren Anblick wir alle aus dem Sport kennen. Sie werden auf die Haut geklebt und sollen bei vielfältigen Erkrankungen helfen.

Besonders im orthopädischen Bereich finden sie häufig Anwendung. Bei Muskelzerrung, Überdehnungen, Sehnenscheidenentzündungen, Arthrosen, Tennis- und Golferarm, Verspannungen und Lymphabflussstörungen sollen sie ihre Wirkung entfalten. Durch ihre Elastizität können Gewebeschichten unter der Haut aktiviert, Muskelspannungen reguliert und der Lymphabfluss gefördert werden.

Wissenschaftlich ist ihre Wirkung trotz vieler Studien bis heute nicht bewiesen, es scheint sich jedoch zu bestätigen, dass ein Kinesiotape als Ergänzung zu anderen Maßnahmen durchaus hilfreich sein kann. Wenn ich Ihnen meine persönliche Erfahrung mitteilen darf: Überall dort, wo ich Stimulation von Gewebe haben möchte, ist Kinesiotape einen Versuch wert. Auch wenn das Körpergefühl aktiviert werden muss, weil sich Betroffene zum Beispiel nicht bewusst sind, dass sie am Schreibtisch permanent in eine krumme Haltung verfallen, ist das Kinesiotape ein gutes Mittel zur Wahrnehmungsschulung. Ob die Tape-Farben unterschiedlichen Wirkungen zugeschrieben werden können, bezweifle ich jedoch – bei mir dürfen sich die Patient*innen die Farbe immer selbst aussuchen.

Schienen, Orthesen & Co

Eine Orthese ist ein orthopädisches Hilfsmittel, das Gelenke, Muskeln oder Knochen stabilisieren und entlasten soll – im Volksmund häufig fälschlicherweise »Schiene« oder »Bandage« genannt. Sie hat, bei richtiger Indikation, Ihre Berechtigung, obwohl wir bereits besprochen haben, dass für ein arthrotisches Gelenk nichts wichtiger ist als die Bewegung. Warum also Orthesen?

In gewissen Situationen wollen wir, dass das Gelenk für eine Weile ruhiggestellt wird, beispielsweise wenn die Arthrose gerade aktiv und das Gelenk warm und akut schmerzhaft ist. Dann kann z. B. eine Handgelenkorthese (Seite 74) – stunden-

Beispiel einer Orthese für das Daumensattelgelenk, die zur Unterstützung bei Arbeiten mit der Hand getragen werden sollte.

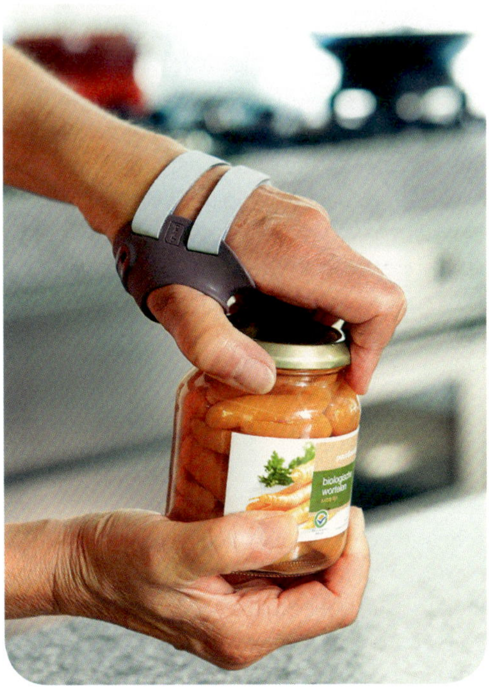

weise getragen – durchaus für Schmerzlinderung sorgen.

Eine Orthese kann auch zur Unterstützung dienen: Ganz wunderbar finde ich eine Orthese zur Unterstützung des Daumensattelgelenks. Sie ist klein und umschließt und stützt ausschließlich das Daumensattelgelenk, ohne die anderen Gelenke am Daumen oder das Handgelenk »steif zu legen«. Sie können sie bei allen Tätigkeiten während der Arbeit, im Haushalt oder im Garten tragen, die üblicherweise Ihr Daumensattelgelenk schmerzen lassen – ohne befürchten zu müssen, dass ein Gelenk am Daumen steif wird.

Der entscheidende Punkt ist: Eine Orthese sollte für Unterstützung sorgen, jedoch dürfen weder das unterstützte Gelenk noch andere Gelenke durch das Tragen unbeweglich werden.

Und zuletzt gibt es noch Orthesen, die gewollt ein Gelenk in eine bestimmte Stellung bringen – beispielsweise beim Karpaltunnelsyndrom. Hier wird über Nacht das Handgelenk in eine leichte Beugestellung gebracht, damit der Nerv entlastet wird und sich erholen kann. Da die Orthese aber ausschließlich über Nacht getragen wird, ist die Gefahr einer Versteifung des Handgelenks nicht gegeben.

Flossing & Co – was tun bei geschwollenen Fingern?

Schwellungen in den Fingern können unterschiedliche Ursachen haben. Sie treten häufig nach Operationen an der Hand oder den Fingern auf, aber auch als Folge einer aktivierten Arthrose. Die Flüssigkeitsansammlung im Gewebe ist nicht nur unangenehm, sondern führt auch zu einem Mangel an Bewegung, der wiederum zu vermehrter Flüssigkeitsansammlung führt. Das ist ein Teufelskreis, den ich aus meiner Praxis nur zu gut kenne. Aber ich habe ein paar Tricks für Sie, mit denen Sie den Schwellungen gut zu Leibe rücken können.

Flossing

Als Flossing wird eine Methode bezeichnet, bei der man ein Gummiband kreisförmig um die zu behandelnden Gliedmaße wickelt. Wichtig ist, dass unter leichtem Zug von der Fingerspitze bis zum Grundgelenk gewickelt wird, denn wir wollen die Schwellung aus dem Finger herausdrängen. Schauen Sie sich die bebilderten Schritte an und befolgen Sie sie bitte genau.

Das sieht für Sie wahrscheinlich erst einmal etwas furchterregend aus, ist aber eine sehr gute Methode, Schwellungen aus einem Finger zu transportieren. Benutzen Sie bitte ein Gummi mit einer Breite von mindestens 2 cm, sonst würde es zu sehr in den Finger einschneiden. Lassen Sie den Finger nicht länger gewickelt als das 4- bis 5-malige Beu-

- Wickeln Sie ein 2 cm breites Gummiband einmal um die Fingerspitze ❶ ...
- ... bis es von allein hält ❷ ...
- ... wickeln Sie nun unter leichtem Zug das Gummiband bis hinunter zum Grundgelenk ❸ ...
- ... beugen Sie den Finger 4- bis 5-mal mit der anderen Hand möglichst weit bis in die Hand hinein ❹ ... und lösen Sie sofort wieder. Der gesamte Vorgang dauert nicht länger als etwa 30 Sekunden. Wiederholen Sie den Vorgang 2-mal hintereinander und gern 3- bis 4-mal am Tag.

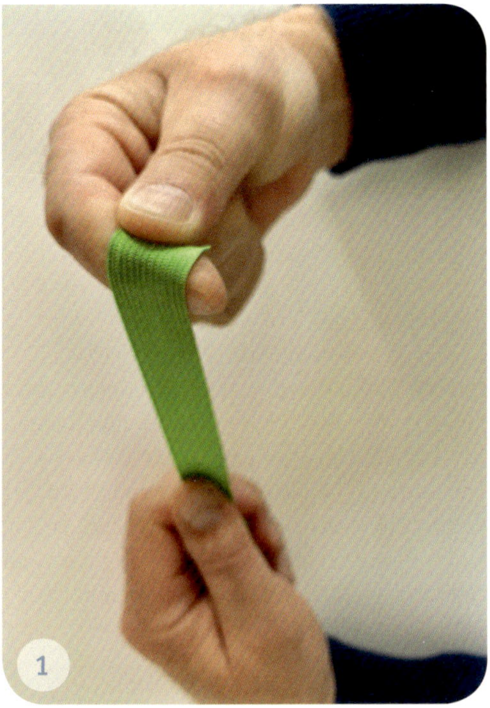
1

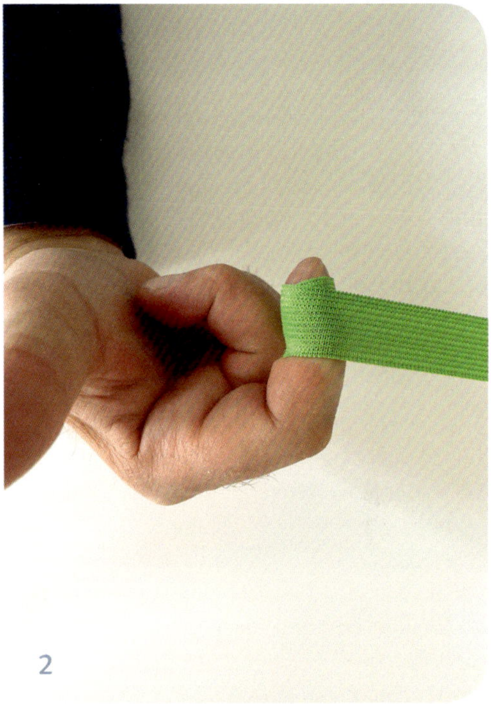
2

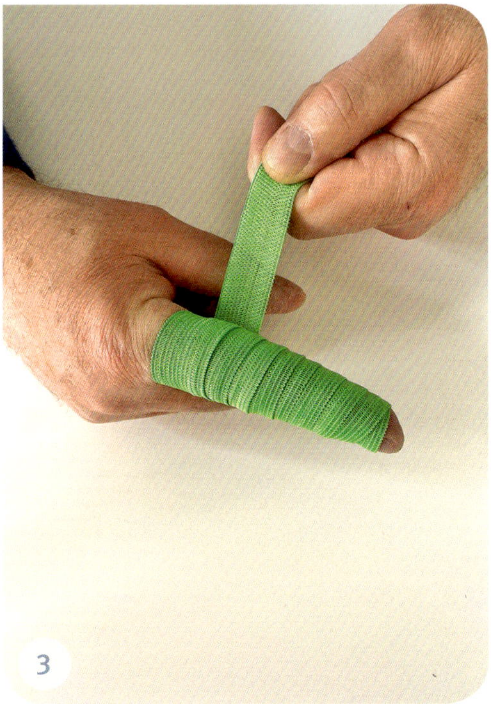
3

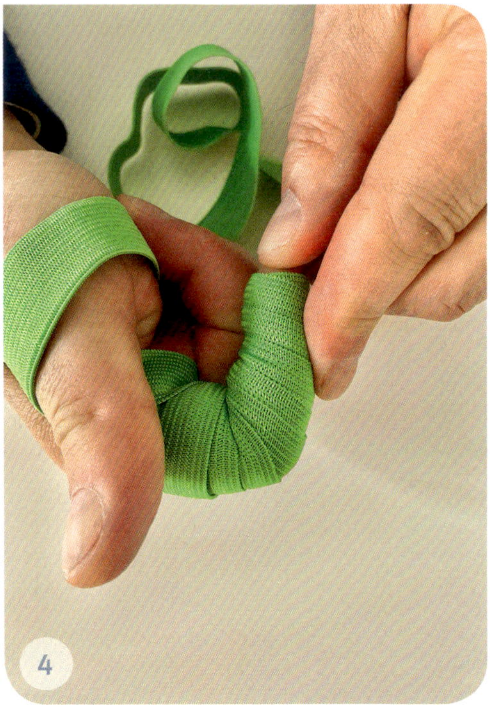
4

gen des Fingers dauert, also nur ein paar Sekunden.

Kontraindikationen bestehen bei Betroffenen mit Durchblutungsstörungen, mit erst kürzlich durchgeführten Operationen oder anderen frischen Verletzungen am Finger, sowie bei Menschen mit künstlichem Gelenkersatz am Finger. Für diese Fälle beschreibe ich hiernach eine andere Möglichkeit, die Schwellungen zu bekämpfen – das Bürsten.

Für wen ist das Flossing geeignet? Für Betroffene, die aufgrund einer Arthrose Schwellungen im ganzen Finger haben, oder auch nach Operationen, die vor mindestens 6 Wochen durchgeführt und ärztlicherseits für die aktive und passive Handtherapie freigegeben wurden.

Eine weitere sehr gute Methode, Schwellungen zu reduzieren, ist das stundenweise Tragen von Kompressionsfingerlingen. Sie bestehen aus elastischem Gewebe und sind bei Bedarf innen mit Silikon ausgekleidet. Das Silikon hat eine günstige Wirkung auf eventuell vorhandene Narben. Auch hier sollten Betroffene mit Durchblutungsstörungen von dem Gebrauch absehen.

Der Finger meiner Patientin auf dem Foto zeigt genau, wie sehr eine hartnäckige Schwellung die Beugefähigkeit des Fingers einschränkt. Er war so geschwollen und gestaut, dass sie nicht in der Lage war, den Finger aktiv in die Faust zu beugen. Die Operation war bereits viele Wochen her, aber die Schwellung hielt sich hartnäckig. Mit Hilfe des regelmäßigen Wickeln des Fingers konnte sie die Schwellungen schneller beseitigen.

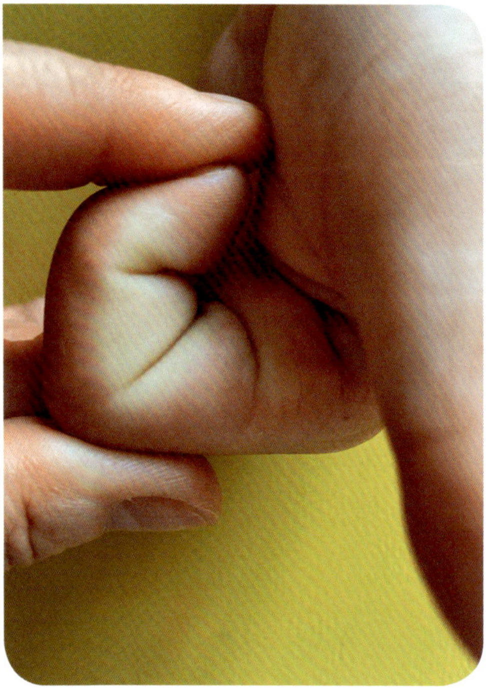

Trockenbürsten der Finger und der Hand.

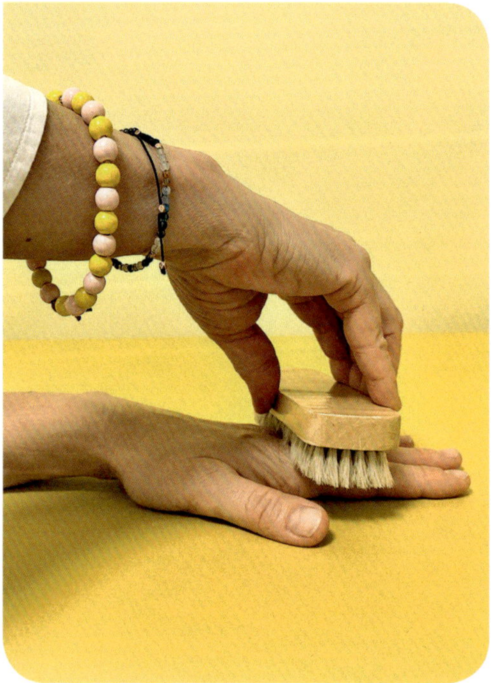

Bürsten

Das Bürsten ist eine sehr einfache und doch äußerst wirksame Behandlung zur Beseitigung von Schwellungen. Beachten Sie bitte: Die Schwellung soll aus der Hand oder dem Finger transportiert werden, Sie dürfen also nur in eine Richtung bürsten: in Richtung Herz. Dabei bitte auf der Streckseite der Hand oder des Fingers mit etwas weniger Druck bürsten als auf der Beugeseite, denn streckseitig ist die Haut empfindlicher.

Wenn starke Schwellungen vorhanden sind, bürsten Sie jede Stunde ungefähr 1 Minute von den Fingerspitzen über den Handrücken bis hoch zum Unterarm, auf der Beugeseite ebenso. Sollten noch Fäden von einer eventuell durchgemachten Operation vorhanden sein, umgehen Sie sie unbedingt. Für einzelne Finger eignet sich auch eine Zahnbürste. Spendieren Sie Ihren Zähnen einen neuen Kopf und benutzen Sie den gebrauchten für das Bürsten Ihres Fingers. Auch hier gilt: Immer von der Fingerspitze aus beginnen und Richtung Unterarm bürsten.

Service

Literatur

1 Aloia JF, Cohn SH, Ostuni JA, Cane R, Ellis K. Prevention of involutional bone loss by exercise. Ann Intern Med 1978b; 89: 356–358.

2 https://www.amboss.com/de/wissen/Kahnbeinfraktur/

3 https://www.amboss.com/de/wissen/Kahnbeinfraktur/

4 https://www.internisten-im-netz.de/aktuelle-meldungen/aktuell/altersbedingter-muskelabbau-wird-oft-unterschaetzt.html

5 https://www.lecturio.de/magazin/nervensystem/

6 https://www.dasgehirn.info

7 **https://web.archive.org/web/20161226045419/**http://www.hamm-chemie.de/WP/WP2-Haut-**Koerperpflege/wp2-ab/haut_groesstes_organ_2.htm**

8 Duale Reihe Dermatologie. Moll I, Hrsg. 8. vollständig überarbeitete Auflage. Stuttgart: Thieme; 2016. doi:10.1055/b-003-129293

9 https://www.awmf.org/leitlinien/detail/ll/005-003.html

10 Shem K, Wong J, Dirlikov B: Effective self-stretching of carpal ligament for the treatment of carpal tunnel syndrome: A double-blinded randomized controlled study. Hand Ther. Jul-Sep 2020; 33(3): 272–280. doi: 10.1016/j.jht.2019.12.002. Epub 2020 May 1.

11 https://www.netdoktor.de/krankheiten/sehnenscheidenentzuendung/schnappfinger/

12 https://www.gbe-bund.de/gbe/abrechnung.prc_abr_test_logon?p_uid=gast&p_aid=0&p_knoten=FID&p_sprache=D&p_suchstring=10412

13 https://www.arthrose.de/arthrose/haeufigkeit

14 https://www.gbe-bund.de/gbe/abrechnung.prc_abr_test_logon?p_uid=gast&p_aid=0&p_knoten=FID&p_sprache=D&p_suchstring=10412

15 Hügle T, Fischer J, Nuesch C, Valderrabano V: Die Früharthrose – im Schnittbereich von Orthopädie und Rheumatologie. Osteoarthritis Research Center, Universitätsspital Basel Abteilung Rheumatologie, Universitätsspital Basel

16 Sellam J, Berenbaum F (2010): The role of synovitis in pathophysiology and clinical symptoms of osteoarthritis. Nat. Rev. Rheumatol. 6:625–635.

17 Ayral X, Pickering EH, Woodworth TG, Mackillop N, Dougados M (2005): Synovitis: a potential predictive factor of structural progressionof medial tibiofemoral knee osteoarthritis – results of a 1 year longitudinal arthroscopic study in 422 patients. Osteoarthritis Cartilage 13:361–367.

18 Helmark IC, Mikkelsen UR, Borglum J et al. (2010): Exercise increases interleukin-10 levels both intraarticularly and peri-synovially in patients with knee osteoarthritis: a randomized controlled trial. Arthritis Res. Ther 12: R126.

19 http://www.deutsche-arthrose-stiftung.de/cgi-php/rel00a.prod/joomla/index.php?option=com_content&view=article&id=5&Itemid=106

20 Fontana L, Neel S, Claise JM, et al.: »Osteoarthritis of the thumb carpometacarpal joint in women and occupational risk factors: a casecontrol study« J Hand Surg Am, vol. 32, no. 4, pp. 459–465, Apr. 2007.

21 https://www.akdae.de/Arzneimitteltherapie/AVP/Artikel/2020-3-4/163h/index.php

22 McAlindon TE, LaValley MP, Harvey WF, et al.: Effect of Intra-articular Triamcinolone vs Saline on Knee Cartilage Volume and Pain in Patients With Knee Osteoarthritis. A Randomized Clinical Trial-JAMA 2017; 317: 1967–1967 CrossRef

23 https://www.weisse-liste.de/export/sites/weisseliste/de/.content/pdf/service/170123_FCKO_Faktenbox_Hyaluron-Injektion.pdf

24 https://www.awmf.org/uploads/tx_szleitlinien/033-004l_S2k_Gonarthrose_2018-01_1-verlaengert.pdfSeite 26

25 Biomechanical analysis of static forces in the thumb during hand function W P Cooney 3rd, E Y Chao – https://pubmed.ncbi.nlm.nih.gov/833171/

26 Rechtsprechung | Nds. Landesjustizportal – Dokument: VG Göttingen 3. Kammer | 3 A 38/05 | Urteil | Beamtenversorgung: Anerkennung einer Sehnenscheidenentzündung als Berufskrankheit | Langtext vorhanden (niedersachsen.de)

27 Adamietz B, Sauer R, Gruenert J: Die Radiotherapie des Morbus Dupuytren im Fruehstadium. Langzeitresultate nach einer medianen Nachbeobachtungszeit von 10 Jahren, Strahlentherapie und Onkologie; ISSN 0179-7158; Worldcat; CODEN STONE4; v. 177(11); p. 604–610.

28 Ruettermann M, Hermann RM, Khatib-Chahidi K, Werker PMN: Dupuytren's disease – etiology and treatment. Dtsch Arztebl Int 2021; 118: 781–788. DOI: 10.3238/arztebl.m2021.0325

29 Van Rijssen AL, Gerbrandy FS, Ter Linden H, Klip H, Werker PM: A comparison of the direct outcomes of percuta-

neous needle fasciotomy and limited fasciectomy for Dupuytren's disease: a 6-week follow-up study. J Hand Surg Am 2006; 31: 717–725 CrossRef MEDLINE
30 Van Rijssen AL, Ter Linden H, Werker PMN: Five-year results of a randomized clinical trial on treatment in Dupuytren's disease: percutaneous needle fasciotomy versus limited fasciectomy. Plast Reconstr Surg 2012; 129: 469–477 CrossRef MEDLINE
31 Langer N, Hänggi J, Müller NA et al.: Effects of limb immobilization on brain plasticity. Neurology. January 17, 2012. doi: 10.1212/WNL.0b013e31823fcd9c
32 Ahn C, Mulligan P, Salcido RS (2008): Smoking – the bane of wound healing: biomedical interventions and social influences. Adv Skin Wound Care, 21, 227–236; quiz 237–228.
33 Shiri R, Viikari-juntura E, Varonen H, Helio M: Original Contribution Prevalence and Determinants of Lateral and Medial Epicondylitis : A Population Study. Am J Epidemiol. 2006;164(11):1065–1074. doi:10.1093/aje/kwj325
34 Herquelot E, Guéguen A, Roquelaure Y et al.: Work-related risk factors for incidence of lateral epicondylitis in a large working population. Scand J Work. 2013;39(6):578–588. doi:10.5271/sjweh.3380.
35 Bisset L, Beller E, Jull G, Brooks P, Darnell R, Vicenzino B: Mobilisation with movement and exercise, corticosteroid injection, or wait and see for tennis elbow: randomised trial. Br Med J. 2006. doi:10.1136/bmj.38961.584653.AE.
36 Bisset L, Smidt N, Windt DA Van Der et al.: Conservative treatments for tennis elbow – do subgroups of patients respond differently ? Rheumatology. 2007; 46:1601–1605. doi:10.1093/rheumatology/kem19
37 Rees JD, Wolman RL, Wilson A: »Eccentric exercises; why do they work, what are the problems and how can we improve them?« British journal of sports medicine 43.4 (2009): 242–246. https://www.researchgate.net/publication/23165653_How_do_eccentric_exercises_work_in_tendinopathy
38 Dion S et al.: Are Passive Physical Modalities Effective for the Management of Common Soft Tissue Injuries of the Elbow? The Clinical Journal of Pain, Volume 33, Number 1, January 2017, pp. 71–86 (16) https://www.ingentaconnect.com/content/wk/cjpn/2017/00000033/00000001/art00010
39 Buchbinder R, Green S, White M, Barnsley L, Smidt N, Wjj A: Shock wave therapy for lateral elbow pain (Review). Cochrane Libr. 2002; (1).
40 Gawenda M: Therapeutische Sofortmaßnahmen und Behandlungsstrategien bei Bißverletzungen, Dtsch Arztebl 1996; 93(43): A-2776/B-2381/C-2213.
41 Rothe K, Tsokos M, Handrick W: Animal and human bite wounds. Dtsch Arztebl Int 2015; 112: 433–43. DOI: 10.3238/arztebl.2015.0433
42 Lacerda EM et al.: Prevalence and associations of symptoms of upper extremities, repetitive strain injuries (RSI) and 'RSI-like condition'. A cross sectional study of bank workers in Northeast Brazil. In: BMC Public Health, 2005, 5, S. 107, PMC 1282577
43 https://www.thelancet.com/journals/lancet/article/PIIS0140-6736(14)60519-5/fulltext
44 Hansraj, K (2014): Assessment of Stresses in the Cervical Spine Caused by Posture and Position of the Head, Surgical Technology International XXV
45 Bäcker M, Lüdtke R, Afra D et al.: Effectiveness of leech therapy in chronic lateral epicondylitis: a randomized controlled trial. Clin J Pain 2011; 27: 442–7 CrossRef MEDLINE
46 Michalsen A, Lüdtke R, Cesur O et al.: Effectiveness of leech therapy in women with symptomatic arthrosis of the first carpometacarpal joint: a randomized controlled trial. Pain 2008; 137: 452–59 CrossRef MEDLINE
47 Xu C et al.: Osteoarthritis Cartilage 2021; doi: 10.1016/j.joca. 2021.02.571
48 https://jamanetwork.com/journals/jamacardiology/fullarticle/2670752: Associations of Omega-3 Fatty Acid Supplement Use With Cardiovascular Disease Risks, Meta-analysis of 10 Trials Involving 77 917 Individuals, Theingi Aung, MBBS, FRCP1,2,3; Jim Halsey, BSc1,2; Daan Kromhout, PhD4; et al, JAMA Cardiol. 2018; 3(3):225–233. doi:10.1001/jamacardio.2017.5205
49 https://www.arzneiund-vernunft.at/uploads/Vertiefung_Tabelle_Omega-3-Fettsaeurenreiche_Lebensmittel_501_DE.pdf
50 https://www.ugb.de/ernaehrungsberatung/omega-3-fettsaeuren/
51 https://de.wikipedia.org/wiki/Deutsche_Gesellschaft_für_Ernährung
52 https://www.chemie.de/lexikon/Galaktolipid.html
53 Gagnier JJ, Chrubasik S, Manheimer E: Harpagophytum procumbens for osteoarthritis and low back pain: a systematic review. BMC Complement Altern Med 2004; 4:13
54 Trifunovic-König M, Klose P, Cramer H, Koch AK, Dobos G, Langhorst J: Phytotherapy for osteoarthritis, Evidence derived from two Cochrane reviews
55 https://www.medizin-transparent.at/kurkuma-gelenke/

Stichwortverzeichnis

Empfehlungen von Daniela Neye

https://www.igel-monitor.de – hier werden Selbstzahlerleistungen auf den Prüfstand gestellt

www.dupuytren-online.de – hier betreibt Die Deutsche Dupuytren-Gesellschaft e. V. eine ständig aktualisierte Webseite

http://www.deutsche-arthrose-stiftung.de – die Deutsche Arthrose Stiftung bietet auf diesen Seiten Informationen zur Arthrose und zu deren Therapieformen an

www.bzfe.de – das Bundeszentrum für Ernährung (BZfE) ist das Kompetenz- und Kommunikationszentrum für Ernährungsfragen in Deutschland

www.klartext-nahrungsergaenzung.de – speziell zum Thema Nahrungsergänzungsmittel hat die Verbraucherzentrale unter der Internetadresse eine Seite eingerichtet, auf der Sie sich über gut recherchierte Themen informieren können

www.gesundheitsinformation.de – Institut für Qualität und Wirtschaftlichkeit im Gesundheitswesen klärt unabhängig und nach neuesten Studien Gesundheitsfragen

www.medizin-transparent.at – veröffentlichen Studienergebnisse in für Laien verständlicher Form

https://www.in-form.de – Bundesanstalt für Landwirtschaft und Ernährung

Bibliografische Information der Deutschen Nationalbibliothek
Die Deutsche Nationalbibliothek verzeichnet diese Publikation in der Deutschen Nationalbibliografie; detaillierte bibliografische Daten sind im Internet über http://dnb.d-nb.de abrufbar.

Programmplanung: Celestina Filbrandt
Projektmanagement: Annalena Müller, Elisa Salemi
Redaktion: Magdalena Kieser
Bildredaktion: Christoph Frick

Umschlaggestaltung: © Thieme
Layout: CYCLUS · Visuelle Kommunikation, Stuttgart

Bildnachweis:
Umschlagmotiv und Bild S. 3: © mellisandra/stock.adobe.com
Fotos im Innenteil: Daniela Neye
S. 6, 8, 12, 28, 40, 56, 88-91, 98, 105, 108, 112-151, 152 (li. oben): © H. Münch/Thieme
AutorInnenfoto: © H. Münch/Thieme
S. 54, 159 Ofa Bamberg GmbH
S. 69: © tache/stock.adobe.com - Stock photo. Posed by a model
Zeichnungen: Holger Vanselow, Stuttgart
Andrea Schnitzler, Innsbruck
S. 69: Grafik aus dem Aufklärungsbogen des Thieme-Compliance-Systems. Erschienen bei Thieme Compliance GmbH, Am Weichselgarten 30a, 91058 Erlangen, www.thieme-compliance.de.

Die abgebildeten Personen haben in keiner Weise etwas mit der Krankheit zu tun.

1. Auflage 2023

TRIAS Verlag in Georg Thieme Verlag KG
Rüdigerstraße 14, 70469 Stuttgart, Germany
www.trias-verlag.de

Printed in Germany

Satz und Repro: Fotosatz Buck, Kumhausen
Druck: Grafisches Centrum Cuno, Calbe

Gedruckt auf chlorfrei gebleichtem Papier

ISBN 978-3-432-11614-3 1 2 3 4 5 6

Auch erhältlich als E-Book:
eISBN (ePub) 978-3-432-11615-0